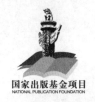

国家出版基金项目
NATIONAL PUBLICATION FOUNDATION

"十三五"国家重点图书出版规划项目

《医学·教育康复系列》丛书

组织单位

华东师范大学中国言语听觉康复科学与 ICF 应用研究院

华东师范大学康复科学系听力与言语康复学专业

华东师范大学康复科学系教育康复学专业

中国教育技术协会教育康复专业委员会

中国残疾人康复协会语言障碍康复专业委员会

中国优生优育协会儿童脑潜能开发专业委员会

U0352820

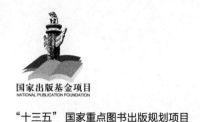

国家出版基金项目
NATIONAL PUBLICATION FOUNDATION

"十三五" 国家重点图书出版规划项目

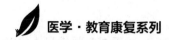

医学·教育康复系列

黄昭鸣　总主编
杜晓新　孙喜斌　刘巧云　副总主编

儿童运动康复学

王勇丽　王　刚　曹建国　著

Physical Rehabilitation for Children

南京师范大学出版社
NANJING NORMAL UNIVERSITY PRESS

图书在版编目（CIP）数据

儿童运动康复学 / 王勇丽 , 王刚 , 曹建国著 . --
南京 : 南京师范大学出版社 , 2021.3
（医学·教育康复系列 / 黄昭鸣总主编）
ISBN 978-7-5651-4833-0

Ⅰ . ①儿… Ⅱ . ①王… ②王… ③曹… Ⅲ . ①小儿疾
病—康复医学 Ⅳ . ① R720.9

中国版本图书馆 CIP 数据核字（2021）第 047847 号

丛 书 名	医学·教育康复系列
总 主 编	黄昭鸣
副总主编	杜晓新　孙喜斌　刘巧云
书　　名	儿童运动康复学
著　　者	王勇丽　王　刚　曹建国
策划编辑	徐　蕾　彭　茜
责任编辑	庞　昊
出版发行	南京师范大学出版社
地　　址	江苏省南京市玄武区后宰门西村 9 号（邮编 : 210016）
电　　话	（025）83598919（总编办）　83598412（营销部）　83373872（邮购部）
网　　址	http://press.njnu.edu.cn
电子信箱	nspzbb@njnu.edu.cn
照　　排	南京开卷文化传媒有限公司
印　　刷	南京爱德印刷有限公司
开　　本	787 毫米 ×1092 毫米　1 / 16
印　　张	20.25
字　　数	480 千
版　　次	2021 年 3 月第 1 版　2021 年 3 月第 1 次印刷
书　　号	ISBN 978-7-5651-4833-0
定　　价	62.00 元

出 版 人　张志刚

回顾我国言语听觉康复、教育康复行业从萌芽到发展的 22 年历程，作为一名亲历者，此时此刻，我不禁浮想联翩，感慨万千。曾记得，1996 年 11 月，我应邀在美国出席美国言语语言听力协会（ASHA）会议并做主题报告，会后一位新华社驻外记者向我提问："黄博士，您在美国发明了 Dr.Speech 言语测量和治疗技术，确实帮助欧洲、巴西、中国香港及一些发展中国家和地区推进了'言语听觉康复'事业的发展，您是否能谈谈我们祖国——中国内地该专业的发展情况？"面对国内媒体人士的热切目光，我竟一时语塞。因为我很清楚，当时，言语听觉康复专业在内地尚处一片空白。没有专家，不代表没有患者；没有专业，不代表没有需要。在此后的数天内，该记者的提问一直在耳畔回响，令我辗转反侧，夜不能寐。

经反复思量，我做出了决定：立即回国，用我所学所长，担当起一个华人学子应有的责任。"明知山有虎，偏向虎山行"，哪管他前路漫漫、困难重重。我满怀一腔热忱，坚定报国的决心——穷毕生之力，为祖国言语听觉康复的学科建设，为障碍人群的言语康复、听觉康复、教育康复事业尽自己的一份绵薄之力。

如今，我回国效力已 22 载，近来，我时常突发奇想：如果能再遇到当年的那位记者，我一定会自豪地告诉他，中国内地的言语听觉康复、教育康复事业已今非昔比，正如雨后春笋般繁茂、茁壮地成长……

20 多年的创业，历尽坎坷，饱尝艰辛。但我和我的团队始终怀着"科学有险阻，苦战能过关"的信念，携手奋进，在学科建设、人才培养、科学研究与社会服务、文化传承与创新等方面取得了众多骄人的成绩。2004 年，华东师范大学在一级学科教育学下创建了"言语听觉科学专业"。2009 年，成立了中国内地第一个言语听觉康复科学系，同年，建立了第一个言语听觉科学教育部重点实验室。2012 年 9 月，教育部、中央编办等五部委联合下发《关于加强特殊教育教师队伍建设的意见》（教师〔2012〕12 号），文件提出："加强特殊教育专业建设，拓宽专业领域，扩大培养规模，满足特殊教育事业发展需要。改革培养模式，积极支持高等师范院校与医学院校合作，促进学科交叉，培养具有复合型知识技能的特殊教育教师、康复类专业技术人才。"经教育部批准，2013年华东师范大学在全国率先成立"教育康复学专业"（教育学类，专业代码040110TK）。

2020年华东师范大学增设"听力与言语康复学专业"（医学类，专业代码101008T），这是华东师范大学开设的首个医学门类本科专业。听力与言语康复学专业旨在通过整合华东师范大学言语听觉科学、教育康复学、认知心理学、生命科学等学科领域的优质师资力量，建设高品质言语语言与听觉康复专业，培养适应我国当代言语语言听觉康复事业发展需要的，能为相关人群提供专业预防、评估、诊断、治疗与康复咨询服务的复合型应用人才，服务"健康中国"战略。

一门新学科的建立与发展，必然面临许多新挑战，这些挑战在理论和临床上都需要我们一起面对和攻克。据2011年全国人口普查数据显示，我国需要进行言语语言康复的人群高达3 000多万。听力与言语康复专业立足言语听力障碍人群的实际需求，秉持"医工结合、智慧康复"的原则，紧跟国际健康理念的发展，以世界卫生组织提出的《国际疾病分类》（ICD）和《国际功能、残疾和健康分类》（ICF）理念为基础，构建听力与言语康复评估和治疗标准，为医院康复医学科及临床各科，诸如神经内科、耳鼻咽喉头颈外科、儿科、口腔科等伴随言语语言听力障碍的人群提供规范化的康复治疗服务。最令我感到自豪的是：2013年，我们研究团队申报的"言语听觉障碍儿童康复技术及其示范应用"科研成果，荣获上海市科学技术奖二等奖。

教育康复学专业是我国高等教育改革的产物，它不仅符合当前"健康中国"的发展思路，符合特殊教育实施"医教结合、综合康复"的改革思路，而且符合新形势下康复医学、特殊教育对人才培养的需求。专业的设置有助于发展医疗机构（特别是妇幼保健系统）的康复教育模式，更有助于发展教育机构（特别是学前融合教育机构）的康复治疗模式。2015年，我们研究团队申报的"基于残障儿童综合康复理论的康复云平台的开发与示范应用"科研成果，再次荣获上海市科学技术奖二等奖。

在新学科建设之初，我们就得到各级政府与广大同仁的大力支持。2013年，教育部中国教师发展基金会筹资680万元，资助听力与言语康复学和教育康复学专业建设。本丛书既是听力与言语康复学和教育康复学专业建设的标志性成果，也是华东师范大学、上海中医药大学等研究团队在20多年探索实践与循证研究基础上形成的原创性成果，该成果集学术性、规范性、实践性为一体。丛书编委会与南京师范大学出版社几经磋商，最终确定以"医学·教育康复"这一跨学科的新视野编撰本套丛书。作为"十三五"国家重点图书出版规划项目，本套丛书注重学术创新，体现了较高的学术水平，弥补了"医学·教育康复"领域研究和教学的不足。我相信，丛书的出版对于构建中国特色的"医学·教育康复"学科体系、学术体系、话语体系等具有重要价值。

全套丛书分为三大系列，共22分册。其中："理论基础系列"包括《教育康复学概论》《嗓音治疗学》《儿童构音治疗学》《运动性言语障碍评估与治疗》《儿童语言康复学》《儿童认知功能评估与康复训练》《情绪与行为障碍的干预》《儿童康复听力学》《儿童运动康复学》9分册。该系列以对象群体的生理、病理及心理发展特点为理论基础，分别阐述其在言语、语言、认知、听觉、情绪、运动等功能领域的一般发展规律，系统介绍评估原理、内容、方法和实用的训练策略。

"标准、实验实训系列"为实践应用部分，包括《ICF言语功能评估标准》《综合康复实验》《嗓音治疗实验实训》《儿童构音治疗实验实训》《运动性言语障碍治疗实验实训》《失语症治疗实验实训》《儿童语言治疗实验实训》《普通话儿童语言能力临床分级评估指导》《认知治疗实验实训》《情绪行为干预实验实训》10分册。该系列从宏观上梳理残障群体教育康复中各环节的标准和实验实训问题，为教育工作者和学生的教学、实践提供详细方案，以期为"医学·教育康复"事业的发展拓清道路。该系列经世界卫生组织国际分类家族（WHO-FIC）中国合作中心下的中国言语听觉康复科学与ICF应用研究院授权，基于ICF框架，不仅在理念上而且在实践上都具有创新性。该系列实验实训内容是中国言语康复对标国际，携手全球同行共同发展的标志。

"儿童综合康复系列"为拓展部分，包括《智障儿童教育康复的原理与方法》《听障儿童教育康复的原理与方法》《孤独症儿童教育康复的原理与方法》3分册。该系列选取最普遍、最典型、最具有教育康复潜力的三类残障儿童，根据其各自的特点，整合多项功能评估结果，运用多种策略和方法，对儿童实施协调、系统的干预，以帮助残障儿童实现综合康复的目标。各册以"医教结合、综合康复"理念为指导，注重原理与方法的创新，系统介绍各类残障儿童的特点，以综合的、融合的理念有机处理各功能板块之间的关系，最终系统制订个别化干预计划，并提供相关服务。

在丛书的编写过程中，我们始终秉承"言之有据、操之有物、行之有效"的学科理念，注重理论与实践相结合、康复与教育相结合、典型性与多样性相结合，注重学科分领域的互补性、交叉性、多元性与协同性，力求使丛书具备科学性、规范性、创新性、实操性。

本套丛书不仅可以作为"医学类"听力与言语康复学、康复治疗学等专业的教材，同时也可以作为"教育学类"教育康复学、特殊教育学等专业的教材；既可供听力与言语康复学、康复治疗学、教育康复学、特殊教育学、言语听觉康复技术等专业在读的专科生、本科生、研究生学习使用，也可作为医疗机构和康复机构的康复治疗师、康复医师、康复教师和护士的临床工作指南。本套丛书还可作为言语康复技能认证的参考书，包括构音 ICF-PCT 疗法认证、言语嗓音 ICF-RFT 疗法认证、孤独症儿童 ICF-ESL 疗法认证、失语症 ICF-SLI 疗法认证等。

全体医疗康复和教育康复的同仁，让我们谨记："空谈无益，实干兴教。"希望大家携起手来，脚踏实地，求真务实，为中国康复医学、特殊教育的美好明天贡献力量！

博士（美国华盛顿大学）

华东师范大学中国言语听觉康复科学与 ICF 应用研究院院长

华东师范大学听力与言语康复学专业教授、博导

华东师范大学教育康复学专业教授、博导

2020 年 7 月 28 日

2019 年 12 月 28 日，第十三届全国人民代表大会常务委员会第十五次会议通过了《中华人民共和国基本医疗卫生与健康促进法》，明确了国家发展残疾预防和残疾人康复事业，完善残疾预防和残疾人康复及其保障体系，采取措施为残疾人提供基本康复服务。县级以上人民政府应当优先开展残疾儿童康复工作，实行康复与教育相结合。"在教育中康复，在康复中受教"已成为学龄前特殊儿童发展的新趋势。

运动能力是个体进行日常生活、自我管理、认知学习和社会适应的基本条件。普通儿童随着年龄的增长，基本的姿势和运动能力逐渐发育，6 岁之前基本能掌握移动相关技能、手部操作技巧、书写及使用工具以及感知觉及感觉统合等技能，为其顺利进入小学学习奠定基础。特殊儿童的运动功能障碍主要表现为自主运动的能力障碍，粗大运动和精细运动的动作受限、感觉统合失调、平衡协调性较差，严重影响儿童生活自理和学习。

笔者为国内最早一批康复治疗本科专业学生，后续又攻读硕士、博士学位，有比较扎实的运动康复理论知识和临床经验，在华中科技大学同济医学院附属协和医院康复科主任王刚教授、中国医科大学深圳市儿童医院康复科主任曹建国副教授的共同努力下，注重游戏对儿童发展的重要性，构建了一套学龄前特殊儿童运动康复体系，指导各大医院儿童康复科、学前特殊学校进行科学的运动康复实践，故于 2017 年开始了此书的创作。

本书分三篇，共八章 26 节，主要对运动解剖学基础、儿童运动发育及评估、基础运动评估、粗大和精细运动功能的康复训练及儿童感觉统合能力的训练等方面的内容进行了系统介绍。第一章为全书的绪论，概述了儿童运动康复的相关概念和评估与训练的基础知识。基础篇中，第二章主要介绍人体运动系统的解剖学知识及其工作原理，为运动康复的学习奠定基础；第三章是对儿童运动发育的介绍，包括运动发育理论与0—6岁儿童粗大运动和精细运动的发育。评估篇中，第四章是对儿童运动发育评估的介绍，包括全身运动、粗大运动发育和精细运动发育的多种评估工具；第五章则是介绍人体形态、关节活动度、肌力、平衡功能等的神经肌肉骨骼评估。最后为训练篇，第六至八章对儿童粗大运动功能、精细运动功能和感觉统合能力康复训练的方法做了详细介绍。此外，书中部分评估及训练内容还增加了数字资源，方便读者理解和使用。

本书的特色主要体现在书中部分评估及训练内容为读者提供了配套数字资源，便于理解和操作；从综合筛查、专项筛查到精准评估逐层递进，便于快速判断儿童运动功能损伤程度；康复训练方案游戏化，便于儿童接受。另外，本书全套MOOC（慕课）课程已经录制完毕，可供读者进一步学习。

本书即将付梓之际，我们不仅感谢本丛书总主编黄昭鸣教授和南京师范大学出版社有关领导、同志的支持与厚爱，还感谢《儿童运动康复学》的各位编写人员辛勤的努力。另外，感谢美国泰亿格公司（Tiger DRS, Inc）对本项目的技术支持，包括数字资源制作，本书中使用的实验设备主要来自上海慧敏医疗器械有限公司，在此表示特别感谢。感谢上海小小虎康复中心对ICF运动功能参考标准和临床实践的指导。

由于作者水平有限，本书的不当之处，还望有关专家同仁多提宝贵意见！

王勇丽

2020 年 4 月 11 日

训练篇

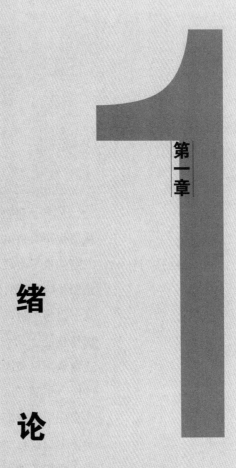

第一章

绪 论

人类运动能力和技能的发育始于受孕之初。从受孕 9 周到 40 周（出生前）的胎儿期，是运动发育的最早阶段。出生后，婴儿的运动行为发育是胎儿期发育的延续，其娩出后的 24 个月内，是其一生当中运动发育最快的时期，其基础运动和操作技能上均有快速的变化。2 岁之后，幼儿会逐渐掌握更高级的粗大运动和精细运动能力，这些能力是随着后来儿童的玩耍、生活、学习和社会交往所需逐渐发展起来的。因此，儿童时期是个体生长发育和运动功能快速发展的重要阶段。由于存在各种不利因素，一些儿童会具有或伴有运动功能障碍，这些障碍严重影响他们的日常生活和学习。儿童运动康复学是特殊儿童教育康复的重要组成部分，掌握科学合理的运动康复方法将使特殊儿童运动功能障碍得到最大限度的补偿。

概　述

一、儿童运动康复的基本概念

从概念上看，康复（Rehabilitation）是综合协调地应用各种措施，包括医学、教育、职业、社会等方面的措施和方法，在新的"生物—心理—社会"医学模式的指导下，使病、伤、残者在身体、心理、社会方面的能力均得到尽可能的恢复，来适应社会。康复强调的不仅仅是让残疾人适应周围的环境，还包括改善残疾人的周围环境和社会条件，以利于他们更有效地重返社会，比如公共建筑配套便于残疾人轮椅通行的出入口斜坡、电动门等，以及社会为残疾人提供合适的工作机会等，提高其生存质量。儿童康复的服务对象是各种功能障碍的儿童，包括先天性的疾病、后天性的疾病、急性疾病、慢性疾病、各类损伤以及个人或环境因素导致的功能障碍者。

儿童运动康复（Pediatric Physical Therapy）是指以运动学、神经生理学、教育学和康复医学为学科基础，针对不同需要的特殊儿童，在康复训练过程中运用科学合理的动作技术和身体练习的方法，徒手或者借助相关器械，以减轻和消除特殊儿童运动功能障碍和缺陷为目的，使特殊儿童的身体功能、精神状态和社会适应能力得到最大限度康复的过程。

运动康复训练能改善运动器官和组织的血液循环，提高肌力、耐力，改善关节活动度和平衡功能，使有缺陷的器官功能在一定程度上得到补偿。除此之外，运动康复还可有效促进特殊儿童循环系统、呼吸系统和神经系统等多系统之间的协调。运动康复注重儿童的主动参与，特殊儿童始终是运动康复训练的主体。对特殊儿童进行运动功能康复训练，还会使其从运动中感受快乐，收获成功，这将有利于发挥特殊儿童的主观能动性，使特殊儿童克服消极情绪，保持良好的精神状态和乐观、积极的人生态度，同时增强其战胜疾病的信心，并使其养成终身锻炼的好习惯，而这些习惯的培养往往是潜移默化的自然过程。

二、儿童运动康复的基础理论

要对特殊儿童进行有效的运动功能康复训练，必须了解人体生长发育和动作技能学习的相关理论。[①] 以下简要介绍人体运动功能发展的一般规律、运动功能发展的敏感期和关键期理论、动作技能形成规律理论以及缺陷补偿理论。

（一）人体运动功能发展的一般规律

人体运动功能发展的一般规律包括头尾规律、从近端到远端、由低级到高级、由简单到复杂等。头尾规律是指小儿的姿势和运动发育是沿着抬头、翻身、坐、站和行走的方向发育，脊柱支持的稳定性从颈椎开始逐渐发育至胸、腰、骶椎，即运动发育顺序首先是头部运动，其次是躯干的运动，最后是下肢和脚的运动。从近端到远端是指离躯干近的姿势运动先发育，离躯干远的四肢运动后发育。例如，头颈躯干稳定性的发育是进行步行以及精细运动的基础。由低级到高级是指感觉运动觉的控制是在低级的感知觉发育的基础上，发展到需要大脑高级记忆、思维和分析参与的运动技能。由简单到复杂是指涉及大肌肉群参与的简单的、粗大的运动功能发展较早，涉及复杂的、小肌肉群参与的运动功能发展较晚。儿童以掌握基本动作为基础，开始学习日常生活中较为简单的运动技能，当儿童可以自由控制自己的粗大动作之后，精细的动作才开始慢慢发展起来。

（二）运动功能发展的敏感期和关键期理论

某些运动功能在儿童自然生长发育的基础上，会在特定的年龄阶段发展较快，呈现出发展的最佳时期，称为运动功能发展的敏感期和关键期。[②] 在敏感期和关键期给予儿童针对性的训练，可以使儿童更好地掌握运动功能，达到事半功倍的效果。运动功能水平可体现在以下几个方面，如力量素质、速度素质、耐力素质、柔韧素质及灵敏与协调性，而各方面发展的关键期也有所区别。

力量素质是人体某部分肌肉收缩或者舒张时克服外界阻力的能力，是其他身体素质发展的重要基础。力量素质发展的敏感期一般男孩在 12—16 岁，女孩在 11—15 岁。这是因为儿童在自然生长过程中，从 12 岁起肌肉总量急剧增加，到 14—15 岁时肌肉的特性与成年人的差异已经开始缩小。

速度素质是人体快速运动的能力，包括反应速度、动作速度和移动速度。从整体上讲，速度素质发展的敏感期在 8—13 岁，但是不同类型速度素质的发展期也会有所区别。反应速度是指人体对外界信号刺激做出反应的能力，受遗传影响程度较高，遗传力高达 0.75 以上。随着儿童年龄的增长，在 9—13 岁阶段进行系统的强化训练可使反应速度增长最快，其他年龄段则不易提高。动作速度是指人体快速完成动作的能力。儿童在 13—14 岁时，一些动作

---

① 舒川.学龄前残疾儿童运动康复的研究现状与展望 [J].体育科学，2015，35（12）：58-65.

② 任园春，赵琳琳，王芳，等.不同大肌肉动作发展水平儿童体质、行为及认知功能特点 [J].北京体育大学学报，2013，36（3）:79-84.

速度已经接近成年人的指标，在 9—13 岁时发展动作速度可以取得较好的成效。移动速度是身体完成快速位移的能力，在 7—13 岁时增长最快，其中女孩在 9—12 岁，男孩在 8—13 岁。

耐力素质是人体坚持长时间运动的能力，其发展取决于有氧供能系统和无氧供能系统的机能状况，分别称为有氧耐力和无氧耐力。有氧耐力是在氧气供应较充足的情况下完成运动的能力。女孩在 9—12 岁时有氧耐力大幅度提高；男孩在 10—13 岁时出现有氧耐力的第一个增长高峰，在 16—17 岁时有更大幅度提高，特别是在 16 岁时，有氧耐力增长幅度超过 40%。无氧耐力是在无氧代谢下完成运动的能力。男孩在 10—20 岁时无氧耐力出现三次增长高峰，分别是 10 岁、13 岁和 17 岁；女孩在 9—13 岁时无氧耐力逐年递增，之后开始减少。

柔韧素质是人体各个关节在不同方向上的运动能力以及肌肉、韧带等软组织的伸展能力，可以通过关节的运动幅度表现出来。其发展的敏感期为 5—12 岁。

灵敏与协调性是人体改变体位、转换动作、变换身体姿势和方向的能力，与空间定位和时间直觉能力有密切联系，是一种综合素质。其发展的最佳时期是 6—13 岁。对于特殊儿童特别是具有感觉统合障碍的儿童，可以将灵敏与协调性的训练与感觉统合训练结合起来，以提高儿童身体素质。

身体素质虽然是通过人体各种基本活动和动作表现出的力量、耐力、速度、柔韧、灵敏等方面的能力，但也是人体内在机能的综合反映，因此单一的训练会造成整体发展的不均衡，应该采用全面发展的身体练习提高儿童各种运动功能和身体素质。

（三）动作技能形成规律理论

动作技能的形成大致可分为四个阶段，即动作技能获得阶段、动作技能改进阶段、动作技能稳定阶段以及动作技能熟练阶段。[①]

1. 动作技能获得阶段——泛化过程

从生理学角度讲，在学习任何一个动作的初期，学习者获得的都是一种感性认识，对动作技能的内在规律并不完全理解。由于人体内外界的刺激通过感受器（特别是本体感觉）传到大脑皮质，引起大脑皮质细胞强烈兴奋，另外因为皮质内抑制机制尚未建立，所以大脑皮质中的兴奋与抑制都呈现扩散状态，条件反射暂时连接不稳定，出现泛化现象。从动作活动的外部表现来看，往往出现动作僵硬、不协调、不该收缩的肌肉收缩，出现多余的动作，动作活动费力。在此过程中，训练者应针对动作的主要环节进行示范和简练的讲解，不应过多地强调动作细节。

2. 动作技能改进阶段——分化过程

通过不断练习，学习者的动作技能有了提高，一些不协调的、多余的动作逐渐消除。与此相应的生理变化是：大脑皮质运动中枢兴奋和抑制过程逐渐集中。由于抑制过程加强，特别是分化抑制得到发展，大脑皮质的活动由泛化过程进入了分化过程。因此，大

---

① 霍军 . 创新教育理念下体育教学方法理论与实践研究 [D]. 北京：北京体育大学 , 2012.

部分错误动作得以纠正，能比较顺利、连贯地完成动作，初步建立了动力定型。但此时动力定型尚不稳定，遇到新异刺激时，多余和错误动作可能会重新出现。在此过程中，训练者应特别注意错误动作的纠正，让学习者体会动作的细节，促进分化抑制进一步发展，使动作更趋稳定、准确。

3. 动作技能稳定阶段——巩固过程

通过进一步反复练习，动作技能的条件反射系统已经巩固，建立了完整的动力定型，大脑皮质的兴奋和抑制在时间和空间上更加集中和精确。此时动作准确，而且某些环节的动作还可出现自动化，即不必有意识地去控制就能顺利完成动作。在环境条件变化时，动作技能也不易受到破坏。在此过程中，应在继续练习巩固的情况下，精益求精，不断提高动作质量，使动力定型更加完善和巩固。

4. 动作技能熟练阶段——动作自动化

随着动作技能的巩固和发展，动力定型达到非常巩固的程度以后，动作技能可出现自动化现象。所谓自动化，就是在无意识控制的条件下完成系列动作。动作自动化的生理机理是以巴甫洛夫所揭示的高级神经活动的基本规律为基础的。对特殊儿童进行运动康复训练的最高目标就是促使其对动作技能的掌握达到自动化水平。

（四）缺陷补偿理论

延伸阅读
巴甫洛夫
高级神经
活动学说

教育康复学中的缺陷补偿是指在教育活动与康复训练中，根据特殊儿童的身心特点，综合地利用一切有利因素，通过各种途径替代、补偿、改善、促进或恢复因障碍造成的各种功能性损伤，进而促进儿童全面发展的过程。[①] 值得强调的是，上述的缺陷补偿已远远超越了纯生物学的代偿学说，综合地运用了生理学、心理学、医学、体育学、工程学、社会学理论中的补偿原理。其核心是"生物现象和社会现象的综合"，"是在代偿的基础上进行的补偿，包括人的主观努力和社会的帮助"。随着社会进步与技术发展，在代偿的基础上可以利用工具或现代科学技术并借助社会政策的保护对障碍进行积极的补偿，使障碍带来的不利因素的影响减小到最低。因此，就教育康复学的观点而言，生理代偿是缺陷补偿的生理基础，心理补偿是缺陷补偿的重要教育内容，医学补偿是缺陷补偿的重要手段，运动功能补偿是缺陷补偿的重要的功能康复方法，而社会补偿是缺陷补偿的重要政策支持。

---

① 万慧颖. 学前特殊儿童教育补偿研究 [D]. 长春：东北师范大学，2014.

三、儿童运动康复的基本原则

根据运动康复的基础理论，结合特殊儿童的身心发展特点，儿童运动康复的基本原则主要包括以下四个方面。[①]

（一）系统评估，因材施教

应根据特殊儿童病史、障碍类型、发展阶段、心理状态以及特殊儿童的年龄、性别、体质、体育兴趣爱好等，在科学系统评估的基础上，充分考虑儿童的个体差异，根据每个儿童的实际康复需求，制订合理的运动康复训练方案。

（二）循序渐进，持之以恒

为了使运动功能康复训练既有效又安全，选择训练内容与控制运动负荷量是关键因素。一方面，动作训练内容要由简单到复杂，相应的运动负荷要由小到大，使儿童体能逐步适应；另一方面，随着训练的进行与运动功能的改善，也应不断加大训练难度与运动负荷，逐步增强特殊儿童的适应能力，使其运动功能得到最大限度的改善。另外，运动功能康复是一个较长的过程，不可能通过短时间的训练就使肌肉力量、关节活动范围或者残障部位的机能得到迅速恢复，所以运动功能康复训练要持之以恒，才能逐步改善特殊儿童的运动功能状态。

（三）局部训练，整体康复

人体是一个组织与功能高度协调与统一的系统，可谓"牵一发，动全身"。局部功能障碍可能会影响其他部位的功能，局部运动功能的改善也会防止障碍所导致的不利影响的扩散。因此，在对局部功能进行康复训练时，要考虑到与该局部相关组织和功能系统的整体联动效应。例如，在对下肢行动不便的儿童进行康复训练时，如果主体训练是小腿肌力训练，那么也应注重对相应关节及整体平衡能力的辅助训练。主体训练与辅助训练相结合，可有效促进特殊儿童整体功能的发展与康复。

（四）密切观察，有效监控

在特殊儿童运动康复过程中，要经常观察特殊儿童参与运动康复的反应，定期检查，并向儿童及家长交代注意事项和自我检查的方法，与儿童、家长、教师及其他康复治疗师合作，对每个儿童进行及时准确的监控，针对儿童出现的问题采取相应的有效措施，并及时更改治疗方案和方法。

[①] 舒川.学龄前残疾儿童运动康复的研究现状与展望 [J]. 体育科学，2015，35（12）:58-65.

四、儿童运动康复训练的流程

特殊儿童运动康复是一个系统整合的过程，大致包括五个步骤，即基本信息搜集、运动功能评估、训练处方制订、训练方案实施与训练效果监控（图 1-1-1）。

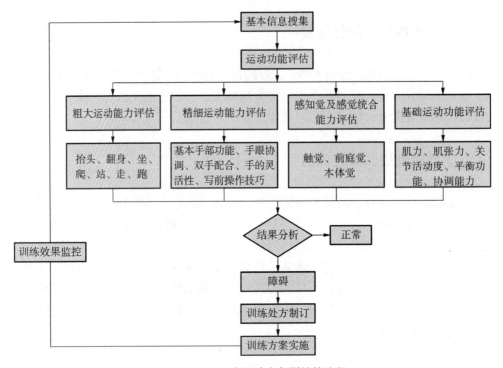

图 1-1-1　儿童运动康复训练的流程

（一）基本信息搜集

特殊儿童基本信息除了前述内容之外，还应重点掌握以下具体信息，包括医院诊断报告、治疗情况、是否接受过相应的康复训练以及效果如何等。以上信息可以通过调阅相关资料以及对家长或教师进行访谈或问卷调查获得。特别需要注意的是，上述信息只作为训练或研究的资料，对其他无关人员应严格保密。

（二）运动功能评估

选取标准化的评估工具，对儿童的粗大运动能力、精细运动能力、感知觉及感觉统合能力与基础运动功能进行评估，并及时记录结果。粗大运动能力评估包括姿势运动发育的评估和发育性反射的评估。姿势运动发育的评估主要是对抬头、翻身、坐、爬、站、走、跑等方面发育的评估。可采用标准化评估工具进行评估，例如适用小月龄段婴幼儿的全身运动（GMs）质量评估、丹佛发育筛查测验（DDST），适用相对大龄儿童的粗大运动功能评估量表（GMFM）、Peabody 运动发育评定量表等。发育性反射的评估主要包括与年龄段匹配的脊髓水平、脑干水平、中脑水平和大脑皮质水平的反射的检查，例如拥抱反射、踏步反射、紧张性迷路反射（TLR）、非对称性紧张性颈反射、直立反射、调整反射、保护性伸展反射等。

精细运动能力评估主要包括 2 岁以内发育的感知觉和基本手部功能，2—4 岁发育的手眼协调、双手配合、手的灵活性等手部操作技巧，以及 5—6 岁发育的写前操作技巧和使用学习工具等能力的评估，可选用香港学前儿童小肌肉发展评估（HK-PFMDA）、精细运动功能评估量表（FMFM）、Peabody 运动发育评定量表等工具进行评估。

感知觉及感觉统合能力评估主要包括触觉、前庭觉和本体觉，以及视觉、听觉、嗅觉、味觉等感知觉能力的评估，可采用儿童感觉统合能力发展评定量表、2010 修订版感统测评表等工具进行评估。

基础运动功能评估是研究特殊儿童的粗大运动能力、精细运动能力和感知觉及感觉统合能力评估结果，分析其完不成任务的原因，如果是由于肌力、肌张力、关节活动度、平衡功能和协调能力障碍导致的，则需要进行以上基础运动功能的评估。上述评估需结合医院诊断报告以及对家长的访谈进行综合评定。

（三）训练处方制订

在精准评估及结果分析的基础上，制订科学系统的训练方案。主要包括训练目标、训练的方法与手段、训练的负荷与频次、重点和难点、训练时的场地与器械以及注意事项。训练的形式可分为集体训练、个别化训练与家庭训练。训练方案要有阶段性，将长期和短期训练计划相结合。

（四）训练方案实施

在训练过程中要力求做到：第一，训练必须按计划实施，对可能出现的突发情况要做好预案。第二，将集体训练、个别化训练与家庭训练结合起来。第三，运动康复训练与其他训练相结合。第四，及时监控训练状态，调整与完善训练方案。第五，做好相关资料搜集、整理与保存工作。

（五）训练效果监控

要达到运动康复训练的目标，必须在训练过程中实施有效的监控，及时掌握儿童的训练状态和训练水平，在必要时调整训练计划和训练内容。实施监控的方法有观察法、记录法和阶段测试法。在完成阶段性训练计划之后，应该对儿童运动功能的发展变化进行总结分析，为制订下一阶段的训练方案做好准备。

五、儿童运动康复的适用对象

不同类型特殊儿童运动功能障碍的程度与表现不同，对运动功能康复训练的需求存在较大差异。这里，我们将运动康复训练的主要对象分为肢体障碍儿童、脑瘫儿童、发育性运动协调障碍儿童、运动发育迟缓儿童及其他类型特殊儿童。

（一）肢体障碍儿童

肢体障碍儿童是指四肢残缺或者四肢、躯干麻痹、畸形导致人体运动系统不同程度的功能丧失或者功能障碍的儿童。造成肢体障碍的原因有多种，如上下肢外伤导致的截肢或者先天性的残疾，脊椎外伤或病变引起的发育异常和功能障碍，中枢或者周围神经外伤、病变引起的畸形或功能障碍等。依据肢体残障对运动功能的影响程度，通常将其分为轻度肢体障碍、中度肢体障碍和严重肢体障碍。轻度肢体障碍指儿童具有一定的残疾特征，但可以自行行走；中度肢体障碍指儿童可以依靠拐杖及支架行走，但是在精细动作上有困难；严重肢体障碍指儿童必须依靠轮椅，并且需要协助才能进行正常生活。对肢体障碍儿童进行有效的运动功能康复训练，有利于其运动功能的恢复，提高其社会交往能力，培养乐观向上的心理品质。

（二）脑瘫儿童

脑瘫是指婴儿出生前到出生后 1 个月内发育期非进行性脑损伤导致的综合征，主要临床表现是中枢性运动障碍及姿势异常。其病因较为复杂，包括遗传性和获得性两种，后者又包含了出生前、围产期和出生后病因等，比如胚胎期脑发育畸形、先天性脑积水、早产、感染及外伤等众多原因。脑瘫儿童早期的症状特点为：一是运动功能落后和主动运动减少。3 个月的普通婴儿俯卧位时会抬头，仰卧位时有踢腿动作，而脑瘫儿童很少有这些动作。普通婴儿 4—5 个月时双手能主动伸手触物，而脑瘫儿童上肢活动很少。二是肌张力异常。脑瘫儿童比普通儿童的肌张力降低或增高。三是姿势异常。脑瘫儿童经常出现头向后仰、6 个月坐位时后倒、两腿夹紧、把尿和更换尿布困难等状况。四是反射异常。普通婴儿头部位置突然放低时会出现拥抱反射，一般 6 个月以后消失，而脑瘫儿童此症状不消失。另外，脑瘫儿童往往有多重障碍，其中大约 50% 的脑瘫儿童智力低下。

（三）发育性运动协调障碍儿童

发育性运动协调障碍是一种儿童时期发生率较高的发育障碍性疾病，以运动障碍影响儿童日常生活活动能力和学习能力为主要临床特点，发病年龄多介于 6—12 岁之间，表现为肌张力异常、姿势转换困难、粗大与精细运动及其协调能力明显落后于同龄普通儿童。在粗大运动上表现为动作笨拙，复杂动作协调能力出现障碍，难于长时间地维持静态姿势，运动时多伴有连带动作、肌肉震颤或者抽搐；在精细运动上表现为动作较慢，幅度较大，呈反射性，效率低，精细运动的计划和执行较困难；手眼协调能力差，表现为视觉空间运动功能障碍，如搭积木和认识地图的能力较差。另外，发育性运动协调障碍儿童往往伴随学习困难、阅读障碍、注意缺陷、多动障碍等，其社会适应能力也受到不同程度的影响。由此可见，对发育性运动协调障碍儿童进行运动功能的康复和教育具有非常重要的意义。

（四）运动发育迟缓儿童

运动发育迟缓儿童运动功能的发育落后于普通儿童，表现出肌张力低下或亢进的症状：肌张力低下的儿童身体发软，自发运动减少；肌张力亢进的儿童身体发硬，动作僵硬，躯干强直呈伸展位，严重时也可能出现角弓反张。运动发育迟缓儿童的早期喂养和护理较为困难（如吮吸能力差等）。另外，如果儿童反应迟钝或者叫名无反应，还可能是伴有智力低下的早期表现。

（五）其他类型特殊儿童

其他类型特殊儿童或多或少会伴有一些运动障碍。如听障儿童往往会有感觉统合失调等运动问题，由于前庭和半规管的功能失调，其平衡能力落后于同龄普通儿童。视障儿童缺少视觉通道的刺激，往往运动发育迟缓，日常粗大运动活动明显地比同龄普通儿童少，且活动的空间范围比较狭窄，活动方式也更倾向于精细动作或与听觉相关的活动。孤独症儿童存在广泛的多感官知觉障碍。感知觉是运动协调发展的前提条件，有研究显示，50%—73% 的孤独症儿童存在明显的运动发育迟缓，在仰卧、翻身、坐、站、走等粗大动作以及伸手够物、敲击、玩积木和拼图等动作的开始和获得过程中表现明显落后于同龄普通儿童。例如，孤独症儿童在翻滚时总是将身体摆成侧卧位而不是仰卧位；走路时存在步速慢、步幅小、膝盖过度弯曲，用脚尖走路等特点；且孤独症儿童手部精细运动障碍表现较多，在做扔、抓、握等动作时表现不协调，手指灵活性差，书写明显落后等。

六、儿童运动康复的禁忌证

对特殊儿童的身体状况应进行初步的了解和检查，如果有以下禁忌证存在时，不宜施行运动康复的治疗：病情不稳定，处于疾病的急性期或亚急性期；有明确的急性炎症存在；全身情况不佳，脏器功能失代偿期；神志不清或明显不合作；运动治疗过程中有可能发生严重并发症；运动器官损伤未行妥善处理；身体衰弱，难以承受训练；剧烈疼痛，运动后加重等。

儿童运动功能的评估

没有评估的治疗是盲目的。运动功能评估是运动功能康复的基础，没有评估就无法规划实施训练和评价训练效果。通过评估可以客观、准确地判断功能障碍的性质、部位、范围、程度，即找出问题点，并预估其发展、预后和转归，设定康复目标，制定出切实可行的康复治疗措施。

一、儿童运动功能评估的形式

（一）单项评估

单项评估是指某项功能的针对性评估。例如，人体生长发育的评估、姿势反射与原始反射的评估、肢体的长度与围度的评估、徒手肌力测定、肌张力评估、关节活动度的测量、平衡功能评估、步行能力和步态分析、粗大运动功能测试、上肢及手的精细运动评估、感觉统合的评估等。

（二）个体评估

个体评估主要是指针对个体参与能力的评估。例如，日常生活活动能力评估，包括基础性日常生活活动，工具性日常生活活动，功能独立性测量、学习、休闲娱乐能力评估等个体状况评估。

（三）全面评估

全面评估包括针对个人整体的以及对社会功能状态的评估。依据《国际功能、残疾和健康分类》（ICF）的框架，除运动相关的身体功能和结构、活动及参与的评估外，还应重视个人因素和环境因素等背景性因素的评估。例如，个人室内外移动和运输用的产品和技术、利于患者的公共建筑物的设计、家庭成员的支持和帮助、朋友的支持和帮助，以及社会支持服务等方面的全面评估。

二、儿童运动功能评估的目的

（一）发现和确定患儿问题所在及运动障碍相关的种类和程度，并拟定治疗目标和计划

运动功能评估是运动康复训练的基础环节。通过评估，可全面了解儿童具有的功能、能力和环境支持情况，发现和确定功能障碍的种类和程度等信息，根据有利的和不利的条件，拟定长期治疗目标（long-term goal）和短期治疗目标（short-term goal）。切合实际的长期治疗目标和短期治疗目标来源于正确的评估。分析导致障碍的原因，结合治疗目标，制订合理的康复治疗计划，指导康复治疗项目的实施。

（二）确定治疗项目和效果，并拟订进一步治疗方案

在康复评估的基础上，根据儿童的具体情况选择物理治疗、作业治疗、传统康复治疗、感觉统合训练、现代化设备治疗、文体疗法、游戏疗法、心理疗法、康复工程辅助、药物或手术疗法等治疗方法和项目，并定期评估以监控治疗效果，根据效果及时拟订进一步治疗方案。

（三）判断预后

由于不同儿童的整体状况不一样，即使同一种疾病，康复进程和结局也可能会有很大的差异。通过全面的评估，康复治疗师可以对儿童的预后进行判断，不仅为制定更加切合实际的康复目标和治疗计划提供依据，而且可使儿童及家属对未来有一个预期值和心理准备，既不消极悲观，也不盲目乐观，从而能够积极地参与和配合康复治疗师进行康复训练。

（四）预防障碍的发生和发展

针对疑似运动障碍而未进行运动康复的儿童，应定期进行运动功能评估，及时判定康复治疗的最佳时期，或采取有效的预防措施，预防障碍的发生和发展。

（五）进行投资—效益分析（治疗后—治疗前）

不少儿童的运动障碍都是长期存在的一种状态，需要持续性进行康复训练。但诸多个人因素或环境因素，或某些医疗因素等，会导致阶段性康复效率较低。针对巨大的康复市场需求以及康复治疗师配备严重缺乏的现状，康复过程中需要进行投资—效益分析，判断患者是否可以在最短的时间、用最低的成本达到最佳的疗效。这样不仅能够节约医疗资源和患者的投入，还可以用来衡量康复机构的治疗质量与效率。

（六）为残疾等级的划分提供一定的参考依据

通过全面的精准评估，可以判断儿童运动功能的损伤程度，为残疾等级的划分提供依据，从而不仅可以为干预策略提供参考，还便于儿童享受国家和社会的一些福利政策。

三、儿童运动功能评估前的准备

（一）与儿童家长进行一次沟通

康复治疗师在实施评估之前，首先要与儿童家长进行一次谈话，向家长简要说明以下问题：本次评估的目的；评估的内容；评估过程中对家长的要求；评估可能出现的结果；可能采用的疗法，包括每天几次、每次多长时间；一个疗程的时间及 3 个月治疗后可能出现的变化，可以达到何种效果等。谈话力求简明扼要，通俗易懂，尽量不要使用术语，其目的是要让家长在评估时给予高度配合。

此外，要了解儿童的出生史、发育史，儿童的生活习惯，如早晨几点钟起床等，注意了解儿童经常采取的姿势，以及家长日常疗育史等。向家长询问儿童在家中采用的辅助器具，如坐姿矫正椅、童车、步行器、站立架等。要注意倾听家长的倾诉，家长倾诉多的往往是儿童的主要问题。了解家长对儿童有哪些期待，尤其是母亲能否正确理解儿童的功能障碍等。

（二）评估要在良好的环境中进行

评估时最好让儿童去除衣物，因此，室内温度要让儿童脱衣后不感觉寒冷。由于评估的环境与家庭环境不同，评估速度要尽量快，室内要保持安静。此外，评估时要让儿童保持活跃的状态，配合检查，康复治疗师要与家长建立起友好和善的关系，这样儿童才会有安全感，从而减少评估过程中的哭闹。

（三）评估前要注意对儿童家长进行观察

家长尤其是母亲与儿童的接触最密切，对儿童的情况最为了解。当母亲抱着儿童时，要注意观察母亲的手放在儿童的什么部位。一般情况下，母亲支撑儿童的部位可能是儿童机能欠缺的部分，如果母亲从床上抱起儿童时用手托住儿童的头部，那么应考虑到儿童可能存在头部控制困难；当母亲牵着儿童走路时，要注意观察儿童伸出的是哪一只手，如果总是喜欢伸出某一只手，提示可能另一只手存在问题。

如果儿童年龄较大，也可以直接同儿童对话，如问"你多大了？""喜欢什么？"等一些与儿童年龄相当的问题。当其不能自己回答时，要注意观察母亲代替回答的是哪些问题，母亲代替回答的部分往往可能是儿童言语机能障碍的问题点，或者是儿童存在交流障碍，当然也可能是因为母亲性子比较急，在实际操作时要对各种情况认真加以区别。同时，也要注意不要让母亲总是抢答问题，因为这样往往剥夺了儿童回答问题的机会。

（四）评估前要注意对儿童进行观察

要注意观察儿童在静止状态下以及运动或操作物品时的姿势特征，其是否需要家长给予帮助，如需帮助，需给予怎样的帮助等。

四、儿童运动功能评估工具的基本要求

关于儿童运动功能评定的量表和仪器设备有许多种，不同工具评估的内容和方法各有所侧重，并且与特定的治疗方法有着密切的联系。因此，在选择评估工具时应比较各种工具的异同和优劣。需要注意的是，没有一种评估工具能够适用于所有患者，可根据需要和条件，选择不止一种工具对儿童的运动功能进行全面的评估。在选择评估工具时，应遵循以下四个方面的要求。

（一）信度

信度是指测量工具或方法的稳定性、可重复性和精确性。一种测量方法的高信度体现为测量结果的可信性和多次测量结果的一致性。可信性高的测量工具，在评估时必须有明确的标准，术语有明确的定义，评估结果可靠。一种测量方法的可信性采用信度相关系数表示，系数越大，说明测量方法的可信性越高，测量结果越可靠、越稳定。儿童运动功能评估时，应选择可信性高的评估工具。

（二）效度

效度是指有效性，即测量工具在多大程度上反映测量的目的。效度越高，有效性越高，测量的结果越能显示出测量对象的真正特征。效度的高低能有效地区分功能有无障碍及障碍轻重程度。儿童运动功能评估时，也应选择有效性高的评估工具。

（三）灵敏度

应用一种评估方法来评估有某种功能障碍的人群时，可能出现真阳性和假阴性的情况。真阳性是指有功能障碍且评估结果亦证实这一结论，假阴性是指有功能障碍但评估结果未能证实这一结论。灵敏度是指在有功能障碍或异常的人群中，真阳性的数量占真阳性与假阴性数量之和的百分比。儿童运动功能评估时，应选择灵敏度高的评估方法，而且评估方法要能充分反映病情的进步，鼓舞病人的信心，使康复计划取得病人和家属的支持。

（四）统一性

原则上，每个康复机构都可以设立自己的功能评估项目和量表。为了能与同行业机构比较，需要统一量表，尽量选用与国际接轨的通用方法。但任何量表均需经过信度、效度、灵敏度的检验后方能推广。

五、常用的儿童运动功能评估实施方法

（一）观察法

观察法是评估者凭借感觉器官或其他辅助工具，对被检查者进行有目的、有计划的考察的一种方法。例如，全身运动（GMs）质量评估。观察法的优势在于完全是在婴幼儿的自然状态下，对其运动能力进行定性的分析。不足之处是只能了解其有无障碍表现，不能解释障碍的原因，且主观性较强，对评估者的要求较高。

（二）调查法

调查法是以提出问题的形式收集被检查者的有关资料的一种方法。从回答问题的形式来看，可分为结构性调查（闭合式）和非结构性调查（开放性）。结构性调查是指回答问题的形式是以预先确定所有可能性答案的模式出现，被检查者选择其中一个答案即可，例如回答"是"与"否"，或李克特式五等级、七等级式答案等。非结构性调查是指调查的问题允许被检查者用自己的语言自由回答。问卷法多为结构性调查。调查法简便、经济、省时、易操作，能在短时间内获取大量资料。其主要缺点是被检查者可能会对问题做出虚假或错误的回答。

（三）量表法

量表法是运用标准化的量表对被检查者的功能进行测定的方法。康复评估中常用等级量表法和总结量表法。等级量表是将某种功能按某种标准排成一个顺序，例如 Lovett 肌力评级将肌肉肌力分为 0—5 级共 6 个等级。等级量表法的优点是评估较为全面客观，但对评估者的要求较高，需要评估者熟悉每一条目的内容。总结量表的内容由一系列功能活动组成，例如 Barthel 指数的评估包括吃饭、转移、大小便控制等多个方面。粗大运动功能评估量表（GMFM）也是总结量表法中的一种，包括卧位和翻身、坐位、爬和跪位、站立、行走与跑跳等能区的得分。[①]总结量表法可以对被检查者进行全面综合的评估，但耗时较长。

---

① 史惟，陈冬冬.粗大运动功能测试量表在脑性瘫痪中的应用研究进展 [J]. 中华儿科杂志，2006，44（7）：550-552.

（四）仪器测量法

仪器测量法是指借助于各种仪器设备对被检查者的某一生物或功能性变量进行实际、客观的直接测量而获得绝对的量化记录的方法。仪器测量法的特点是能够将某种功能状况精确地量化。例如，平衡功能测量仪、等速肌力评估仪等，可给出较为准确的客观数据来反映平衡、肌力的功能状况。

六、儿童运动功能评估的注意事项

一是对环境、场地的要求。评估场地要求安静、阳光充足，尽量不要有太多的玩具，以免分散儿童的注意力。

二是消除陌生感、恐惧感。评估前要与儿童有一定时间和程度的互动，消除评估过程中儿童的陌生感和恐惧感。

三是评估时间、时机的把握与选择。一般情况下，对儿童运动的评估一次最好在半个小时以内评估完，如果标准化工具评估内容较多，可分次在一周内评估。如果单次评估时间过长，可能儿童会因为已经疲劳或者兴趣减少而不配合，影响评估结果。

四是提高交流与沟通能力，重视评估内容的告知与讲解。评估前要和儿童及家长简单说明评估的目的和大概的内容，让他们对评估有所了解，防止出现错误的操作或代偿的动作。

五是动作要轻柔、缓慢，注意安全，防止意外。评估时安全是很重要的，尤其是对于有疼痛或有痉挛的儿童，动作一定要轻柔、缓慢，如果引起过多不必要的疼痛，会导致儿童哭闹而不愿意配合，甚至对康复治疗师产生恐惧。

六是做好评估结果的记录。由于儿童的配合时间有限，已完成的评估应及时记录结果，以免遗忘而引起不必要的二次评估。另外，评估时虽然儿童完成了任务，但出现了代偿或者动作不协调，也要增加备注或记录导致其代偿的可能原因，例如疼痛、关节畸形等。

七是避免滥用检查，尽量避免不必要的检查。运动评估的内容较多，正式评估前可以先采用筛查工具进行检查，有针对性地对功能障碍的项目进行专项检查或精准评估。

儿童运动障碍的康复训练

一、儿童运动疗法概述

运动障碍对儿童身心发育造成不良影响，需要通过一定的方法给予治疗。主要的治疗方法包括物理治疗、作业治疗、传统康复治疗、感觉统合训练、现代化设备治疗、文体疗法、游戏疗法、心理疗法、康复工程辅助、药物或手术疗法等。

物理治疗（Physical Therapy）是应用物理因子治疗病、伤、残者的方法。通常所称的物理因子疗法是指利用人工物理能（如电、光、磁等）的疗法，简称为理疗；而利用力能的物理治疗，常称为运动疗法。[1]

运动疗法（Kinesiotherapy）或称运动治疗，是目前治疗运动障碍的最主要手段。运动疗法是以预防残疾和提高功能障碍者日常生活活动的能力为目的，根据病残的功能状况，利用力学原理，应用各种治疗器械和／或治疗师的手法操作，以及病人自身的参与，通过主动和／或被动运动的方式，最大限度地提高或改善病人的局部或整体功能，使之满足日常生活需求，回归家庭和社会的一种治疗方法。随着康复医学的发展，运动疗法已经形成了针对某些疾患进行康复治疗的独立体系。运动疗法的主要手段是功能训练和手法治疗：功能训练是针对儿童的神经—肌肉系统，借助器械等，通过主动运动和被动运动方法进行训练；手法治疗是应用相应的操作方法抑制儿童异常姿势和运动模式，促进正常姿势和运动模式的发育和发展，同时预防和矫正肌肉、骨骼的挛缩和变形。

目前应用的最具代表意义的运动疗法有Bobath法、Vojta法、运动再学习、本体感觉神经肌肉促进法（Proprioceptive Neuromuscular Facilitation，PNF法）等。随着运动疗法的发展，治疗技术不断创新，改善关节活动度、肌力和肌耐力的训练方法也日趋成熟，主要有如下几种。

---

[1] 纪树荣.运动疗法技术学[M].2版.北京：华夏出版社，2011：1-2.

（一）关节松动技术

关节松动技术是利用各种方法来维持和恢复因组织粘连或肌肉痉挛等多种因素所导致的关节功能障碍的运动治疗技术。

（二）生物力学疗法

生物力学疗法是用生物力学原理研究人体运动系统损伤的病理生理、物理康复及功能重建的力学特点和规律，遵循这些力学特点和规律而进行科学治疗的一套方法。包括渐增阻力训练法、改善与维持关节活动度训练法、生态矫正训练法等。

（三）神经发育促进技术

20 世纪 40 年代，西方一些国家的康复治疗人员广泛开展了对脑损伤或周围神经损伤后运动障碍的治疗技术与方法的研究。国际上先后出现了许多具有不同特色的治疗技术与方法。其中，主要有 Bobath 法、多种感觉刺激法（Rood 法）、Brunnstrom 法、本体感觉神经肌肉促进法（PNF 法）等。这些技术与方法将神经生理学、神经发育学等基本原理应用于运动障碍的康复治疗之中，经过数十年的研究和临床应用，不断发展和完善，逐渐形成了一个治疗技术体系，即神经发育促进技术（Neurodevelopment Treatment，NDT）或称为神经发育疗法。目前，神经发育促进技术已经成为康复医学中的主要治疗手段。

（四）其他运动治疗方法

1. Doman 法

理论基础是中枢神经系统在系统发生学上有非对称的腹爬水平、交叉腹爬水平、四爬水平、立位水平等且呈层状发育，同时与各水平对应的中枢神经部位也在发育，所以治疗时要应用与其发育水平相应的训练方法。格林·杜曼（Glenn Doman）博士将中枢神经系统发生学的发育过程分为六项：（1）运动发育；（2）言语；（3）手指功能；（4）视觉；（5）听觉；（6）触觉。对应这六个项目准备七个阶段，包括上肢的训练和各种感觉训练等。例如，运动功能方面是进行将俯卧位模式化的训练。训练方法的特征是被动进行俯卧位上一侧性和交叉性四肢训练，使颈部回旋，被动地使与其相应的四肢以一定的模式屈曲或伸展。

2. Phelps 技术

由美国的骨科医师菲尔普（Phelps）创立。通过运用被动运动、半阻式运动、主动运动、抗阻运动、条件反射运动、松弛运动、平衡运动、交互运动、四肢运动、协调性运动、松弛后活动控制、按摩、日常生活运动、综合性活动和休息等 15 种治疗方法，对瘫痪肌群进行重点训练。

3. 限制—诱导运动疗法（Constraint-Induced Movement Therapy，CIMT）

又称为强迫使用疗法或强制性治疗，是一种新兴的康复治疗技术。在限制健侧活动的同时强化使用患侧肢体，提高儿童自发地使用患侧肢体的意识，阻止或延缓发生忽略患侧的弊病。近年来应用于偏瘫型运动障碍儿童的康复治疗，显示出良好的疗效。限制—诱导运动疗法与神经发育促进技术在治疗环境方面有不同之处，限制—诱导运动疗法是强调在生活环境中限制脑损伤儿童使用健侧上肢，强制性使用患侧上肢，可以明显提高脑损伤慢性期儿童上肢完成动作的质量。限制—诱导运动疗法包括三个主要部分。

（1）重复性任务导向的患肢训练，每日6小时，连续2—3周。

（2）应用坚持增强行为方法将获得的技能转移到现实环境中。

（3）限制健侧，强迫儿童使用患侧。根据发育期儿童的特点，治疗方案中应适当修改，通过对儿童友善的方式进行以保证顺利实施，同时酌情使用神经发育促进技术、本体感觉神经肌肉促进法、肌张力和肌力训练作为补充。

运动障碍儿童常表现出以中枢神经功能、骨关节功能、神经肌肉功能、呼吸循环功能等为主的多种功能障碍症状。所以，治疗时一方面应以促进正常发育，抑制异常姿势和动作等为主，另一方面必须力求将视线放在促进小儿身体、心理、社会等方面发育上，采取综合康复治疗方法。

4. 镜像疗法（Mirror Therapy）

镜像疗法是指儿童利用镜盒装置，看着健手活动的影子，想象患手在活动，再通过常规康复训练完成此动作的治疗方法。

二、不同年龄阶段运动功能的治疗策略

（一）婴幼儿期（0—3岁）

1. 治疗场所

采取在康复机构集中治疗的方式，建议在相对独立和安静的房间中训练和治疗。

2. 治疗思路

给予强化干预，尽可能地扩大粗大运动和精细运动功能发育的可能性。

（1）对于儿童：以诱发基本的姿势、运动为主要目标。

（2）对于儿童家长：予以支援，指导其对儿童的日常生活进行管理，将训练的效果延伸到日常生活中。

3. 治疗策略

（1）整体训练。

① 促进运动发育：要在儿童心情愉悦的状态下进行训练和治疗。

② 四肢负重训练：在相应时期进行四点支持位、膝立位和扶持立位的上、下肢负重训练；原则是根据儿童运动发育情况尽早进行站立和行走训练，要在矫正异常姿势的前提下进行，注意抑制膝过度伸展、尖足、足内/外翻和不随意运动等，可应用矫形器等。

③ 促进认知功能发展：在游戏中进行交流、认知的训练，即在治疗过程中要给予全方位的刺激。

（2）日常生活中各体位的管理。

① 卧位：原则是要保持颈部和躯干在同一直线上，避免脊柱变形和髋关节脱位。对不同的障碍采取相应的卧位，如双下肢强直伸展、交叉的儿童最好采取侧卧位，以伸展模式占优势的角弓反张儿童采取屈曲体位。早期让儿童保持正确的半仰卧位，即保持头部、躯干、骨盆和四肢在正确的位置上，这样可以使儿童有更广阔的视野，刺激认知功能的发育和社会性交流功能的发育。可以应用各种辅助器具保持儿童的体位，如三角垫、滚筒等。

② 坐位：最好采用伸腿坐位，双下肢外展、稍外旋，可以应用坐姿矫正椅等。在床上坐位时，尽量避免双下肢内收、内旋的"W"坐位。

③ 立位：原则是要保持颈部、躯干和下肢在同一直线上，可以用足踝矫形器等辅助站立。也可以应用站立架，最好是带轮子的站立架，这样不仅能进行立位矫正训练，还可以方便儿童移动。

（3）指导家长如何抱儿童、如何给儿童洗浴、如何给儿童更换衣服等，使儿童在日常生活中保持良好姿势，防止异常姿势加重。

（二）学龄前期（3—6岁）

1. 治疗场所

采取在康复机构集中治疗的方式。

2. 治疗思路

坚持持续的治疗与训练。继续运动治疗，也可以在每天的集体活动中诱发正常姿势与运动。预测儿童将来获得移动手段的可能性。预防变形和挛缩（髋关节脱臼、膝关节屈曲挛缩、尖足、足内/外翻等）。

3. 治疗策略

（1）通过运动治疗，持续提高肢体粗大运动能力；借助辅助器具，及时进行站立训练和行走训练，例如应用各类矫形器、助行器、拐杖等。如果预测儿童将来不能获得步行能力，则要进行操作轮椅和从轮椅移动到其他场所（如厕、上床等）的训练。

（2）通过作业治疗，提高精细运动功能，增强手的功能，进一步完善生活自理能力。

（3）通过语言治疗，进一步提高言语和语言的理解和表达能力。

（4）提高认知能力和交流能力，为入学和将来尽早融入社会做准备。

（三）学龄期（6—13岁）

1. 治疗场所

采取在家庭、学校中治疗和训练的方式。

2. 治疗思路

为达到特定目标继续治疗与训练，保持已经取得的康复治疗效果。但要知道此期的治疗有一定界限，因为粗大运动的发育大体达到了发育的平台期，再进一步发育有一定困难。

3. 治疗策略

（1）根据对粗大运动预后的预测确定和应用相应的移动手段，根据儿童的情况分别应用步行、拐杖、轮椅等方式进行移动运动的训练。

（2）即使不能步行，也要使儿童取立位，并设法维持。

（3）训练儿童上、下轮椅及移乘等，使之容易进行。

（4）预防变形和挛缩，特别是预防脊柱侧弯等。

三、儿童运动康复训练内容

推荐阅读材料

《儿童运动康复课程标准》（南京师范大学出版社，2020年8月版）

运动功能的训练是以儿童为中心，致力于儿童的运动功能、生活技能、社会适应能力等方面的提升，使儿童掌握粗大运动、精细运动能力，改善感知觉及感觉统合的能力，提高动作的协调性和灵活性，使儿童最终能够很好地回归家庭、社会，参与社交活动，实现个人社会价值。

（一）粗大运动训练

借助运动康复的方法和技术，旨在提高儿童姿势控制、移动、平衡与协调的能力（图1-3-1），[1]以满足儿童日常生活和学习的活动需求。需要达到以下目标：

（1）能灵活地转动头部并保持身体的对称和平衡。

（2）能灵活、协调地翻滚及爬行。

（3）能在坐位、变换坐姿、坐位与四点位转换时保持身体平衡。

（4）能在从四点位转换成跪位或蹲位、从跪位或蹲位转换成站立位时保持身体平衡。

（5）能在站立及行走过程中保持身体各部位的平衡与协调。

（6）能够在跑步、踮脚尖走、双脚跳的过程中保持动作的协调与平衡。

---

① 汤璐. 小儿脑瘫运动功能障碍评估研究 [D]. 北京：中国科学技术大学，2017.

（7）能够安全地跨过障碍物、上下楼梯、骑儿童车，以适应生活环境。

（8）能够参与拍球、踢足球等体育活动。

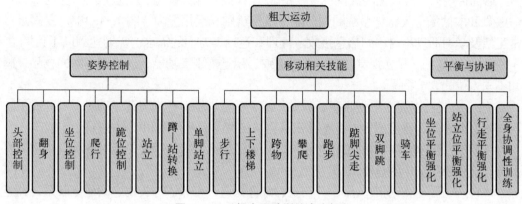

图 1-3-1 粗大运动训练内容框架

（二）精细运动训练

借助运动康复的方法和技术，旨在提高儿童手部动作能力、手眼协调、握笔书写以及使用工具的能力（图 1-3-2），[①] 以满足儿童日常生活和学习的需求。需要达到以下目标：

（1）能够集中视线，小年龄组儿童双手能在中线位置玩玩具，视线紧随双手动作。

（2）能够协调地完成抓握、放物、摇动、敲打、按压、推拉、打开、叠放等基础手部动作。

（3）能够完成双手配合、手眼协调相关的操作任务。

（4）能够完成与手指灵活性相关的操作任务。

（5）能够掌握进食、穿衣、修饰、大小便管理等基本日常生活活动技巧。

（6）能够掌握握笔书写技巧，熟练使用常见学习工具。

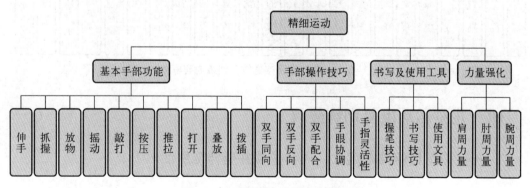

图 1-3-2 精细运动训练内容框架

---

① 李晓捷，庞伟，孙奇峰，等 . 中国脑性瘫痪康复指南（2015）：第六部分 [J]. 中国康复医学杂志，2015，30（12）：1322-1330.

（三）感知觉及感觉统合训练

借助传统的和现代化的感觉统合设备，[①]旨在提升儿童视觉、听觉、嗅觉、味觉、触觉、前庭觉和本体觉七大感觉系统的调节能力以及辨别和运用能力（图1-3-3），以满足日常生活及学习活动中对不同信息接收、处理和运用等方面的需求。需要达到以下目标：

（1）视觉：能建立视觉注意、视觉追踪、视觉辨别等功能，以辨别不同的物品，感知不同方位的人或物品。

（2）听觉：能建立听觉注意、听觉分辨、听觉识别、听觉理解等功能，以完成不同声音的音调感知、响度感知、节奏感知及声源定位，以及辨别和理解不同的声音。

（3）嗅觉：能辨别各种气味的差异，并记忆相应气味的特征，能对各种嗅觉刺激有反应，能识别生活中的危险气味。

（4）味觉：能辨别酸、甜、苦、辣、咸等味道，将味道与实物之间建立联系，并能对尝过的味道有记忆。

（5）触觉：能建立触觉感知、触觉定位和触觉分辨等能力，以感受到身体部位受到的触觉刺激，在接受刺激时做出适应性反应。

（6）前庭觉：能统合各种感觉信息，保持平衡，提高身体的协调性和探测身体与空间位置关系的能力，与视觉和本体觉配合发展出双侧统合能力。

（7）本体觉：能识别肢体与空间的位置关系，能在活动中辨别身体运动应有的力度、速度和方向，与视觉和前庭觉结合完成动作计划过程。

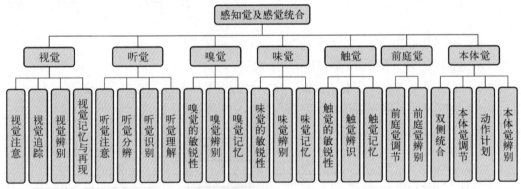

图1-3-3　感知觉及感觉统合训练内容框架

四、儿童运动康复训练建议

（一）训练目标准确定位，内容扩展并延伸至生活

运动康复训练以普通儿童运动发育水平为参考，对儿童进行精准评估，根据评估结果制定清晰、明确的康复训练目标。针对不同儿童之间的差异，每节课制定的目标也有一定的差异，让儿童能够有进步，又不要求过高，且每次训练不宜有过多的达成目标。

---

① 李宽．感觉统合训练对感觉统合失调儿童行为的影响研究 [D]．荆州：长江大学，2014．

在目标明确的前提下，以已给出的训练方法为基础，对具体训练内容进行细化和扩展，并延伸至日常生活能力的训练当中。

（二）训练内容符合人体运动功能发展规律以及运动技能形成规律

儿童运动障碍的治疗要遵循人体运动功能发展的一般规律，人体生长发育遵循由头到尾、由近端向远端、由粗大到精细、由低级到高级的规律。训练内容的安排基本按照运动发育规律进行设计，要求康复治疗师在内容的扩展及延伸中，也应该考虑人体运动发育规律。

运动技能的形成包括运动技能的获得阶段—运动技能的改进阶段—运动技能的稳定阶段—动作的自动化阶段这四个过程，从而达到熟练掌握的程度。在对儿童进行运动训练时，首先要以正确的示范帮助儿童掌握动作，这个时候不要过多地强调细节。在不断练习的过程中，儿童对动作有了初步的理解，一些不协调和多余的动作也会减少，这个时候康复师应注意纠正儿童的错误动作，让其体会动作的细节。再通过进一步的反复练习，进行巩固，让儿童慢慢地对这个动作熟练起来。如果在动作获得阶段过多地强调动作的细节，会增加难度，降低儿童的信心。

（三）训练主要以游戏情境的形式展开，充分调动儿童参与的主动性

将训练活动以有趣的游戏形式展开，设定游戏任务，让儿童扮演游戏中的角色，在完成任务的同时达到训练的目的。而且，在活动当中，要以儿童为中心，充分调动其参与性。如训练精细运动中的"推拉"项目时，设计的游戏情境为将各种类型的玩具车停进模拟停车场，可以让儿童选择自己喜欢的车，并将其送到停车场，而不是直接给儿童一辆车，让其完成任务。儿童对自己选择的，会比较愿意配合完成任务。

（四）训练组织形式的多样性、丰富性

运动训练过程中常见的组织形式有三种：集体训练、小组训练和个别化训练。此外，康复治疗师可结合实际情况，在训练中采用合作学习、同伴教学等形式。究竟采用何种方式，要根据受训儿童的具体情况、儿童数量、训练场地的差异性、教育训练的内容和软硬件资源状况等确定。

（五）训练材料的充分性、多样性

运动训练可供选择的素材有很多，如多媒体课件、玩教具、自制材料等。在训练过程中要综合多种材料，参考推荐设备，整合多媒体设备的集成性、控制性和交互性，玩教具的补偿性、转换性和操作性，自制材料的针对性和方面性，结合儿童实际情况，综合选择训练材料，让儿童在轻松愉快的环境中动手动脑，接受教育。

（六）安全防护问题

运动训练时的安全防护问题是非常重要的。在任何游戏环节的设定上，首先要考虑的就是儿童在做任务时的安全问题，设置安全保护措施，以防儿童摔倒。而且，针对特殊儿童来说，在运动训练过程中或许还会诱发其心血管异常、脑血管异常、癫痫等一系列问题，因而在进行训练强度的设定时，要充分了解儿童的基本身体状况。

基于 ICF 的儿童运动康复决策

儿科物理治疗师每日最具挑战性的工作便是制定每个特殊儿童的临床治疗决策，他们需要确定儿童的最大需求、制定最佳干预策略的技术方案、每次干预的频率和持续时间以及如何监控治疗效果等。2007 年，世界卫生组织（WHO）颁布《国际功能、残疾和健康分类（儿童和青少年版）》（*International Classification of Functioning, Disability and Health*，*Children and Youth version*, ICF-CY），成为指导儿童运动康复临床决策制定的主要依据之一。

一、依据 ICF-CY 框架指导临床决策

延伸阅读
《国际功能、残疾和健康分类》（ICF）

2001 年 5 月 22 日，世界卫生组织所有的成员国在第 54 届世界卫生大会上一致通过了《国际功能、残疾和健康分类》（ICF）。[①] ICF 从残疾人融入社会的角度出发，对个人的健康状态进行全面的分类，符合"生物—心理—社会"新健康模式。[②] ICF 明确规定了健康相关的因素不仅仅包括个人的身体功能（body functions）和身体结构（body structures）、活动（activities）和参与（participation）等功能性因素，还包括环境因素（environmental factors）和个人因素（individual factors）等背景性因素。如图 1-4-1 所示，各因素之间的双箭头关系体现了人与环境的动态交互作用。基于儿童和成人的差异以及儿童的身心随着年龄不断发展变化的特性，2007 年 10 月，世界卫生组织正式发布 ICF 的儿童和青少年版，即 ICF-CY，[③] 在 ICF 的基础上删减了不适用于儿童的众多项目，增加了 219 个描

① 邱卓英 .《国际功能、残疾和健康分类》研究总论 [J]. 中国康复理论与实践，2003,9（1）：2-5.

② Simeonsson R J, Leonardi M, Lollar D, et al. Applying the International Classification of Functioning, Disability and Health（ICF）to Measure Childhood Disability[J]. Disability & Rehabilitation, 2003, 25（11-12）:602-610.

③ World Health Organization. International Classification of Functioning, Disability and Health: Children & Youth Version: ICF - CY（W15）[M]. National Library of Medicine, 2007.

述儿童特有功能及环境相关的类目。增加类目的制定过程中运用了儿童发展和教育相关理论，如皮亚杰的儿童发展理论、米勒的发展心理学理论、维果茨基的思维与语言理论、早期干预理论、环境理论、人类生态学发展理论等，使 ICF-CY 更具针对性和指导性，并为儿童健康的评估和干预提供了方法和工具。[①]

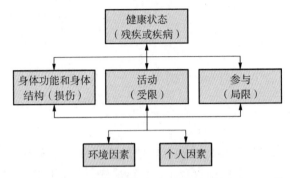

图 1-4-1　ICF 框架模式图（WHO：日内瓦，2002）

依据 ICF 框架，身体功能是指生理功能和心理功能。与儿童运动功能相关的生理功能包括视觉、辅助感觉功能（触觉、本体觉、前庭觉）、呼吸功能、神经肌肉骨骼和运动有关的功能。心理功能包括注意力、记忆力、情绪、思想和语言等。身体结构是指人体的解剖学部分，与运动相关的解剖学结构有神经系统、骨骼、韧带、肌肉、肌腱和关节等。损伤是指身体结构或功能的丧失或异常。活动是由个体执行一项任务或行动，是综合运用各项身体功能来实现个体在实际环境中的任务，代表功能的个体方面。活动相关运动功能的类目有保持或改变身体姿势，搬动、移动和操纵物体，步行和移动，生活自理等。活动受限是指个体在进行活动时可能遇到的困难，在完成活动时的质和量或对没有达到健康情况者期望的程度可以有从轻微到严重偏差的变化范围。参与是投入到一种生活情境中，代表了功能的社会方面。参与能力包括儿童参与家庭生活、学校生活、社区活动以及建立人际交往等社会关系的能力。参与局限是个体投入到生活情景中可能面临的问题。是否出现参与局限要通过比较个体的参与和在相同的文化或社会中无残疾个体所期望的参与来决定。环境因素包括自然界及其特征，人造自然界，与个体有不同关系和作用的其他人员，态度和价值，社会体制和服务以及政策、规则和法律等。个人因素是与个体相关联的背景性因素，如进行运动康复时应该考虑年龄、性别、体格、生活方式、习惯、应对方式和生活经历等。依据 ICF 框架，应基于以下内容来进行儿童运动康复临床治疗决策。

（一）身体功能和身体结构

（1）并非所有的损伤都能通过物理治疗来改善。

（2）并非所有的损伤都会导致活动受限和参与局限。

（3）将身体功能和身体结构的损伤与活动受限和参与局限联系起来。

① 王勇丽.基于 ICF-CY 的学前脑瘫儿童综合康复模式的构建 [D].上海：华东师范大学，2018.

（4）通过对身体功能和身体结构的检查和评估来判定损伤。

（二）活动

（1）将活动受限和参与局限联系起来。
（2）活动受限可能导致继发性损伤。
（3）活动通过规范化或标准化评估工具来进行评估。

（三）参与

（1）要反映儿童和家长的观点。
（2）依据环境因素和个人因素。
（3）是否为健康相关生活质量的一个方面。
（4）是否关注孩子和父母的诉说。
（5）通过自然环境中的观察以及父母和孩子的自我报告来评估。

案例

1-4-1

　　一名 8 岁的痉挛型双瘫脑瘫儿童，粗大运动功能分级系统（Gross Motor Function Classification System，GMFCS）为 Ⅱ 级。存在下肢内收肌和腓肠肌的肌张力略增高，伸膝肌群肌肉力量减弱，肌肉耐力不足，动态平衡较差。活动受限表现为在不平的地面或者斜坡上行走困难，在人群中行走以及攀爬游乐场设备困难。参与局限表现为在乘坐公共汽车往返学校和家之间会偶尔摔倒。虽然该儿童有一些朋友，并且其喜欢体育活动，但是在上体育课时完成竞技类体育活动受限，例如不敢参与集体的踢足球活动，自己踢足球时跑不快，且往往出现踢不到球的情况。可能导致其参与局限的社会和物质环境因素包括教师担心该儿童会受伤，其教室在二楼且没有电梯，上体育课的学生较多等。个人因素方面，该儿童性格开朗，认为自己踢足球会降低团队的得分，表示能够在一旁看同学踢足球也很开心。

　　依据 ICF 理念，康复治疗师在关注儿童的运动表现时，不仅仅要关注身体功能和身体结构的损伤、活动受限和参与局限，还要关注儿童具备哪些运动功能，其具备的这些功能对活动和参与有哪些帮助，借助已具备的功能，以目标为导向进行虚拟环境和真实环境的针对性训练。例如，这名 8 岁脑瘫儿童可以完成平地短距离的跑跳，但是不敢参与集体体育活动，那么可以利用该儿童短距离跑跳的能力，让其分别在运动康复室、无人的足球场、有人的足球场进行跑步和踢球的训练，循序渐进，最后完成分组的踢足球竞技体育活动的训练。另外，结合融合教育的理念，进行团队性体育活动时应该对普通儿童进行思想教育，来共同帮助特殊儿童参与集体活动，调整活动难度或给予其特别的照顾，帮助其逐渐适应该活动后提高参与性。

二、依据 ICF 核心分类组合指导临床决策

ICF-CY 有 3 000 多个类目，为了便于临床应用，世界卫生组织国际分类家族于 2001 年启动了不同疾病 ICF 核心分类组合的开发项目，挑选某种疾病相关的 ICF 类目，以作为该疾病评估的核心分类。截至目前，儿童疾病已经开发出脑瘫 ICF-CY 核心分类组合和孤独症谱系障碍 ICF 核心分类组合。[①]脑瘫 ICF-CY 核心分类组合包括 5 个版本：135 个类目的综合版核心分类组合（Comprehensive Core Set）、25 个类目的简明通用版核心分类组合（Brief Core Set）、31 个类目的 0 —< 6 岁版、35 个类目的 6—< 14 岁版、37 个类目的 14—18 岁版。孤独症谱系障碍 ICF 核心分类组合也包括 5 个版本：111个类目的综合版核心分类组合、60 个类目的简明通用版核心分类组合、73 个类目的 0 —5 岁版、81 个类目的 6—16 岁版、79 个类目的 > 17 岁版。对这两类儿童的运动康复条目，可依据相应年龄段核心分类与运动相关的类目进行评估和训练。

三、ICF 在儿童运动康复中的应用

ICF 是描述功能和残疾的国际分类标准和工具，应用 ICF 有利于数据的标准化，并且方便数据的收集和比较。依据 ICF 提供的康复周期，儿童运动康复流程分为四步：评估（Assessment）→制订治疗计划（Assignment）→干预（Intervention）→疗效评价（Evaluation）。为保证每个步骤的顺利实施，需要选择或开发实用的评估和训练工具，记录整个治疗过程和监控治疗效果，提供基于 ICF 的儿童运动功能精准评估表、治疗计划表、长期目标监控表、短期目标监控表以及训练内容和实时监控表等文件。

---

① 孙慧珍，王国祥，邱卓英，等 . 应用 ICF-CY 研究孤独症儿童的功能状态与体育活动和运动康复 [J]. 中国康复理论与实践，2017，23(10): 1123-1129.

基础篇

BASIC ARTICLES

第二章

2

运动解剖学

运动解剖学是人体解剖学的一门分支，主要描述人体运动器官系统的骨、骨连结（关节）和骨骼肌的形态、结构与功能。运动系统由人体运动器官组成，约占成人体重的60%—70%。它是人体运动的执行机构，有支持、保护和运动的作用。本章包括运动解剖学基础和运动系统局部解剖两个部分。

运动解剖学基础

一、人体的标准解剖学姿势

人体的标准解剖学姿势（anatomical position）是指身体直立，两眼平视正前方，两足并拢，足尖向前，双上肢下垂于躯干的两侧，掌心向前（图 2-1-1）。它是准确描述器官位置和分析人体运动的参考体。在描述时，不论人体是正立或倒立，是俯卧或仰卧，是整体或只是局部，都始终是头在上，足在下，腹在前，背在后。

二、人体的方位术语

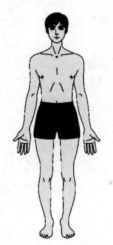

图 2-1-1　人体的标准
解剖学姿势

根据人体的标准解剖学姿势，正确地描述各器官或结构相互垂直关系的常用方位术语有以下几组。

上（superior）和下（inferior）：是描述器官或结构距颅顶或足底的相对远近关系的术语。按照人体的标准解剖学姿势，头在上，足在下，故近头（颅）侧的为上，远离头（颅）侧的为下。如眼位于鼻的上方，口则位于鼻的下方。也可用颅侧和尾侧作为对应名词。

前（anterior）/腹侧（ventral）和后（posterior）/背侧（dorsal）：是指距身体前、后面距离相对远近的名词。靠近腹面称为前，靠近背面称为后。

内侧（medial）和外侧（lateral）：是描写人体各局部或器官、结构与人体正中矢状面相对距离远近的术语。靠近身体正中面为内侧，远离身体正中面为外侧。如锁骨在胸骨的外侧，而在肩峰的内侧。

内（internal）和外（external）：是描写空腔器官相互位置关系的术语。近内腔者为内，远离内腔者为外。如心脏位于胸腔内，乳房位于胸腔外。

浅（superficial）和深（profound）：是描述与皮肤表面相对距离关系的术语，

距皮肤近者为浅，远离皮肤而距离人体内部中心近者为深。如静脉因距体表远近的不同，分为浅静脉和深静脉。

此外，常用于四肢的方位术语包括以下三组。

近侧（proximal）和远侧（distal）：以距离躯干的远近为准。距肢体根部近者为近侧或近端，反之为远侧或远端。

尺侧（ulnar）和桡侧（radial）：以前臂的尺骨和桡骨为准。尺骨位于内侧，桡骨位于外侧。因此，上肢的内侧也叫尺侧，外侧也叫桡侧（图2-1-2）。

胫侧（tibial）和腓侧（fibular）：以小腿的胫骨和腓骨为准。胫骨位于内侧，腓骨位于外侧。因此，下肢的内侧也叫胫侧，外侧也叫腓侧（图2-1-2）。

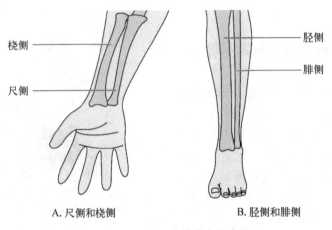

A. 尺侧和桡侧　　　　B. 胫侧和腓侧

图 2-1-2　人体的方位术语

三、人体解剖学的轴

根据人体的标准解剖学姿势，人体有互相垂直的三条轴（图2-1-3）。轴在描述关节运动时非常重要，每一关节的运动都可假设它围绕一定的轴来进行。

垂直轴（vertical axis）：呈上下方向与地平面相互垂直的轴。与身体长轴平行，人体可沿此轴旋转（左旋、右旋）运动。

矢状轴（sagittal axis）：呈前后方向与垂直轴直角交叉的轴。人体躯干沿此轴可以侧屈，四肢可以做展和收运动。

冠状轴（frontal axis）：呈左右方向与水平面平行，与前两条轴相垂直的轴。人体可沿此轴做前屈和后伸运动。

四、人体的基本切面

面是指通过身体部分位置的切面，按照人体的标准解剖学姿势，人体亦有三个互相垂直的切面（图2-1-3）。

矢状面（sagittal plane）：是指前后方向，将人体分成左、右两部的切面，该切面与

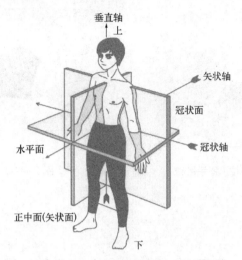

图 2-1-3 人体的基本轴和基本切面

地平面垂直。经过人体正中的矢状面称为正中矢状面，它将人体分成左、右相等的两半。

冠状面（frontal plane）：是指左右方向，将人体分为前、后两部的剖面，该切面与水平面及矢状面相垂直。

水平面（horizontal plane）：又称横切面，是指与地平面平行，与矢状面和冠状面相垂直，将人体分为上、下两部的切面。

五、人体各种体位图解

（一）卧位

包括仰卧位（图 2-1-4）、仰卧膝立位（图 2-1-5）、半卧位（图 2-1-6）、俯卧位（图 2-1-7）、四点支持位 / 膝手卧位（图 2-1-8）和侧卧位（图 2-1-9）等。

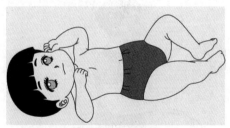

图 2-1-4 仰卧位

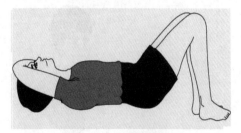

图 2-1-5 仰卧膝立位

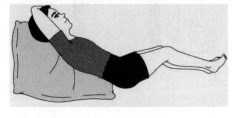

图 2-1-6 半卧位

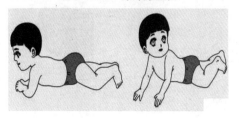

图 2-1-7 俯卧位

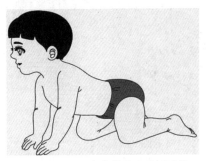

图 2-1-8　四点支持位 / 膝手卧位

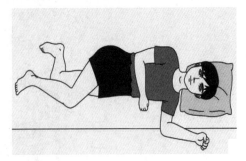

图 2-1-9　侧卧位

（二）坐位

包括跪坐位（图 2-1-10）、侧坐位（图 2-1-11）、盘腿坐位（图 2-1-12）、长坐位（图 2-1-13）和椅子坐位 / 端坐位（图 2-1-14）。

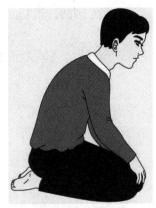

图 2-1-10　跪坐位

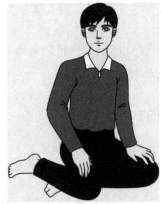

图 2-1-11　侧坐位

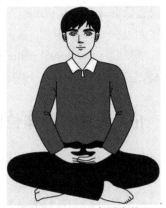

图 2-1-12　盘腿坐位

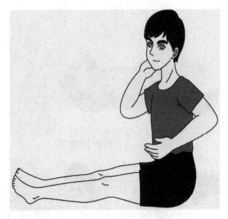

图 2-1-13　长坐位

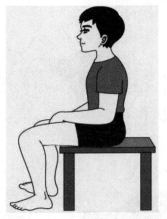

图 2-1-14　椅子坐位 / 端坐位

（三）膝立位

包括膝立位（图 2-1-15）和单膝立位（图 2-1-16）。

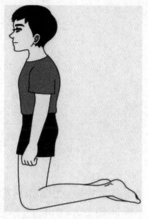 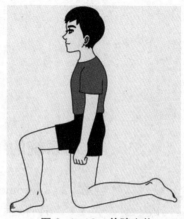

图 2-1-15 膝立位　　　　　　　图 2-1-16 单膝立位

运动系统局部解剖

一、运动系统的组成

　　人体运动系统（locomotor system）由骨、骨连结和骨骼肌三种器官组成（图 2-2-1），具有运动、支持、保护脏器的功能。全身相邻骨由骨连结构成的支架称为骨骼。人体的骨骼架构形成了人体的基本形态，而且骨骼为肌肉提供了附着点。骨连结包括直接连结和间接连结。直接连结是骨和骨之间借着软骨或者韧带等结缔组织直接连结，这种连结的地方，运动能力小或者完全不能运动。如人体的脊柱，每个椎骨棘突之间靠棘间韧带连结，相邻两个椎体之间的活动范围是比较小的，而上下两个骶椎之间的结合为骨性结合，基本不能活动。间接连结主要是指通过关节连结，相对连结点的两个骨面之间有间隙，运动能力和运动幅度较大。人体四肢的多数关节，活动度相对较大。如肩关节可以完成七个方向的运动，肩关节前屈、外展等运动范围可达到 180°。骨骼肌，是我们常说的肌肉的一种。由于其绝大多数附着于骨骼上，故称为骨骼肌。一般骨骼肌的起止点都是跨关节并附着于骨骼上，这样才能发挥其作用，收缩时产生杠杆运动。[1]

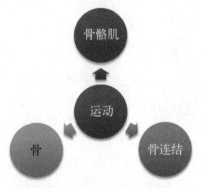

图 2-2-1　运动系统的组成

---

① 黄滨，贾思敏.体能训练理论探析 [J].体育文化导刊，2012（4）：64-68.

（一）骨

骨（bone）是人体重要的器官之一，由骨细胞、胶原纤维和骨基质构成，坚硬而有弹性。骨具有一定的形态，外被骨膜，内容骨髓，含有丰富的血管、淋巴管及神经，能不断进行新陈代谢和生长发育，并有修复、再生和重塑的能力。骨髓（bone marrow）存在于长骨骨髓腔及骨松质的网眼内，分为红骨髓和黄骨髓两种。前者具有造血作用，内含大量不同发育阶段的血细胞；后者含大量脂肪组织。胎儿及婴幼儿的骨内全部是红骨髓，约自 5 岁起，随着年龄的增长，骨髓腔内的红骨髓逐渐被脂肪组织代替而转化为黄骨髓，失去造血功能。红骨髓在长骨的骺、短骨和扁骨的骨松质中，终生保存，为造血器官。骨由有机物和无机物构成：有机物主要是骨胶原纤维和粘多糖蛋白，使骨具有韧性和弹性；无机物为无机盐，主要为羟基磷灰石和钙盐等，使骨具有硬度和脆性。幼儿骨的有机物和无机物约各占一半，随年龄的增长，有机物逐渐减少，无机物逐渐增加，至成人二者之比约为 3∶7，老人约为 2∶8，故越年轻越不易骨折，越年老骨脆性越大，越易发生骨折。经常锻炼可促进骨的良好发育，长期废用则容易出现骨质疏松。

正常成人有 206 块骨，每块骨都有一定的功能和固有的血管、神经分布，都是一个器官。按所在位置，骨可分为颅骨、躯干骨和四肢骨三部分，其中颅骨和躯干骨又合称为中轴骨。全身骨的组成见表 2-2-1。

表 2-2-1　正常成人骨骼组成

部分	组　　　　　成
颅骨 （29块）	脑颅骨（8）：额骨（1）、枕骨（1）、蝶骨（1）、筛骨（1）、顶骨（2）、颞骨（2） 面颅骨（15）：上颌骨（2）、颧骨（2）、腭骨（2）、鼻骨（2）、泪骨（2）、下鼻甲骨（2）、下颌骨（1）、梨骨（1）、舌骨（1） 听小骨（6）：锤骨（2）、砧骨（2）、镫骨（2）
躯干骨 （51块）	脊柱（26）：颈椎（7）、胸椎（12）、腰椎（5）、骶骨（1，由5块骶椎愈合而成）、尾骨（1，由3—4块尾椎愈合而成） 胸骨（1） 肋骨（24）
四肢骨 （126块）	上肢骨（32×2）：单侧上肢带骨：锁骨（1）、肩胛骨（1） 单侧上肢自由骨：肱骨（1）、桡骨（1）、尺骨（1）、手骨（腕骨8、掌骨5、指骨14） 下肢骨（31×2）：单侧下肢带骨：髋骨（1，由髂骨、耻骨、坐骨各1块愈合而成） 下肢自由骨：股骨（1）、髌骨（1）、胫骨（1）、腓骨（1）、足骨（跗骨7，跖骨5，趾骨14）

1. 颅骨

颅骨包括脑颅骨、面颅骨和听小骨。除下颌骨及舌骨外，其余颅骨借缝或软骨牢固连结形成颅。颅以眶上缘、外耳门上缘和枕外隆凸的连线为界，分为脑颅和面颅。脑颅有8块骨，分别是不成对的额骨、枕骨、蝶骨和筛骨，以及成对的顶骨和颞骨。其中，额骨、顶骨和枕骨构成颅盖。蝶骨、枕骨、颞骨、额骨和筛骨构成颅腔的底部。面颅骨连结构成眼眶、鼻腔和口腔的骨性基础。6块听小骨位于两侧中耳内。

2. 躯干骨

躯干骨包括脊柱、胸骨和肋骨。脊柱位于身体背部，由椎骨及其骨连结所组成。椎骨根据分布的部位可分为颈椎、胸椎、腰椎、骶骨和尾骨，相邻椎骨的椎体之间借椎间盘和韧带等连结。脊柱可以做各种方向的运动，腰部的运动范围最大。由于人类直立姿势所形成的特征，人类的脊柱从侧面看有四个明显的生理弯曲，即颈曲、胸曲、腰曲、骶曲，其中颈曲和腰曲向前凸，胸曲、骶曲向后凸（图2-2-2），这样有利于增大胸腔和盆腔的容积，并使得人的重心后移，有助于保持直立。另外，脊柱的四个弯曲还有助于减少走路与跳跃时对脑的冲击和震荡。

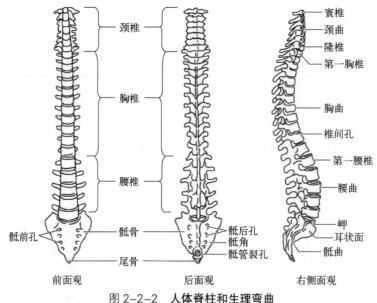

图2-2-2　人体脊柱和生理弯曲

新生儿的脊柱只有简单的向背侧面的弯曲，上述生理弯曲是随着小儿的生长发育逐渐形成的。出生2—3个月婴儿开始抬头，逐渐形成颈曲，4—8个月慢慢习得翻身、坐，逐渐形成胸曲和腰曲，1周岁左右学会站立和行走，逐渐完善腰曲并形成骶曲。儿童和青少年的脊柱发育时间较长，在整个生长发育时期易受多种因素的影响，长期的姿势不良会导致脊柱畸形，如脊柱侧弯、驼背等。

胸椎、胸骨、肋骨及其骨连结共同围成胸廓，胸廓呈前后径略短、左右径略长的圆锥形轮廓，容纳并保护心、肺等器官，参与呼气，而且有助于人体保持直立姿势。

3. 四肢骨

（1）上肢骨。

上肢骨轻巧灵活，包括上肢带骨和上肢自由骨。上肢带骨包括锁骨和肩胛骨。上肢自由骨包括上臂的肱骨，前臂的桡骨和尺骨，以及手部的腕骨、掌骨和指骨（图2-2-3）。

锁骨架于胸廓前上方，呈波浪形弯曲，内侧（胸骨端）2/3凸向前，外侧（肩峰端）1/3凸向后。胸骨端与胸骨柄相关节，外侧端与肩胛骨的肩峰相关节，支持肩胛骨，使上肢骨与胸廓保持一定距离，利于上肢的灵活运动。由于位置表浅，锁骨易骨折，并多见于锁骨中、外1/3交界处。

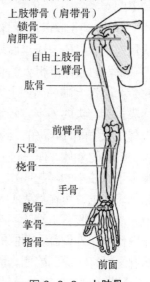

图2-2-3　上肢骨

肩胛骨呈三角形，贴于胸廓的后外侧上方，介于第二至第七肋骨之间，可作为计数肋的标志。后面有一横行的骨嵴，称肩胛冈，冈上、下的浅窝，分别称为冈上窝和冈下窝。肩胛冈的外侧扁平，称肩峰。外侧角肥厚，有梨形关节面，称关节盂。肩胛骨与胸壁的肋骨形成肩胛胸壁关节，在上肢外展的运动中起到增加关节活动度的作用。肩胛骨、锁骨和肱骨构成肩关节。

肱骨分一体和上、下两端。肱骨上端有呈半球形的肱骨头，朝向上内，与肩胛骨的关节盂相关节。肱骨下端前后稍扁，有两个关节面，内侧的呈滑车状，称肱骨滑车，外侧的呈圆形突起，称肱骨小头。下端的内、外侧各有一突起，分别称为内上髁和外上髁。下端后面的深窝称鹰嘴窝，伸肘时接尺骨鹰嘴，前面有一较浅的窝称冠突窝，屈肘时接尺骨冠突。

桡骨位于前臂外侧，上端稍膨大，称桡骨头，其上面的关节凹与肱骨小头相关节，周围的环状关节面与尺骨的桡切迹相关节，骨下端外侧向下的突起称桡骨茎突，下端的内侧面有弧形凹陷的关节面称尺切迹。

尺骨位于前臂内侧，上端大，下端小。上端有两个突起，前方较小的称冠突，后方较大的称鹰嘴，冠突与鹰嘴之间的凹陷称滑车切迹。上端的外侧缘有一斜方形关节面，称桡切迹，与桡骨头相关节。冠突前下方的粗糙隆起称尺骨粗隆。尺骨下端称尺骨头，其前、外、后三面有环状关节面，与桡骨的尺骨切迹相关节，形成车轴关节，有助于前臂的旋前、旋后运动。尺骨头的后内侧向下伸出的突起，称为尺骨茎突，在腕部内侧可扪及。

手骨包括腕骨、掌骨和指骨。腕骨共8块，排成2排，每排4块。近侧从外向内依次为手舟骨、月骨、三角骨和豌豆骨，远侧从外向内依次为大多角骨、小多角骨、头状骨和钩骨。8块腕骨不是排在一个平面，而是掌面凹陷，共同构成腕骨沟，有助于手指操作的灵活性。掌骨共5块，从外向内依次为第一至第五掌骨。指骨共14块，除拇指为2节指骨外，其余各指均为3节，分别称近节指骨、中节指骨和远节指骨。手骨的位置、形态和结构为手部提供了较多空间，可以提高手部关节之间的灵活性，有助于手部操作的力度控制。

（2）下肢骨。

下肢骨包括下肢带骨和下肢自由骨。下肢带骨为髋骨。下肢自由骨包括大腿的股骨，髌骨，小腿的胫骨和腓骨，以及足部的跗骨、跖骨和趾骨（图2-2-4）。

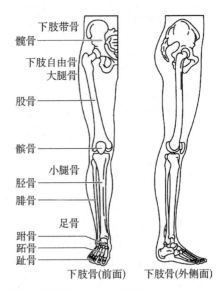

图 2-2-4　下肢骨

髋骨在 16 岁以前由髂骨、耻骨和坐骨以及软骨连结而组成，成年后软骨骨化成一体。

股骨为人体最粗大的长骨，其长度约为身高的1/4。股骨上端朝向内上方，其末端膨大呈球形，称股骨头。头的外下方较细的部分称股骨颈。颈与体的夹角称颈干角，约为 120°—130°。颈体交界处的外侧，有一向上的隆起，叫作大转子，其中下方较小的隆起叫作小转子。大转子是重要的体表标志，可在体表扪及。股骨体呈圆柱形，微向前凸。股骨下端为两个膨大的隆起，分别叫作内侧髁和外侧髁。两髁的下面和后面都有关节面，前面的光滑关节面称髌面。在后方，两髁之间有一深凹陷叫作髁间窝。

髌骨是人体最大的籽骨，包埋于股四头肌腱内，参与膝关节的形成。髌骨在伸膝的动作中，有传递股四头肌力量的功能。另外，髌骨可维持膝关节半蹲位时的稳定性，可以防止站立位时膝关节过度内收、外展、过伸。

胫骨为三棱状粗大的长骨，位于小腿内侧，对支撑体重起重要作用。胫骨上端膨大，形成内侧髁和外侧髁。两髁与股骨内、外侧髁以及髌骨相关节构成膝关节。两髁之间的骨面隆凸叫作髁间隆起。上端的前面有胫骨粗隆，是髌韧带的附着处。外侧髁的后下面有腓关节面。

腓骨位于小腿外侧，较细，上端称作腓骨小头，可以从皮肤外表面触及，上端仅与胫骨相连接，不参与膝关节的组成。腓骨下端也稍膨大，叫外踝，外踝的内面有呈三角形的关节面，和胫骨下端的关节面共同构成关节窝，与距骨相关节。

足骨（图2-2-5）包括跗骨、跖骨和趾骨三部分。

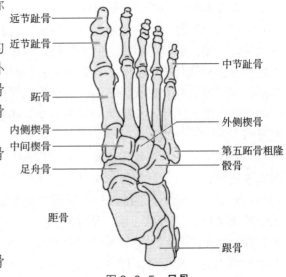

图 2-2-5　足骨

（二）骨连结

相邻骨与骨之间借纤维组织、软骨或骨组织相互连结的方式称骨连结，分为直接连结和间接连结两种。

1. 直接连结

相连骨的对接面或缘之间借结缔组织直接相连，其间无间隙，骨连结较牢固，不能活动或仅有微动。依结缔组织不同分为三类。

（1）纤维连结。两骨间借纤维结缔组织相连。若两骨间距较宽，通过韧带或结缔组织膜连结，属于韧带连结，如前臂和小腿的骨间膜，椎骨棘突间的脊间韧带；若两骨相距很近，仅借薄层结缔组织相连，称为缝，如颅的矢状缝、冠状缝等。

（2）软骨连结。两骨间借软骨相连，具有弹性和韧性，可缓冲震荡。长骨的干和骺之间的骺软骨属于透明软骨结合，随年龄发育可骨化成骨性结合。椎间盘和耻骨间盘由纤维性软骨构成，终生不骨化，称为纤维软骨联合。

（3）骨性结合。两骨间借骨组织相连，常由软骨结合或纤维连结骨化而成，不能活动，如成人的骶骨及髋骨等，分别通过骨性结合融为一体。

2. 间接连结

间接连结又称滑膜关节（synovial joints），简称关节。构成关节的各骨之间有潜在间隙，其周围通过结缔组织相连，故可进行各种运动。

关节的基本结构包括关节面、关节囊和关节腔（图 2-2-6）。关节面（articular surface）组成关节各骨相互接触的面，面上附有一层光滑而富有弹性的关节软骨，可减少运动时的摩擦和缓冲外力。关节面的形态常为一凸一凹，分别称为关节头和关节窝。关节囊（articular capsule）是呈筒状套于关节周围的囊，分内、外两层：外层为纤维层，由致密结缔组织构成，附于关节面周缘的骨面，并与骨膜相续，富含血管、神经和淋巴管。纤维层在某些部位增厚形成韧带，以增强关节的稳固性并限制关节的过度运动。内层为滑膜层，衬于纤

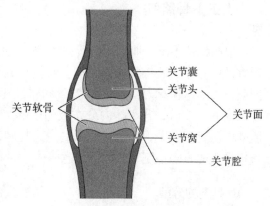

图 2-2-6　关节的构造

维层内面，由薄而光滑、柔软的疏松结缔组织膜构成，附于关节软骨周缘。滑膜覆盖着关节内除关节软骨之外的所有结构。滑膜层可以突入关节腔内形成滑膜襞，其内富含脂肪组织构成滑膜脂垫，在关节活动中起填充和调节作用，同时扩大滑膜的面积，利于滑液的分泌和吸收。滑膜层还可穿过纤维层呈囊状突出，构成滑膜囊垫于肌腱与骨之间，以减少关节运动时肌腱和骨面间的摩擦。由滑膜分泌的滑液是透明、微红、略呈碱性的蛋清样液体，含透明质酸，可润滑关节面，作为关节内结构进行物质交换的媒介。关节腔（articular cavity）是关节囊滑膜层与关节软骨共同围成的密闭性腔隙，内含少量滑液，腔内呈负压，可增强关节的稳固性。关节的辅助结构包括韧带、关节盘和关节唇等，可进一步增加关节的稳固性和灵活性。

关节按组成的骨的数目，可分为由两骨构成的单关节和由三块或以上的骨构成的复关节；按完成某一动作需要参与的关节数目，可分为只需一个关节参与的单动关节和需要两个或以上的关节参与的联动关节；按关节面的形态和运动方式，可分为单轴关节、双轴关节和多轴关节。其中，单轴关节只能绕一个运动轴运动，包括滑车关节和车轴关节，如手指间关节属于单轴滑车关节，桡尺骨远端关节属于单轴车轴关节；双轴关节可绕两个运动轴运动，包括椭圆关节和鞍状关节；多轴关节可绕

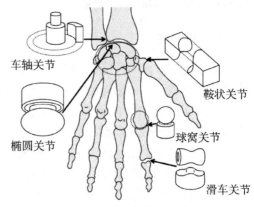

图 2-2-7　不同轴的关节

三个运动轴运动，包括球窝关节和平面关节（图 2-2-7）。

关节的运动取决于关节面的形态和关节所具有的运动轴，包括沿冠状轴的屈和伸；沿矢状轴的内收和外展；绕垂直轴的旋转，即旋内和旋外。另外，二轴或三轴关节可做环转运动，即以近侧端为圆心，远侧端绕圆心做画圈的运动，实为屈、伸、展、收的连续运动。若两关节面均为平面，则为滑动运动。

（三）骨骼肌

根据构造不同，肌肉可分为平滑肌、心肌和骨骼肌。平滑肌主要分布于内脏的中空器官及血管壁，舒缩缓慢而持久。心肌构成心壁的主要部分。骨骼肌主要存在于躯干和四肢，收缩迅速有力，但易疲劳。骨骼肌是运动系统的动力部分，绝大多数附着于骨骼，少数附着于皮肤，在人体内分布极为广泛，有 600 多块，约占体重的 40%。心肌与平滑肌受内脏神经调节，不直接受人的意志控制，属于不随意肌；骨骼肌受躯体神经支配，直接受人的意志控制，故称为随意肌。

1.肌肉的分型

肌的形态多样，按其外形大致可分为长肌、短肌、扁肌和轮匝肌。长肌肌束通常与肌的长轴平行，收缩时肌显著缩短，可引起大幅度的运动，多见于四肢。短肌则小而短，具有明显的节段性，收缩幅度较小，多见于躯干深层。扁肌宽扁呈薄片状，多见于胸腹壁，除运动功能外还兼有保护内脏的作用。轮匝肌主要由环形的肌纤维构成，位于孔裂的周围，收缩时可以关闭孔裂。

2.肌的构造

每块骨骼肌包括肌腹和肌腱两部分。肌腹主要由肌纤维（肌细胞）组成，色红而柔软。整个肌的外面包有结缔组织的肌外膜，由肌外膜发出若干纤维隔进入肌内将其分割为较小的肌束，包被肌束的结缔组织称为肌束膜。肌束内每条肌纤维还包有一层薄的结缔组

织膜，称肌内膜。肌腹通过收缩产生力，肌腱无收缩功能。

骨骼肌有红肌（慢肌）与白肌（快肌）之分（图2-2-8）。红肌主要由红肌纤维组成，较细小，收缩较慢，但作用持久；白肌主要由白肌纤维组成，较宽大，收缩较快，能迅速完成特定的动作，但作用不持久，每块肌肉大都含有这两种纤维。一般来讲，保持身体姿势的肌肉含红肌纤维多，快速完成动作的肌肉含白肌纤维多。

肌腱主要由平行致密的胶原纤维束构成，色白、强韧而无收缩功能，位于肌腹的两端，其抗张强度约为肌的112—233倍。肌借腱附着于骨骼。当肌受到突然暴力时，通常肌腱不致断裂而肌腹可能断裂，或肌腹与肌腱连结处或肌腱的附着处被拉开。扁肌的腱性部分呈薄膜状，称腱膜。

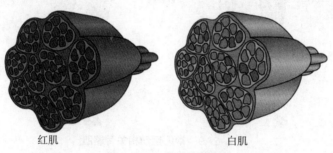

红肌　　　　　　　　白肌

图 2-2-8　肌肉的构造

3. 肌肉的起止点和作用

肌肉通常以两端附着在两块或两块以上的骨面上，中间跨过一个或多个关节。肌收缩时使两骨彼此靠近或分离而产生运动。一般来说，两块骨必定有一块骨的位置相对固定，而另一块骨相对移动。通常把接近身体正中面或四肢部靠近近侧的附着点看作肌肉的起点或定点，把另一端看作止点或动点。肌肉的定点和动点在一定条件下可以相互置换。

肌肉在关节周围配布的方式和多少与关节的运动轴一致。通常单轴关节配备两组肌，双轴关节配备四组肌，三轴关节周围配备六组肌。

同一块肌在不同情况下可以有不同的作用。原动肌（原动力）：收缩时产生某一特定运动的主要肌肉。拮抗肌（相互对抗）：与原动肌作用相反的肌肉。固定肌：为发挥原动肌的作用，固定起止点及其附近骨骼的肌肉。中和肌：其作用为抵消原动肌收缩时所产生的废动作。从动肌：帮助原动肌完成动作的肌肉。我们又将固定肌、中和肌和从动肌统称为协同肌。

4. 全身骨骼肌的分布概况

全身骨骼肌可分为头肌、颈肌、躯干肌和四肢肌。常见运动相关骨骼肌如图2-2-9所示，功能见表2-2-2。

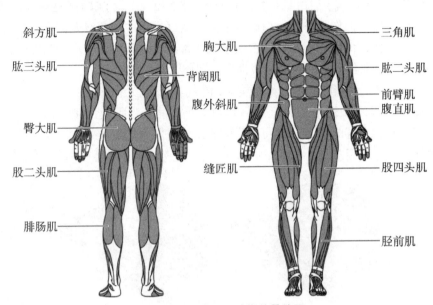

图 2-2-9　常见运动相关骨骼肌

表 2-2-2　常见运动相关骨骼肌的名称、部位、作用简表

名称			起止点	作用
头 肌	面 肌	额肌	起点：帽状腱膜 止点：眉部皮肤	提眉，形成额部皱纹
		枕肌	起点：枕骨 止点：帽状腱膜	后牵帽状腱膜
		眼轮匝肌	位于眼裂周围	闭合眼裂
		口轮匝肌	环绕口裂周围	闭合口裂
		提上唇肌	起点：上唇上方的骨面 止点：口角或唇部的皮肤等	提上唇
		提口角肌	起点：上唇上方的骨面 止点：口角或唇部的皮肤等	提口角
		颧肌	起点：上唇上方的骨面 止点：口角或唇部的皮肤等	提上唇与口角
		降口角肌	起点：下唇下方的下颌骨前面 止点：口角或唇部的皮肤等	降口角
		降下唇肌	起点：下唇下方的下颌骨前面 止点：口角或唇部的皮肤等	降下唇
		颊肌	起点：面颊深层 止点：口角或唇部的皮肤等	使唇、颊贴紧牙齿，帮助咀嚼和吸吮，牵拉口角向外侧

名称			起止点	作用
头肌	咀嚼肌	颞肌	起点：颞窝 止点：下颌骨冠突	上提下颌骨（闭口）
		咬肌	起点：颧弓 止点：下颌骨的咬肌粗隆	上提下颌骨（闭口）
		翼内肌	起点：翼突窝 止点：下颌角内面的翼肌粗隆	上提下颌骨（闭口）
		翼外肌	起点：翼突窝外侧 止点：下颌颈	两侧收缩做张口运动，单侧收缩使下颌骨向对侧移动
颈肌	颈浅肌与颈外侧肌	颈阔肌	起点：三角肌和胸大肌的筋膜 止点：口角下颌骨下缘及面部皮肤	拉口角及下颌向下
		胸锁乳突肌	起点：胸骨柄前面、锁骨的胸骨端 止点：颞骨乳突	一侧收缩使头向同侧倾斜，两侧收缩使头后仰
	颈前肌—舌骨上肌群	二腹肌	起点：下颌骨二腹肌窝、颞骨乳突 止点：舌骨	上提舌骨，可使舌升高；当舌骨固定时，可张口
		下颌舌骨肌	起点：下颌骨体内面 止点：舌骨	
		茎突舌骨肌	起点：茎突 止点：舌骨	
		颏舌骨肌	起点：下颌骨颏棘 止点：舌骨	
	颈前肌—舌骨下肌群	胸骨舌骨肌	起点：胸骨 止点：舌骨	下降舌骨和喉
		肩胛舌骨肌	起点：肩胛骨上缘 止点：舌骨	
		胸骨甲状肌	起点：胸骨 止点：甲状软骨	
		甲状舌骨肌	起点：甲状软骨 止点：舌骨	
	颈深肌外侧群	前斜角肌	起点：颈椎横突 止点：第一肋上面	使颈侧屈或前屈，上提第一至第二肋助吸气
躯干肌	胸肌	胸大肌	起点：锁骨内侧半，胸骨和第一至第六肋软骨处 止点：肱骨大结节嵴	使肩关节内收、旋内和前屈。如上肢固定，可上提躯干，与背阔肌一起完成引体向上的动作，也可提肋助吸气
		胸小肌	起点：起自第三至第五肋骨 止点：肩胛骨的喙突	拉肩胛骨向前下方。当肩胛骨固定时，可上提以助吸气
		肋间肌	肋骨之间，起止点为肋骨的上缘或下缘	提肋或降肋，助吸气或呼气

名称			起止点	作用
躯干肌	背肌	斜方肌	起点：上项线、枕外隆凸、项韧带、第七颈椎和全部胸椎的棘突 止点：锁骨的外侧 1/3 部分、肩峰和肩胛冈	使肩胛骨向脊柱靠拢，上部肌束可上提肩胛骨，下部肌束使肩胛骨下降。该肌瘫痪时，产生塌肩
		背阔肌	起点：下六个胸椎的棘突、全部腰椎的棘突、骶正中嵴及髂嵴后部等处 止点：肱骨小结节嵴	使肱骨内收、旋内和后伸
		竖脊肌	起点：骶骨背面和髂嵴的后部 止点：颞骨乳突	使脊柱后伸和仰头，一侧收缩使脊柱侧屈
	膈肌		起点：胸廓下口的周缘和腰椎的前面 止点：各部肌纤维向中央移行于中心腱	为主要的吸气肌，收缩时膈穹窿下降，助吸气；松弛时，膈穹窿上升恢复原位，以助呼气
	腹肌	腹直肌	起点：耻骨联合和耻骨嵴 止点：胸骨剑突和第五至第七肋软骨的前面	腹部肌肉收缩，可使躯干前屈、侧屈或左右回旋。腹肌围成腹腔，收缩时增加腹压维持腹部脏器的位置，并协助呼吸、排便、分娩、咳嗽等
		腹外斜肌	起点：起自下八个肋骨的外面 止点：髂嵴前部、白线	
		腹内斜肌	起点：胸腰筋膜、髂嵴、腹股沟韧带的外侧 止点：白线	
		腹横肌	起点：下六个肋软骨的内面、胸腰筋膜、髂嵴和腹股沟韧带的外侧 1/3 止点：白线	
四肢肌	上肢肌	三角肌	起点：锁骨的外侧段、肩峰和肩胛冈 止点：肱骨体外侧的三角肌粗隆	外展肩关节，前部肌束可以使肩关节屈和旋内，后部肌束能使肩关节伸和旋外
		肱二头肌	起点：长头起自肩胛骨盂上结节，短头起自肩胛骨喙突 止点：桡骨粗隆	屈曲肘关节，当前臂在旋前位时，能使其旋后。此外，还能协助屈肩关节
		肱肌	起点：肱骨体下半的前面 止点：肱骨中部的内侧	协助肩关节屈和内收
		肱三头肌	起点：长头起自肩胛骨盂下结节，外侧头与内侧头分别起自肱骨后面桡神经沟的外上方和内下方 止点：尺骨鹰嘴	伸肘关节，长头还可使肩关节后伸和内收
		前臂肌	位于尺骨、桡骨的周围，分为前（屈肌）和后（伸肌）两群	屈肘关节、前臂旋前、旋后、屈腕、外展和内收腕关节、伸掌和屈掌等
		手部肌肉	手的固有肌位于手的掌侧，全是短小的肌肉	运动手指、拇指对掌等

名称			起止点	作用
四肢肌	下肢肌	髂腰肌	起点：腰大肌起自腰椎体侧面和横突，髂肌起自髂窝 止点：两肌向下会合止于股骨小转子	使髋关节屈曲和旋外。下肢固定时，可使躯干屈，如仰卧起坐
		臀大肌	起点：髂骨翼外面和骶骨背面 止点：髂胫束和股骨的臀肌粗隆	使髋关节伸和旋外。下肢固定时，能伸直躯干，防止躯干前倾，是维持人体直立的重要肌肉
		臀中肌	起点：髂骨翼外面 止点：股骨大转子	外展和内旋下肢，是髋部主要的外展肌之一。单足站立时，维持骨盆在水平方面的稳定，对维持人们正常的站立和行走功能关系极大
		股四头肌	起点：股直肌起自髂前下棘，股中肌起自股骨体前面，股外侧肌起自股骨粗线外侧唇，股内侧肌起自股骨粗线内侧唇 止点：四个头合并成一条肌腱，止于胫骨粗隆	近端固定时，股直肌可使髋关节屈，整体收缩使膝关节伸展。远端固定时，使大腿在膝关节处伸展，维持直立姿势
		股二头肌	起点：长头起自坐骨结节，短头起自股骨粗线 止点：腓骨头	伸髋关节、屈膝关节并微旋外
		腓肠肌	起点：股骨内、外侧髁的后面 止点：跟腱	屈膝关节、足跖屈
		比目鱼肌	起点：腓骨后面的上部 止点：跟腱	足跖屈
		胫前肌	起点：胫骨外侧面 止点：内侧楔骨内侧面和第一跖骨底	使踝关节背屈、使足内翻
		足肌	主要位于足底和足背	运动足趾和维持足弓

二、运动系统的工作原理

神经系统在运动中起支配调节肌肉的作用，肌肉收缩做功，为运动提供了动力。附着在骨骼上的肌肉运动，拉动骨骼的运动，有些关节的活动是一种省力杠杆的运动，有些是费力杠杆的运动。[1] 省力杠杆用力小，费力杠杆省距离。骨骼的运动最终表现为身体运动，身体运动可增强身体的功能（图2-2-10）。

---

[1] 刘宇. 生物力学在运动控制与协调研究中的应用 [J]. 体育科学，2010，30（11）：62-73.

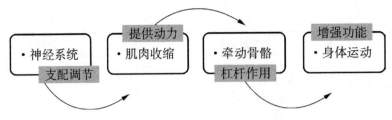

图 2-2-10　运动系统的工作原理

三、神经系统的运动支配

运动能力是由系列化的多种动作组成的，人体的任意一个随意动作，都需要神经系统的参与，在大脑的高度运算下，经过运动计划（motor planning）、运动编程（motor programming）和运动执行（motor execution）三个阶段协同作用才能顺利完成。运动计划处于最高层次，可根据运动目的采取最佳运动策略，其中大脑皮层联络区、基底神经节和小脑外侧部均可参与上述过程。运动编程旨在统筹各相关肌群收缩活动的时间和空间次序，以及调节速度、力度和协调性，大脑初级运动皮层和小脑在其中起重要作用。运动执行是随意运动的最后阶段，通过运动程序的实施以达到预期运动的目的，参与此神经活动过程的有初级运动皮层、脑干和脊髓。因此，神经系统有支配和调节运动的功能。神经系统损伤会导致各种各样的运动障碍。

神经系统分为中枢部和周围部。中枢部包括脑和脊髓，也称中枢神经系统；周围部是指脑和脊髓以外的神经部分，包括脑神经、脊神经和内脏神经，又称周围神经系统。其中，支配运动的神经元又称为周围（下）运动神经元，中枢神经系统包括中枢（上）运动神经元、锥体外系统和小脑系统。

（一）周围（下）运动神经元

由脊髓前角细胞和脑干颅神经运动核以及两者的运动纤维组成，是各种脊髓节段性反射弧的传出通路，参与所支配肌肉的营养功能，并参与肌张力形成。

（二）中枢（上）运动神经元

即锥体束。起自皮层中央前回和旁中央小叶运动细胞，发出纤维经内囊、大脑脚下行，分为两支。

（1）皮质脑干束：来自中央前回上 1/3 部分，纤维到达两侧颅神经运动核，但面神经核下部、副神经核中支配斜方肌部分及舌下神经核只受对侧支配。

（2）皮质脊髓束：来自中央前回上 2/3 部分和旁中央小叶，到达延髓下端腹侧时，大部分交叉到对侧（锥体交叉），终止于脊髓前角细胞；小部分下降到脊髓不同平面时再陆续交叉到对侧前角细胞。

上运动神经元支配下运动神经元，使肌肉收缩成为受意识支配的、有目的的自主运动，并抑制和调节下运动神经元的过度活动。

（三）锥体外系统

包括基底节、黑质、红核、丘脑底核等结构，经过网状结构及顶盖的神经通路，支配下运动神经元。系原始运动中枢，受皮层的抑制调节，并参与肌张力的形成。

（四）小脑系统

通过三对小脑脚（绳状体、桥臂、结合臂）与大脑、底节、脑干、脊髓等联系。支配下运动神经元主要通过红核及网状结构的下行通路，以维持躯体的平衡与自主运动的准确、协调和流利，称为共济运动。

第三章

3

儿童的运动发育

人体的运动发育始于受孕之初，在妊娠期以及出生后均会遵循一个恒定的序列和模式。本章着重介绍儿童运动发育的相关内容，从运动发育理论、粗大运动发育、精细运动发育等多个层面介绍儿童的运动发育。了解儿童正常发育过程，有助于康复治疗师准确判断和识别儿童是否出现运动障碍以及运动障碍的损伤程度等，从而为制订相应的康复治疗方案提供重要的参考依据。

儿童运动发育理论

一、成熟理论

阿诺德·卢修斯·格塞尔（Arnold Lucius Gesell，1880—1961）认为，个体的生理和心理发展都是按基因规定的顺序有规则有秩序地进行的。他的观点源自他的双生子爬楼梯研究。1929 年，他首先对双生子 1 和 2 进行了行为基线的观察，确认他们发展水平相当。在他们出生第 48 周时，对 1 进行爬楼梯、搭积木、肌肉协调和运用词汇等训练，而对 2 则不做训练。训练持续了 6 周，其间 1 比 2 更早地显示出某些技能。到了第 53 周，当 2 达到爬楼梯的成熟水平时，对其开始集中训练，发现只需少量训练，2 就赶上了 1 的熟练水平。进一步观察发现，第 55 周时，1 和 2 的能力没有差别（图 3-1-1）。格塞尔的主要观点是：支配儿童心理发展的因素很多，但主要是"成熟"，中枢神经系统的成熟发育是运动发育的主要驱动力，环境因素对运动技能的发育起次要作用。他认为，儿童心理的发展过程是有规律、有顺序的一种发展模式。这种模式是由物种和生物进化顺序决定的，是由生物体遗传的基本单位——基因决定的。所谓"成熟"就是"给予通过基因来指导发展过程的机制一个真正的名字"。

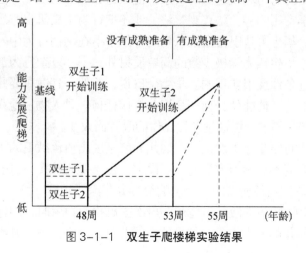

图 3-1-1　双生子爬楼梯实验结果

在格塞尔看来，所有儿童都毫无例外地按照成熟所规定的顺序或模式发展，只是发展速度在一定程度上受每个儿童自己的遗传类型或其他因素所制约。格塞尔观察了成千个儿童，发现了正常婴幼儿各种行为范型出现的次序和年龄的规律。他认为，以正常行为范型为标准，对儿童进行客观的鉴定，可以揭露婴幼儿神经系统的缺陷，以便早期治疗。1940 年，《格塞尔婴儿发育量表》（*Gesell Developmental Schedules*）发布，并沿用至今。

二、行为理论

人体发育的行为理论源于巴甫洛夫、华生、斯金纳和班杜拉等相关学说及著作，是通过刺激—反应的方式来获得活动行为，主张通过操纵刺激环境来修改行为模式，进而达到创建积极或消极的、强化的、特定的行为反应。

（一）伊万·巴甫洛夫（1849—1936）的条件反射理论

巴甫洛夫，苏联生理学家、心理学家、高级神经活动生理学的奠基人，是条件反射理论的创始人，曾荣获诺贝尔生理学奖。条件反射理论又被行为主义学派所吸收，并成为制约行为主义的最根本原则之一。巴甫洛夫的经典实验是在给狗喂食的同时吹哨子，重复多次以后，狗一听到哨声就会分泌唾液。不过，狗对各种哨声——响亮的、微弱的、高音的、低音的都起同样的反应，似乎不同的哨声在它们听起来没有什么区别。巴甫洛夫的主要观点为：一个刺激和另一个带有奖赏或惩罚的无条件刺激多次联结，可使个体学会在单独呈现该一刺激时，也能引发类似无条件反应的条件反应。

（二）约翰·华生（1878—1958）的行为主义理论

华生是早期行为主义的创始人。他主张摒弃意识、意象等太多主观的东西，只研究所观察到的并能客观地加以测量的刺激和反应，无须理会中间环节，华生称之为"黑箱作业"。华生主要研究的是行为与环境之间的关系，他认为心理学的研究方法必须抛弃内省法，而代之以自然科学常用的实验法和观察法。他还把行为主义研究方法应用到了动物研究、儿童教养方面。华生否认巴甫洛夫认为的神经中枢在动物行为中的特殊重要性，认为它仅起联络作用。华生认为除极少数的简单反射外，一切复杂行为都取决于环境影响，而这种影响是通过条件反射实现的。华生夸口说，给他一打健康婴儿，让他在可以完全控制的环境里去培育，他能使任何一个婴儿变成任何一种人物。他在婴儿的情绪行为方面做了实验，使婴儿的爱、惧通过条件反射的改变而改变。

华生找了一个叫艾伯特的婴儿作为被试，在婴儿面前呈现出白色绒毛的小白鼠。小白鼠好可爱啊！婴儿看见后情不自禁想要靠近、抚摸它。正当婴儿触摸小白鼠时，华生在婴儿身后猛烈地撞击钢条。钢条撞击的巨大声响给婴儿带来了惊吓。

过了一会儿，婴儿的惊吓情绪消散，当他想要再次去触摸小白鼠时，同样的剧情再次发生。如此反复，只要婴儿触摸小白鼠，华生便在婴儿身后撞击钢条。几次之后，婴儿开始把对钢条撞击的巨大声响带来的恐惧转移到了小白鼠身上，不敢再去触摸它。也就是说，婴儿把这种恐惧情绪与小白鼠的特征进行了联结，心理学称为条件反射。更糟糕的是，进一步实验发现，婴儿不仅对小白鼠产生了恐惧，他对所有的白色的、毛茸茸的物体都产生了恐惧情绪，这种情况我们称为泛化。需要指出的是，该实验给艾伯特带来了很大的伤害，违背了人体伦理学原则。

（三）斯金纳（1904—1990）的操作性条件反射理论

斯金纳是新行为主义学习理论的创始人。他在巴甫洛夫经典条件反射基础上提出了操作性条件反射。他自制了一个"斯金纳箱"，在箱内装一特殊装置，每压一次杠杆就会出现食物。他将一只饥饿的老鼠放入箱内，老鼠在里面乱跑乱碰，自由探索，偶然一次压到杠杆就会得到食物，此后老鼠压杠杆的频率越来越高，即老鼠学会了通过压杠杆来得到食物的方法。斯金纳将其命名为操作性条件反射，食物即强化物，运用强化物来增加某种反应（行为）频率的过程叫作强化，斯金纳认为强化训练是解释机体学习过程的主要机制。操作性条件反射与巴甫洛夫条件反射（经典条件反射）不同，操作性条件反射与自愿行为有关，而巴甫洛夫条件反射与非自愿行为有关。

斯金纳认为，学习是一种行为，当主体学习时，反应速率增强，不学习时，反应速率下降。因此，他把学习定义为反应概率的变化，提出了行为主义学习理论。在他看来，学习是一门科学，学习过程是循序渐进的过程；而教学则是一门艺术，是把学生与教学大纲结合起来的艺术，是安排可能强化的事件来促进学习，教师起着监督者或中间人的作用。斯金纳激烈抨击传统的班级教学，指责它效率低下，质量不高。他根据操作性条件反射和积极强化的理论对教学进行改革，设计了一套教学机器和程序教学方案。

（四）班杜拉（1925— ）的观察学习理论

班杜拉提出了观察学习理论，[①] 他认为人的一切社会学行为都是在社会环境的影响下，通过对他人示范行为及其结果的观察学习而形成的。观察学习不必亲身体验做出行为，不依赖于直接强化，就能学到复杂的行为反应，具有认知性，且不等同于模仿。

三、动态系统理论

动态系统理论（Dynamic System Theory）有别于成熟理论和行为理论，它将儿童的发育看成一个非线性的集合，强调人体的发育是一个复杂的过程。动态系统理论认为，中枢神经系统在发育中不起主要驱动作用，它更多强调的是用动态发展的方法考虑人体外周神经系统、肌肉骨骼系统、心肺系统、知觉系统、过去经验和环境等各系统之间的相关关系在儿童成长过程中会不断变化和自我组织，对胎儿和儿童的解剖、生理、行为产生深远影响。虽然动态系统理论提供了一种在复杂背景中研究发展现象的方法，弥补

① 张馨之 . 班杜拉社会学习理论在青少年德育中的应用 [D]. 烟台：鲁东大学，2015.

了传统理论在诸多现象解释上的不足之处，但动态系统理论对发展现象的解释更多停留在描述层面上，对儿童发展领域的研究更多停留在概念和经验水平方面，尚缺乏各系统之间关联性的深层次研究，仍有待进一步深入探讨。

四、运动学习理论

运动学习理论[1]（Motor Learning Theory）指出，儿童学习运动是一个解决问题的过程，他们经过尝试认识到自己的不足，同时渐渐找到解决困难的方法。诱发学习运动的步骤主要有：（1）评估运动学习的能力；（2）拟定学习目标；（3）使用合适的回馈、说明和示范配合练习，即注重内在感觉（包括视觉、听觉、身体触觉、前庭觉和本体觉）和外来信息（包括成人对儿童动作表现的改正建议、从动作产生的有趣后果）的回馈，使用手法诱发、语言或非语言的说明、由单一到多样化的练习形式等。

---

[1]　Schmidt R A. The Schema as a Solution to Some Persistent Problems in Motor Learning Theory[J].Motor Control, 1976: 41-65.

儿童粗大运动发育

　　粗大运动发育是指抬头、坐、翻身、爬、站、走、跳等运动发育，是人类最基本的姿势和移动能力的发育。儿童粗大运动发育的顺序遵循一定的规律，但发育速度存在个体差异。

一、婴儿期（0—12 个月）

　　婴儿期（0—12 个月）的粗大运动发育主要包括反射发育及姿势运动发育两方面。

（一）反射发育（发育性反射）

1. 反射

　　反射（reflex）是指机体在神经系统调节下，对特定刺激的不随意、固定刻板的反应。反射通过反射弧完成，反射弧由感受器—传入神经—整合中枢—传出神经—效应器五部分组成（图 3-2-1）。一切反射都必须通过反射弧来实现。

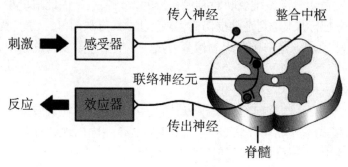

图 3-2-1　反射弧

2. 反射的特征

（1）反射应答是不随意的，意识的控制可引起应答模式变化。

（2）应答模式是固定的，即一定的刺激必然出现一定的反射。

（3）充分的刺激必然会有应答反应。

3. 发育性反射的分类

反射发育即发育性反射，是指在正常情况下，胎儿在母亲妊娠后期、婴儿在出生时或出生后的一段时间里会陆续出现一些脊髓、脑干、中脑以及大脑皮质水平的反射，各水平相对应的解剖位置如图 3-2-2 所示。与浅、深反射不同，该类反射与人体的运动发育过程密切相关，即只有在某一个水平的反射出现后才能完成与之相应的运动动作，所以称为发育性反射。

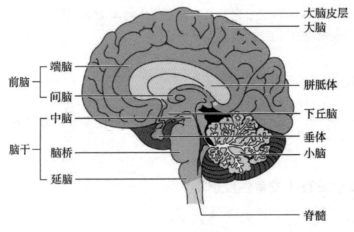

图 3-2-2　人脑矢状位图

随着神经系统的发育，脊髓和某些脑干水平的原始反射在婴幼儿时期由中枢神经系统进行整合而被抑制。因此，脊髓和脑干水平反射的出现和消失意味着中枢神经系统反射发育的成熟过程。胎儿或婴儿脑损害时，相应反射不能按时出现和消失，同时导致运动功能发育异常。成年期，中枢神经系统损伤可使原始反射再现，导致正常的姿势、运动受到影响。小儿反射发育十分准确地反映着神经系统的发育情况，因此可以说，反射是衡量神经系统发育的一把标尺，是判定脑损伤的客观标准，其方法简单、无痛、无损伤，不受儿童主观影响，经济实用，是一种理想的检查方法。[①] 根据反射发育的水平，可分为以下四类。

（1）脊髓水平的反射。

脊髓水平的反射是脑桥下 1/3 的前庭外侧核传导的运动反射，可协调肢体肌肉出现完全的屈曲或伸展动作模式。一般在妊娠 28 周至出生后 2 个月内出现并存在，包括屈肌收缩反射、伸肌伸张反射、交叉性伸展反射、抓握反射等。

---

① 　金星明 . 重视儿童发育监测和筛查在儿童保健中的应用 [J]. 中国实用儿科杂志 , 2016, 31（10）:726-729.

（2）脑干水平的反射。

脑干水平的反射是通过从前庭外侧核到红核之间的区域传导的反射，是静止性姿势反射，表现为全身肌张力随着头部与身体的位置关系变化及体位变化而变化，故又称调整反射。在出生时出现并维持至出生后 4 个月，包括非对称性紧张性颈反射、对称性紧张性颈反射、紧张性迷路反射、联合反应、阳性支持反应、阴性支持反应等。

（3）中脑水平的反射。

中脑水平的反射是正常姿势控制和运动的重要组成部分，是获得性运动发育成熟的标志，以影响头及身体在空间的关系，是出生时或出生后 4—6 个月出现并终生存在的较高水平的反射，包括调整反应和自动运动反应。调整反应，在中脑整合，使头和身体在空间保持正常位置，是出生后第一批发育的反射，10—12 个月时达到最大效应，到 5 岁末消失。它们的组合动作使得儿童能够翻身、坐起、手膝位起立和手足支撑俯卧。自动运动反应，是随头部的位置变化而变化的，涉及半规管、迷路或颈部的本体感觉。

（4）大脑皮质水平的反射。

大脑皮质水平的反射是高级的反射，是整合了前庭觉、视觉和触觉的感觉刺激输入，是大脑皮质、基底节和小脑的互相作用的结果。在出生 6—10 个月后逐渐出现并终生存在。

4. 发育性反射的检查方法

关于各种发育性反射的功能状况可通过系统检查获得。检查时须遵循发育的顺序进行，从原始／脊髓水平的反射开始，直至大脑水平的反射。检查过程中要注意采取正确的体位，注意特异性感觉刺激的部位、强度和时间，仔细观察被检查者对刺激的反应。在进行脑干水平反射的检查时，除了肉眼观察外，还需触诊以发现和体会肌张力变化，并注意反射与反应出现和消失的时间，应当同功能性活动的评定相结合，并关注反射对运动功能的影响。

（1）脊髓水平的反射。

① 屈肌收缩反射（图 3-2-3）。

检查体位：被检查者取仰卧位，头部中立位，双下肢伸展。

检查方法：刺激一侧足底。

反应：受到刺激的下肢出现失去控制的屈曲反应，足趾伸展，踝关节背屈。

出现时间：妊娠 28 周。

消失时间：出生后 1—2 个月。

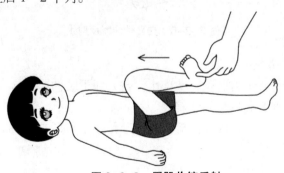

图 3-2-3　屈肌收缩反射

② 伸肌伸张反射（图3-2-4）。

检查体位：被检查者取仰卧位，头部中立位，一侧下肢伸展，另一侧屈曲。

检查方法：刺激屈曲位的足底。

反应：被刺激的下肢失去控制地呈伸展位。

出现时间：妊娠28周。

消失时间：出生后2个月。

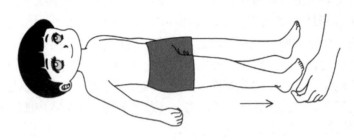

图3-2-4　伸肌伸张反射

③ 交叉性伸展反射。

方法一（图3-2-5）：

检查体位：被检查者取仰卧位，头部中立位，一侧下肢伸展，另一侧屈曲。

检查方法：将伸展位的下肢做屈曲动作。

反应：伸展位的下肢屈曲，屈曲位的下肢立即伸展。

出现时间：妊娠28周。

消失时间：出生后2个月。

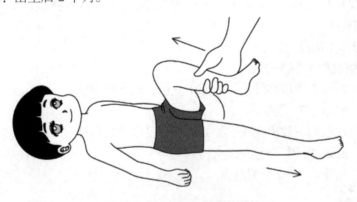

图3-2-5　交叉性伸展反射①

方法二（图3-2-6）：

检查体位：被检查者取仰卧位，头部中立位，两下肢伸展。

检查方法：在一侧大腿内侧给予轻轻叩打刺激。

反应：对侧下肢表现出内收、内旋、踝关节跖屈（典型的剪刀状体位）。

出现时间：妊娠28周。

消失时间：出生后2个月。

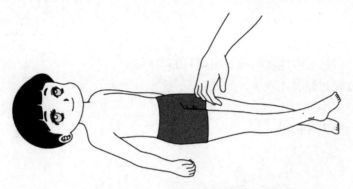

图 3-2-6　交叉性伸展反射②

④ 莫勒反射（图 3-2-7）。

检查体位：被检查者取半卧位，检查者一手置于被检查者颈后部。

检查方法：将头部和躯干突然向后放下。

反应：上肢外展外旋、伸展（或屈曲），各手指伸展并外展，吓哭后双上肢屈曲、内收并于胸前交叉。

出现时间：妊娠 28 周。

消失时间：出生后 4 个月。

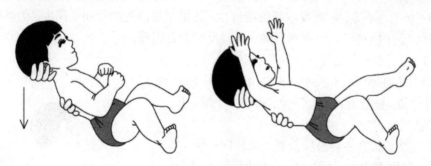

图 3-2-7　莫勒反射

⑤ 抓握反射（图 3-2-8）。

检查体位：被检查者取卧位。

检查方法：对手掌或脚掌持续加压。

反应：手指或足趾屈曲。

出现时间：手掌抓握，出生时；足趾跖屈，妊娠 28 周。

消失时间：手掌抓握，出生后 4—6 个月；足趾跖屈，出生后 9 个月。

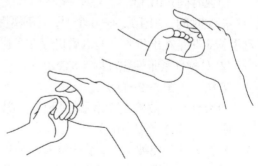

图 3-2-8　抓握反射

⑥ 惊吓反射（图 3-2-9）。

检查体位：任意体位。

检查方法：突然大声地喊叫或发出刺耳的噪声。

反应：上肢突然伸展或外展，大哭。

出现时间：出生时。

消失时间：终生存在。

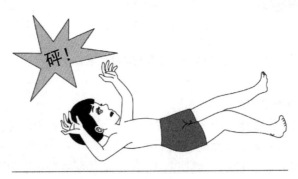

图 3-2-9　惊吓反射

屈肌收缩反射、伸肌伸张反射、交叉性伸展反射在母亲妊娠 28 周时出现，婴儿出生后 2 个月消失为正常。莫勒反射、抓握反射、惊吓反射也均在出生时出现，消失时间自出生后 4—9 个月不等，惊吓反射将维持终生。如果在该消失的时间未消失，仍继续存在，提示脑干水平中枢神经系统成熟迟滞、神经反射发育迟滞。

（2）脑干水平的反射。

① 非对称性紧张性颈反射（ATNR）（图 3-2-10）。

检查体位：被检查者取仰卧位，头部中立位，上、下肢伸展。

检查方法：检查者将被检查者头部转向一侧。

反应：颜面侧的上、下肢伸展，或伸肌张力增高；另一侧的上、下肢屈曲，或屈肌张力增高，犹如拉弓射箭或击剑姿势。

出现时间：出生时。

消失时间：出生后 4—6 个月，痉挛型和手足徐动型脑瘫儿童在出生 6 个月以后仍存在上述反射。

② 对称性紧张性颈反射（STNR）。

方法一（图 3-2-11）：

检查体位：被检查者取膝手卧位，或趴在检查者的腿上（检查者取坐位）。

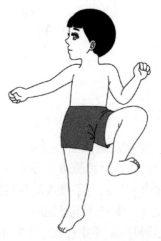

图 3-2-10　非对称性紧张性颈反射

检查方法：使被检查者头部尽量前屈。

反应：上肢屈曲或屈肌张力增高，下肢伸展或伸肌张力增高。

出现时间：出生后 4—6 个月。

消失时间：出生后 8—12 个月。

方法二（图 3-2-12）：

检查体位：被检查者取膝手卧位，或趴在检查者的腿上。

检查方法：使被检查者头部尽量后伸。

反应：两上肢伸展或伸肌张力增高，两下肢屈曲或屈肌张力增高。

出现时间：出生后 4—6 个月。

消失时间：出生后 8—12 个月。

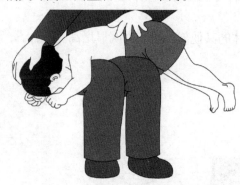 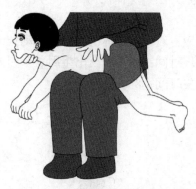

图 3-2-11　对称性紧张性颈反射①　　　　图 3-2-12　对称性紧张性颈反射②

③ 对称性紧张性迷路反射。

方法一：

检查体位：被检查者取仰卧位，头部中立位，双上、下肢伸展。

检查方法：保持仰卧位。

反应：四肢伸展，伸肌张力增高。

出现时间：出生时。

消失时间：出生后 4—6 个月。

方法二：

检查体位：被检查者取俯卧位，头部中立位，双上、下肢伸展。

检查方法：保持俯卧位。

反应：四肢屈曲，屈肌张力增高；或不能完成头部后仰，肩后伸，躯干及上、下肢伸展动作。

出现时间：出生时。

消失时间：出生后 4—6 个月。

④ 阳性支持反射（图 3-2-13）。

检查体位：抱住被检查者使之维持站立位。

检查方法：使被检查者脚掌着地跳跃数次。

反应：下肢伸肌张力增高，僵硬伸展，甚至引起膝反张；踝关节跖屈。

出现时间：出生时。

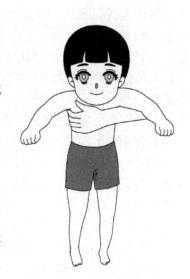

图 3-2-13　阳性支持反射

消失时间：出生后 6 个月。

⑤ 联合反应（图 3-2-14）。

联合反应是指当身体某一部位进行抗阻力运动主动用力时，处于休息状态下的肢体所产生的不随意运动反应。联合反应是刻板的张力性活动，该活动使一肢体对另一肢体的姿势产生影响。

检查体位：被检查者取仰卧位。

检查方法：身体任何部位的抗阻力随意运动。检查脑瘫儿童时，令儿童一只手用力握物。

反应：对侧的肢体出现同样的动作或身体的其他部位肌张力明显增高。

出现时间：出生时至出生后 3 个月。

消失时间：8—9 岁。

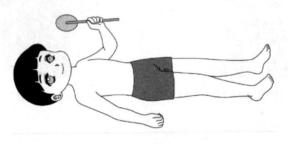

图 3-2-14　联合反应

脑干水平的反射在正常小儿出生时出现，根据反射的不同维持到 4 个月龄或至八九岁不等。反射在该消失的月（年）龄消失为正常；如超过应当消失的月（年）龄反射仍存在，提示中枢神经系统发育迟滞，如脑瘫。中枢神经系统损伤导致肢体偏瘫的成年患者也可再现脑干水平的姿势反射。

（3）中脑及大脑皮质水平的反应。

临床上将中脑及大脑皮质水平的反射称为"反应"，它特指婴幼儿时期出现并终生存在的较高水平的反射。这些反应是正常姿势控制和运动的重要组成部分，包括调整反应、保护性伸展反应及平衡反应。

大部分调整反应为中脑水平的反应，包括颈部调整反应、躯干旋转调整反应、头部迷路性调整反应及躯体调整反应。视觉调整反应为大脑皮质水平的反应。颈部调整反应、躯干旋转调整反应是在相同刺激下出现的躯干整体或分节运动反应。头部迷路性调整反应、躯体调整反应及视觉调整反应是在身体位置变化或运动时为维持头部于正常直立位（头颈部与地面垂直，口呈水平位）或维持头部与躯干的正常对线关系而做出的反应。上述各种调整反应消失或终生存在实际上反映了姿势调整发育的成熟过程。检查中应重点观察被检查者体位被改变后为恢复正常对线和头位置所做的自动调整表现。

① 颈部调整反应（图 3-2-15）。

检查体位：被检查者取仰卧位，头部中立位，上、下肢伸展。

检查方法：被检查者头主动或被动向一侧旋转。

反应：整个身体随头的旋转而向相同方向旋转。

出现时间：出生时至出生后 6 个月。

消失时间：出生 6 个月以后。

② 躯干旋转调整反应（图 3-2-16）。

检查体位：被检查者取仰卧位，头部中立位，上、下肢伸展。

检查方法：被检查者头主动或被动向一侧旋转。

反应：身体分节旋转，即头部先旋转，接着两肩旋转，最后骨盆旋转。

出现时间：出生后 4—6 个月。

消失时间：出生 18 个月以后。

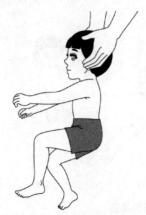 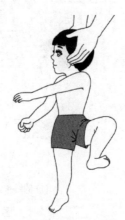

图 3-2-15　颈部调整反应　　　　图 3-2-16　躯干旋转调整反应

③ 头部迷路性调整反应（图 3-2-17）。

检查体位：将被检查者的眼睛蒙上，检查体位可以呈仰卧位、俯卧位、直立悬空位。

检查方法：检查者用双手将被检查者托起或将其向前、后、左、右侧各个方向倾斜。

反应：被检查者主动地将头抬起至正常位，即头颈部与地面垂直，口呈水平位。

出现时间：出生时至出生后 2 个月。

消失时间：终生存在。

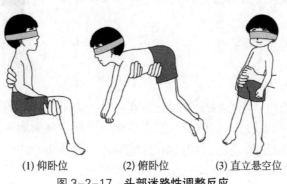

(1) 仰卧位　　　(2) 俯卧位　　　(3) 直立悬空位

图 3-2-17　头部迷路性调整反应

④ 躯体调整反应。

检查体位：将被检查者的眼睛蒙上，检查体位呈仰卧位或俯卧位。

检查方法：将被检查者置于俯卧位或仰卧位。

反应：被检查者主动地将头抬起至正常位，即头颈部与地面垂直，口呈水平位。

出现时间：出生后 6 个月。

消失时间：5 岁。

⑤ 视觉调整反应（图 3-2-18）。

检查体位：被检查者睁眼，检查体位可以呈仰卧位、俯卧位、直立悬空位。

检查方法：检查者用双手将被检查者托起或将其向前、后、左、右侧各个方向倾斜。

反应：被检查者主动地将头抬起至正常位，即头颈部与地面垂直，口呈水平位。

出现时间：出生时至出生后 2 个月。

消失时间：终生存在。

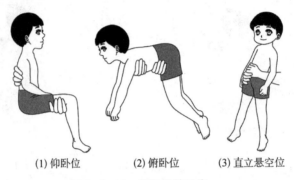

(1) 仰卧位　　　(2) 俯卧位　　　(3) 直立悬空位

图 3-2-18　视觉调整反应

保护性伸展反应是在重心超出支撑面时（一种位移刺激），为达到稳定和支持身体的目的而做出的反应。当身体向支撑面倾斜时，双上肢和双下肢伸展以支撑体重（图 3-2-19）。

检查体位：被检查者取坐位、跪位、站立位或倒立位（降落伞反应）。

检查方法：被检查者通过主动或被动移动身体使身体重心超出支撑面。

反应：双上肢或双下肢伸展并外展以支持和保护身体不摔倒。

出现时间：上肢，出生后 4—6 个月；下肢，出生后 6—9 个月。

消失时间：终生存在。

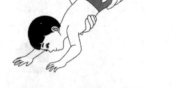

图 3-2-19　保护性伸展反应

平衡反应是指当身体重心或支撑面发生变化时，为了维持平衡所做出的应对反应。平衡反应为皮质水平的反应，它整合前庭觉、视觉及触觉刺激输入，是大脑皮质、基底节与小脑相互作用的结果。肌张力正常并且能够适应身体重心的变化（肌张力随身体重心的变化而及时调整）时，平衡反应出现。随着平衡反应的成熟，身体能够为了适应重心的变化而出现一系列的调整。因此，平衡反应成为人站立和行走的重要条件之一。平衡反应状况可以通过活动的支撑面和随意运动或破坏被检查者的体位而获得。

① 倾斜反应（图 3-2-20、图 3-2-21）。

检查体位：将被检查者于平衡板或体操球上呈仰卧位、俯卧位、坐位、膝手卧位、站立位。

检查方法：通过倾斜平衡板或移动体操球来改变身体重心。

反应：头部和躯干出现调整，即平衡板翘起（上斜）的一侧躯干向上弯曲，同侧上、下肢伸展并外展；对侧肢体（平衡板下斜侧）出现保护性伸展反应。

出现时间：俯卧位，出生后 6 个月；仰卧位和坐位，出生后 7—8 个月；膝手卧位，出生后 9—12 个月；站立位，出生后 12—21 个月。

消失时间：终生存在。

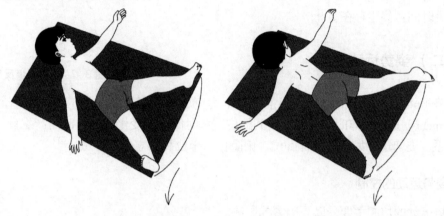

图 3-2-20　仰卧位倾斜反应　　　　图 3-2-21　俯卧位倾斜反应

② 姿势固定（图 3-2-22、图 3-2-23、图 3-2-24）。

检查体位：将被检查者呈坐位、膝手卧位、跪位、站立位。

检查方法：通过外力（检查者推被检查者躯干或将上肢向一侧牵拉）或随意运动来改变重心与支撑面的位置关系。

反应：推被检查者时，头、躯干向受力侧屈曲，受力侧上、下肢伸展、外展；对侧可见保护性伸展反应。牵拉一侧上肢时，被牵拉肢体的对侧出现上述平衡反应即躯干侧弯，上、下肢伸展、外展。

出现时间：坐位，出生后 7—8 个月；膝手卧位，出生后 9—12 个月；跪位，出生后 15 个月；站立位，出生后 12—21 个月。

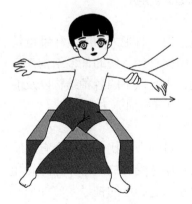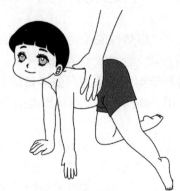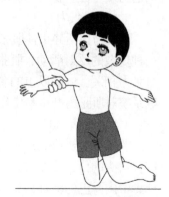

图 3-2-22　坐位平衡反应　　　图 3-2-23　膝手卧位平衡反应　　　图 3-2-24　跪位平衡反应

消失时间：终生存在。

③迈步反应（图3-2-25）。

检查体位：将被检查者取立位，检查者握住其双上肢。

检查方法：向左、右、前及后方推动被检查者。

反应：为了维持平衡，脚相应地向侧方或前方、后方迈出一步，头部和躯干出现调整。

出现时间：出生后15—18个月。

消失时间：终生存在。

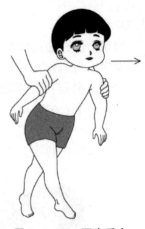

图3-2-25 迈步反应

（二）姿势运动发育

姿势（position）是指机体在静止状态下为克服地心引力所采取的自然位置。运动（movement）是指机体的各部分在空间的位置和时间上的变化，并由此而产生变化着的力学关系。姿势运动发育包括仰卧位、俯卧位、坐位和站立位等体位。[①]

1. 姿势运动的控制

姿势运动的控制主要受以下因素的影响。

（1）身体形态。

一般主要靠骨骼结构和肌肉的紧张度来维持正常姿势和身体形态，身体骨骼、肌肉等形态结构的变化以及身体比例不协调将会导致姿势异常和运动模式的变化。

（2）肌力。

不同骨骼肌（包括伸肌、屈肌、内收肌、外展肌、旋前肌、旋后肌等）在运动神经的支配下有不同的功能。任何一个动作都需要一组肌群协同作用，这些肌肉来自不同关节或是关节的不同方位，使关节产生不同方向的运动。原动肌是引发身体特定运动的主要肌肉，主动收缩便可产生意向性运动；拮抗肌是对抗原动肌运动的肌肉，原动肌收缩时，拮抗肌逐渐放松以保证运动过程的平滑；当原动肌通过一个以上的关节时，协同肌收缩可以防止其中的某个（些）关节干扰原动肌的运动，起到协助原动肌运动的作用；当运动发生在四肢的远侧部分时，固定肌起到稳定四肢近侧部的作用。

（3）肌张力。

肌张力包括静止性肌张力、姿势性肌张力和运动性肌张力。肌张力的产生和维持是一种复杂的反射活动，肌张力异常会导致姿势运动异常。中枢神经系统的许多结构都与肌张力相关。中脑以上的各种结构对肌张力产生抑制作用，中脑以下的各种结构以及前庭系统对肌张力产生易化作用。婴幼儿脑发育障碍或损伤，可导致肌张力变化。

（4）平衡功能。

平衡的主要功能有保持体位、在随意运动中调整姿势、对外来干扰做出安全有效反应。当头的位置改变或做直线变速运动时，会引起前庭器官中感受器的兴奋。椭圆囊和球囊中内淋巴的流动使囊斑上毛细胞顶部的纤毛倾倒，引起与之相连的神经发放神经冲

---

① 池霞. 运动发育评估在儿童早期发展中的应用 [J]. 中国儿童保健杂志，2020，28（3）：233-236.

动传至中枢，引起机体在空间位置及变速运动的感觉，并可反射性地引起姿势改变，以保持身体的平衡。平衡的躯体感觉输入包括皮肤感觉输入和本体觉输入。皮肤感觉输入是指皮肤触觉、压力觉感受器向大脑皮质传递体重分布情况、身体重心位置、身体各部位的空间定位和运动方向的信息。这些感受器受到轻微干扰时即会迅速做出反应。除前庭系统、躯体感觉系统以外，视觉系统也对平衡功能起到一定的调节作用。通过视觉，看见某一物体的位置，从而判断自身与物体之间的距离，判断物体是静止的或运动的。当身体的平衡受到干扰或破坏时，视觉系统在维持平衡中发挥重要作用，通过颈部肌肉的收缩，使头部保持向上直立位，并保持视线的水平位，使身体保持或恢复到原来的直立位，从而获得新的平衡。

（5）运动的协调性。

协调是指在中枢神经系统控制下，与特定运动或动作相关的肌群以一定的时空关系共同作用，从而产生平稳、准确、有控制的运动。协调运动的产生需要有功能完整的深感觉、前庭、小脑和锥体外系统的参与，其中小脑对协调运动起重要作用。每当大脑皮层发出随意运动的指令时，小脑便产生了制动作用。当大脑和小脑发生病变时，四肢协调动作和行走时的身体平衡发生障碍，此种协调功能障碍称为共济失调。[1]

（6）运动系统。

中枢神经系统下达运动指令，运动系统以不同的协同运动模式控制姿势变化，将身体重心调整回原范围内，重新建立新的平衡。协同运动是指多组肌群共同协调完成一个运动。其中，自动姿势性协同运动是协同运动的一种，是指下肢和躯干肌肉以固定的组合方式，并按一定的时间先后顺序和强度进行收缩，用以保护站立平衡的运动模式。

2. 姿势运动发育的特点

（1）仰卧位姿势运动发育（图 3-2-26）。

仰卧位姿势运动发育的特点是：

① 由屈曲向伸展发育。可分为四个时期，即新生儿期为第一屈曲期，四肢、躯干呈半屈曲位；2—3 个月为第一伸展期，躯干上部、四肢伸展；4—7 个月为第二屈曲期，躯干稳定，用手支撑；8—9 个月为第二伸展期，婴儿可呈立位自由伸展。

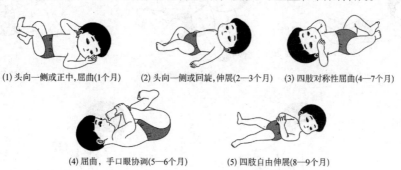

(1) 头向一侧或正中，屈曲(1个月)　(2) 头向一侧或回旋，伸展(2—3个月)　(3) 四肢对称性屈曲(4—7个月)

(4) 屈曲，手口眼协调(5—6个月)　(5) 四肢自由伸展(8—9个月)

图 3-2-26　仰卧位姿势运动发育

① Musselman K E, Stoyanov C T, Marasigan R, et al. Prevalence of Ataxia in Children: a Systematic Review[J]. Neurology, 2014, 82(1): 80-89.

② 从反射活动到随意运动发育。随着婴儿的生长发育和原始反射的消失，出现随意运动的发育、翻身及四肢的自由伸展和屈曲。

③ 手、口、眼的协调发育。手、口、眼协调的出现是在出生后 4—5 个月开始的，婴儿可用手抓住双脚放入口中，虽然肩部与臀部都抬高，躯干弯曲，接触面面积小，但仍能保持稳定的平衡的状态。8—9 个月开始出现四肢的自由伸展和屈曲。

各月龄段仰卧位姿势运动发育的特点是：

① 新生儿期：此时婴儿处于第一屈曲期，颜面向一侧或正中位，四肢呈屈曲或半屈曲状态，左右对称，以对称性屈曲姿势为主。

② 2—3 个月：此时婴儿处于第一伸展期，婴儿头部向一侧或左右回旋，由于头部位置的变化，受非对称性紧张性颈反射的影响，呈非对称性的伸展模式，婴儿可从仰卧位翻身至侧卧位。

③ 4—7 个月：此时婴儿处于第二屈曲期，婴儿头部呈正中位，四肢呈对称性屈曲，手指的随意运动明显，可抓住自己的脚放入口中，产生手、口、眼的协调动作，从仰卧位翻身至俯卧位。

④ 8—9 个月：此时婴儿处于第二伸展期，主要以伸展姿势为主，头部可自由活动，四肢可以自由伸展，躯干产生回旋动作。

（2）俯卧位姿势运动发育（图 3-2-27）。

俯卧位姿势运动发育的特点是：

① 由屈曲向伸展发育。在紧张性迷路反射的影响下，婴儿主要表现为屈曲姿势，下肢屈曲主要在腹部下方，表现为臀部高头部低。随伸展姿势的逐渐发育，婴儿逐步发展

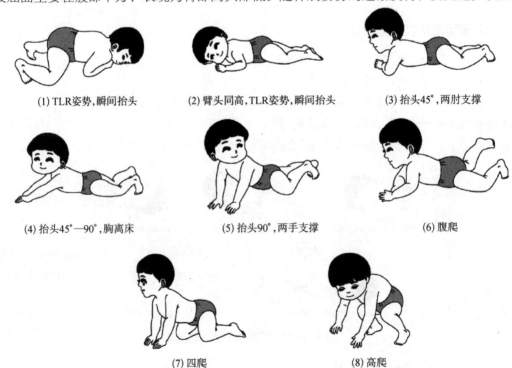

(1) TLR姿势，瞬间抬头　　(2) 臀头同高，TLR姿势，瞬间抬头　　(3) 抬头45°，两肘支撑

(4) 抬头45°—90°，胸离床　　(5) 抬头90°，两手支撑　　(6) 腹爬

(7) 四爬　　(8) 高爬

图 3-2-27　俯卧位姿势运动发育

成臀头同高，继而发展成臀低头高。

②抗重力伸展发育。俯卧位姿势运动发育是婴儿克服地心引力，抗重力伸展的过程。在此过程中，婴儿从头部贴床、头离床、胸离床、肘支撑、手支撑，逐渐发展到一只手支撑体重并抬头，体重的支点逐渐后移，当支点移动到骶尾部时，便出现了爬行动作。

③由低爬向高爬的发育。爬行过程的发展首先是肘爬或拖爬，无下肢支撑；然后是腹爬或低爬，下肢交替运动；接着是膝手爬或四点爬，胸部离开床面，手和膝关节交替运动；最后是高爬，躯干完全离开床面，手和脚交替运动。

各月龄段俯卧位姿势运动发育的特点是：

①新生儿期：在紧张性迷路反射的影响下，婴儿全身呈屈曲状态，膝关节屈曲于腹下，呈臀高头低的姿势。当头部转向一侧时，可以瞬间抬头。

②2个月：此时骨盆位置稍下降，下肢半伸展姿势，呈臀头同高的状态。头部常保持于正中位，下颌可短暂离开床面。

③3个月：下肢呈伸展状态，下颌和肩部可抬高并离开床面，肘可支撑上半身并抬头，此时呈臀低头高姿势。

④4个月：胸部离开桌面，肘部可支撑并抬头大于45°，下肢呈伸展状态，呈臀低头高姿势，体重的支点位于腰部。

⑤6个月：手支撑上身躯干且前臂达到伸直状态，胸部及上腹部可离开床面，抬头幅度大于90°，四肢自由伸展，体重的支点位于骶尾部，婴儿可从俯卧位翻身至仰卧位。

⑥8个月：婴儿用双手或肘部支撑躯干，胸部离开床面但腹部贴于床面进行下肢交替运动的爬行，故又称为腹爬。

⑦10个月：婴儿发展至膝手爬或四点爬，胸部离开床面，手和膝关节交替运动。

⑧11个月：婴儿发展至高爬，躯干完全离开床面，手和脚交替向前运动。

（3）坐位姿势运动发育（图3-2-28）。

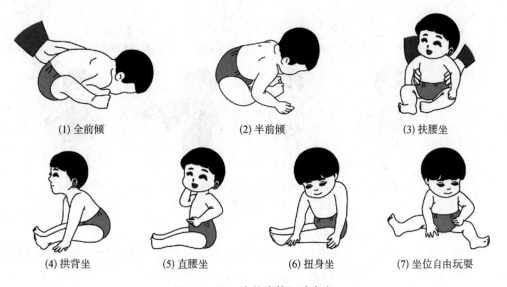

(1) 全前倾　　　　(2) 半前倾　　　　(3) 扶腰坐

(4) 拱背坐　　　(5) 直腰坐　　　(6) 扭身坐　　　(7) 坐位自由玩耍

图 3-2-28　**坐位姿势运动发育**

坐位姿势运动发育的主要特点是：

① 发育顺序是全前倾—半前倾—扶腰坐—拱背坐—直腰坐—扭身坐。

② 与平衡反应密切相关。

③ 是抗重力伸展以及相关肌群发育的过程。

各月龄段坐位姿势运动发育的特点是：

① 新生儿期：此阶段婴儿以屈曲姿势为主，脊柱不能充分伸展，将婴儿肩膀拉起时，婴儿头部后仰，坐位时全前倾，且头部不稳定。

② 2—3 个月：此阶段婴儿脊柱明显伸展，坐位时脊柱向前弯曲呈半前倾姿势，婴儿头部可竖直。

③ 4—5 个月：将婴儿扶至坐位时，婴儿脊柱伸展，此时头部稳定，称为扶腰坐阶段。

④ 6 个月：此阶段婴儿能够独坐，但仍需双手在身体前部支撑，婴儿脊柱略弯曲，呈拱背坐姿势。

⑤ 7 个月：此阶段婴儿脊柱可伸展至与床面呈 90°，称为直腰坐阶段，是坐位的稳定阶段。

⑥ 8—9 个月：此阶段婴儿直腰坐位稳定，可以左右回旋身体，故称为扭身坐阶段。在此阶段，婴儿可保持坐位自由玩耍，并可从坐位转换至其他体位。

(4) 立位姿势运动发育（图 3-2-29）。

立位姿势运动发育体现了由反射到随意运动和连续不断发育的特点。立位姿势运动发育分为如下九个阶段：① 阳性支持反射；② 不能支持体重；③ 短暂支持体重；④ 足尖支持体重；⑤ 立位跳跃；⑥ 扶站；⑦ 独站；⑧ 牵手走；⑨ 独走。

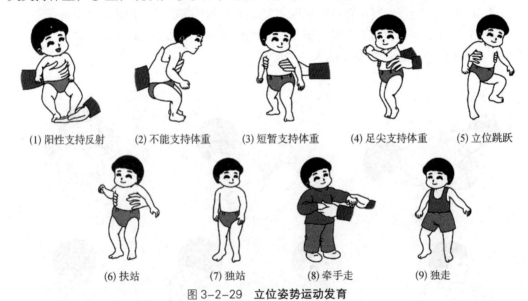

(1) 阳性支持反射　　(2) 不能支持体重　　(3) 短暂支持体重　　(4) 足尖支持体重　　(5) 立位跳跃

(6) 扶站　　　　(7) 独站　　　　(8) 牵手走　　　　(9) 独走

图 3-2-29　立位姿势运动发育

各月龄段立位姿势运动发育的特点是：

① 新生儿期：此阶段婴儿足底一旦接触到支撑面，便出现颈、躯干及下肢的伸展姿势，身体呈阳性支持反射并保持直立状态，也可引起踏步反射。

② 2 个月：此阶段阳性支持反射逐渐消失，婴儿下肢出现半伸展、半屈曲的状态，

且身体不能支撑体重。

③ 3 个月：此阶段婴儿膝关节与腰部弯曲，婴儿能短暂承受自身体重。

④ 4 个月：此阶段婴儿下肢伸展且能够承受自身体重，伸肌肌力较高，婴儿多呈足尖支持状态。

⑤ 5—6 个月：在此阶段，婴儿站立时会出现跳跃动作，故此阶段又称为立位跳跃阶段。

⑥ 7—8 个月：扶住婴儿腋下使其站立，这一过程中，多数婴儿可实现站立，但其髋关节多不能充分伸展，故又称为扶站阶段。

⑦ 9 个月：在此阶段，婴儿可抓住身边人的手或物体自行站立，婴儿脊柱充分伸展，故又称为抓站阶段。

⑧ 10 个月：此时婴儿的立位平衡功能逐渐完善，婴儿可以实现独自站立，站立时间逐渐延长，此阶段称为独站阶段。

⑨ 11 个月：婴儿站立能力逐渐稳定后，过渡到可以牵手向前迈步，此阶段称为牵手走阶段。

⑩ 12 个月：在此阶段，婴儿已能够独立步行，故又称为独走阶段。虽然由于个体差异较大，婴幼儿的发育速度不同，但独走阶段的出现一般不会晚于 18 个月。

（5）步行姿势运动发育（图 3-2-30）。

婴幼儿步行姿势运动发育的特点是：

① 由两脚分开大足距向两脚并拢小足距发展。相对于成人来说，婴幼儿的身体重心较高，为了稳定步态，婴幼儿在行走过程中常保持步宽相对较宽，且与地面接触面积相对较大。

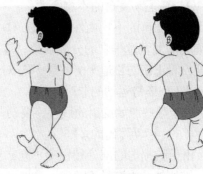

② 由上肢上举到上肢下降发展。婴幼儿常呈挑担样步态，表现为双手维持平衡，肩胛骨内收，背脊呈伸展状，此姿势有利于保持身体的稳定。

图 3-2-30　步行姿势运动发育

③ 由无上肢的交替运动到有上肢的交替运动。

④ 由肩与骨盆的无分离运动到有分离运动。

⑤ 由小步跑、步幅不一致到迈大步、有节律的步态发展。

⑥ 由缺乏骨盆的回旋到加强骨盆的回旋。婴幼儿踝关节支撑力量随年龄的增加而增强，髋关节的过度收缩随年龄的增加而减少，腹肌力量逐渐增强，骨盆回旋增强。

⑦ 足尖与足跟接地时间短，主要为脚掌着地。由于踝关节的支撑力不足，需要髋关节和膝关节的过度屈曲，使足上提，脚掌用力着地。

⑧ 站立位的膝过伸展。随着躯干平衡功能和下肢支撑力量逐渐增强，下肢支持体重的能力也逐渐增强。

3. 姿势运动发育的规律

姿势运动发育的顺序遵循如下规律：

① 由头向尾发育。小儿的姿势和运动是沿着抬头、翻身、坐、站和行走的方向发育，

脊柱支持的稳定性从颈椎开始逐渐发育至胸、腰、骶椎。

② 从近端到远端。离躯干近的姿势运动先发育，离躯干远的姿势运动后发育。

③ 由简单到复杂。由泛化到集中，由不协调到协调发育。

④ 正性规律。例如，先学会抓握东西，然后才会放下手中的东西；先学会向前走，然后才会向后倒退着走；先能从坐位拉着栏杆站起，然后才会从立位时坐下。

4. 姿势运动的异常发育

（1）运动发育的未成熟性。

婴幼儿在发育过程中，由于未成熟的脑组织受到损伤或发育障碍，将会导致运动功能发育迟滞，运动发育顺序和规律被破坏，与同龄婴幼儿相比，运动发育明显落后或停滞。

（2）运动发育的异常性。

高级中枢神经系统对于低级中枢神经系统的调节和抑制作用减弱，感觉运动发育延迟，从而释放出原始的运动模式。或该出现的平衡反应延迟出现或不常出现，肌力减弱和肌张力异常，病理反射出现等。

（3）运动发育的不均衡性。

运动发育的不均衡性表现在：① 运动发育与精神发育的不均衡性；② 粗大运动和精细运动发育过程中的分离现象；③ 不同体位运动发育的不均衡性；④ 各种功能发育不能沿着正确的轨道平衡发展；⑤ 对于外界刺激的异常反应而导致的运动紊乱。

（4）姿势运动的非对称性。

由于某些原始反射的残存，婴幼儿姿势运动发育很难实现对称性和直线性发展。

（5）运动障碍的多样性。

由于脑损伤的部分和程度不同，导致运动障碍的多样性。如锥体系损伤呈痉挛型瘫痪，锥体外系损伤呈不随意运动性瘫痪，小脑损伤呈平衡障碍、共济失调和震颤等。

（6）异常发育的顺应性。

婴幼儿得不到正常运动、姿势、肌张力的感受，不断体会异常的姿势运动模式，形成异常的感觉神经通路和神经反馈，导致发育向异常的方向发展、强化而固定下来，异常姿势和运动模式逐渐明显。

二、幼儿期（1—3 岁）

幼儿期（1—3 岁）的粗大运动发育主要为基于走路的基础移动能力发展，例如上下楼梯及斜坡、拿着东西步行、向后步行等。

（一）坐凳子

独自坐在矮凳上（1—2 岁），坐在矮凳上能够左右转身（1—2 岁），坐在矮凳上能够弯腰捡起地上的玩具（1—2 岁），坐在矮凳上自行扶着凳子站起来（1—2 岁），从坐在地上转移到坐在矮凳上（1—2 岁）。

（二）站立目标

站立时能够弯腰捡起地上的物品（1—2岁）；站立时向后转身（1—2岁）；向前推动玩具而不跌倒（1—2岁）；从仰卧位转到站立起来（1—2岁）；向前跌倒时，做出向前踏步的反应（1—2岁）；向侧面跌倒时，做出向旁边踏步的反应（2—3岁）；向后面跌倒时，做出向后踏步的反应（2—3岁）；摆动身体躲避抛过来的球（2—3岁）。

（三）蹲

蹲下保持平衡（1—2岁），从蹲着转移到站立起来（1—2岁）。

（四）步行

双手拿物品向前步行（1—2岁），在平地上向后步行5步（2—3岁），在平地上向后步行3 m（2—3岁），弯腰步行避开高度及胸部的横栏（2—3岁），在平衡木（15 cm宽）上步行（2—3岁）。

（五）攀爬

爬上滑梯（1—2岁），两步一格爬上/爬下直立攀爬架（2—3岁）。

（六）上楼梯

爬上四阶楼梯（1—2岁）；双手扶同一边横栏，侧身两步一级上楼梯（1—2岁）；两步一级上楼梯（2—3岁）；踏上10 cm高的平台（2—3岁）；单手扶横栏，一步一级上楼梯（2—3岁）。

（七）下楼梯

倒后爬下四阶楼梯（1—2岁）；双手扶同一边横栏，侧身两步一级下楼梯（1—2岁）；单手扶横栏，两步一级下楼梯（2—3岁）；踏下10 cm高的平台（2—3岁）。

三、学龄前期（3—6岁）

学龄前期（3—6岁）的粗大运动发育主要为掌握进阶移动能力和操作性活动技能，例如关于跳的各种动作、玩球（拍球、抛接球）、骑儿童自行车等。

（一）进阶移动能力

1. 步行

在平衡木（10 cm 宽）上步行（3—4 岁），在平衡木（5 cm 宽）上步行（4—5 岁），在 2.5 cm 宽的直线上步行 4 步（3—4 岁），在 2.5 cm 宽的直线上步行 10 步（4—5 岁），脚尖贴着脚跟向前步行 3 m（4—5 岁），脚尖贴着脚跟向后步行 3 m（5—6 岁），用前脚掌在直线上步行 9—15 步（3—4 岁），用脚跟步行 3 m（4—5 岁）。

2. 上下楼梯

一步一级上楼梯（3—4 岁），跑上楼梯（4—5 岁），一步一级下楼梯（4—5 岁），跑下楼梯（5—6 岁）。

3. 单脚站立

单脚站立 3 s（3—4 岁）；单脚站立 6 s（4—5 岁）；单脚站立，一边 6 s，另一边 3 s（5—6 岁）；单脚站立 10 s（5—6 岁）；闭上眼睛，没有扶助下单脚站立 8 s（5—6 岁）。

4. 跨步

跨过 30 cm 的空隙（3—4 岁），跨过高度及膝的横栏（3—4 岁），向后跨过 5 cm 高的横栏（3—4 岁），向左／右跨过 10 cm 高的横栏（3—4 岁）。

5. 跑步

急步退后时能有效停下来（3—4 岁），跑步时避开障碍物（4—5 岁），5 s 内于 3 m 距离内来回跑（4—5 岁）。

6. 跳跃

原地连续跳 10 次（3—4 岁）；双脚向前跳 30—60 cm（3—4 岁）；跳上离地 5 cm 高的台阶（3—4 岁）；轮流用两腿马步跳（3—4 岁）；双脚向前跳 60—90 cm（4—5 岁）；双脚跳起离地时，双手同时拍手 1 次（4—5 岁）；青蛙跳／兔子跳连续 10 次（4—5 岁）；左右轮流跨跳（4—5 岁）；连续侧滑步（4—5 岁）；跳过高度及膝的横栏（4—5 岁）；连续向后跳 10 次（5—6 岁）。

（二）操作性活动技能

1. 推

站着弯腰或蹲下，单手把地上的小球推进隧道内（3—4 岁）；站着弯腰，双手把地上的大纸盒推到前方 1.2 m 远（3—4 岁）；站立不动，双手把大笼球推给前方 2 m 远处的成人（4—5 岁）；推着大笼球向前及向后行走（4—5 岁）；推着购物车在超市内行走（5—6 岁）。

2. 拿

双手拿着物品跑步 3 m（3—4 岁），双手拿着物品一步一级上楼梯（3—4 岁），双手拿着重物步行 3 m（4—5 岁）。

3. 拉

向后拉儿童车（3—4 岁），双手轮流把 3 m 长的绳子逐渐拉向身边（4—5 岁），拉着物体绕过障碍物（5—6 岁）。

4. 抛

单手扔网球到 1 m 远处（3—4 岁），双手向下抛球到 2.7 m 远处（4—5 岁），单手向下抛球到 2.7 m 远处（4—5 岁），单手向上抛沙包到 2 m 远、1.5 m 宽的场地（4—5 岁），双手向上抛沙包到 2.1 m 远、61 cm×61 cm 大的目标处（5—6 岁）。

5. 击

垂直挥动球拍击中垂吊着的网球（3—4 岁）；横着挥动球拍击中垂吊着的网球（3—4 岁）；将沙包放在网球拍上，能挥动球拍发出沙包（5—6 岁）；用网球拍击中从 1.2 m 远处抛过来的沙包（5—6 岁）。

6. 踢

踢固定的球到 2 m 远、76 m 宽的场地（3—4 岁）；站稳，踢中从 1.5 m 远的位置滚过来的球（3—4 岁）；跑向并踢动固定的儿童足球（4—5 岁）；踢固定的球，使它离地 3.7 m 远（5—6 岁）；双手放下足球，并在它还没有落地前踢出去（5—6 岁）。

7. 接

双手接住从 1.5 m 远处抛到胸前的小篮球（3—4 岁）；双手接从 1.5 m 远处扔出并从地上回弹起的小篮球（4—5 岁）；接住从 1.5 m 远处扔过来的网球（5—6 岁）；双手接住从 1.8 m 远处抛过来的沙包（5—6 岁）；双手向上扔小篮球，高于头顶，再用双手接住（5—6 岁）。

8. 拍

单手连续向下拍小篮球 2 次（3—4 岁），单手连续向下拍小篮球多次（4—5 岁），单手连续向上拍气球（4—5 岁），左右手轮流向下拍小篮球（5—6 岁），左右手轮流向上拍气球（5—6 岁）。

9. 骑

骑儿童三轮车并可以控制方向盘转弯（3—4 岁），向前踏滑板车（3—4 岁），骑有辅助轮子的儿童自行车（4—5 岁），骑没有辅助轮子的儿童自行车（5—6 岁）。

　　以上操作性活动技能的学习重点均需要上肢及下肢的活动配合，如站立、步行、跑及上下楼梯等移动性活动，因此，假如儿童在训练时未能兼顾上肢及下肢的动作，康复治疗师或家长应该考虑先选择一个稳定的体位来进行，或者选择儿童已掌握的移动能力来进行，熟练后再过渡到儿童未掌握的移动能力；或者先给予辅助，逐渐成熟后再撤销辅助。

儿童精细运动发育

　　成长中的儿童每天都需要用双手去完成不同的活动。双手能力的发展对儿童的成长非常重要，从刷牙、洗脸、吃饭、穿衣等日常生活自理，到后来的书写、做手工、玩玩具等，都需要运用双手去完成。

　　精细运动能力[①]（fine motor skills）是指个体主要凭借手以及小肌肉的运动，在感知觉、注意等心理活动的配合下完成特定任务的能力。精细运动能力是在人体获得了基本的姿势控制能力和移动能力发育的基础上发展起来的。其中，姿势控制能力是个人处于不同姿势时保持身体平衡的能力，包括头部控制能力和躯干控制能力。如果头部控制能力和躯干控制能力差，坐在凳子上的时候头和躯干总是歪倒在一边，或者趴在桌子上，那么这样就会影响精细运动的完成，所以在进行精细运动训练前首先应进行头颈、躯干稳定性的训练。移动能力大致是身体从一个地方移动至另外一个地方的能力，属于大肌肉的功能，小肌肉的发展是在大肌肉发育的基础上发展起来的，有了移动能力我们才能更好地进行生活自理、学习等活动，所以说上肢精细运动是在姿势控制能力和移动能力发育的基础上发展起来的。视觉功能的发育同样受到姿势控制能力和移动能力发育的影响，同时又反过来促进上肢精细运动的发育。良好的头部控制能力和躯干控制能力有助于儿童维持稳定的视野，让儿童能稳定地注视自己的手部动作及目标。而且，眼球的移动性如追视及扫视、视觉快速定位、视觉记忆、视空间、位置、方向辨认等能力对发展手功能十分重要。因此，姿势控制能力和移动能力、视觉功能与精细运动三者之间是一个互相作用、互相促进、共同发育的过程（图3-3-1），这个过程对个体适应生存及实现自身发展具有重要意义。精细运动的发育可以反映大脑成熟程度，并且与认知功能的发育是同步进行的，因此精细运动能力是评价婴幼儿神经系统发育成熟的重要指标之一。

① Pascual-Leone A, Nguyet D, Cohen L G, et al. Modulation of Muscle Responses Evoked by Transcranial Magnetic Stimulation during the Acquisition of New Fine Motor Skills[J]. Journal of Neurophysiology, 1995, 74(3): 1037-1045.

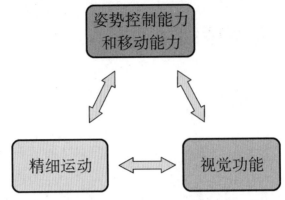

图 3-3-1　姿势控制能力和移动能力、视觉功能与精细运动的关系

精细运动多为小肌肉或小肌群的运动，在全身大肌肉发育后迅速发育。精细运动的发育基本经历了 2 岁以内感知觉及基本手部功能发育、2—4 岁手部操作技巧发育、4—6 岁写前精细操作技巧发育三大阶段。

一、感知觉及基本手部功能（2 岁以内）

基本手部功能在 2 岁以内发展迅速，是日后建立较复杂的手部功能的基础。具备了这些基础能力，才能更快地习得后面较为复杂的动作。

1. 感知觉

儿童在婴幼儿期已开始学习接收和调整各种不同的感觉刺激，包括触觉、视觉、本体觉、前庭平衡觉。触觉感受器遍布于人体皮肤，用作感应外来各种各样的感觉（例如，感应物体的质地、冷热、疼痛等）。婴幼儿出生后 6 个月是视觉的迅速发展期。本体觉的神经接收器分布于肌肉、肌腱和关节的周围，负责建立身体的空间概念，以及调节身体平衡、姿势、身体运动的力度和速度。前庭平衡觉是指利用内耳的三对半规管及耳石，探索地心引力并控制头部在活动中的位置，进而保持身体的平衡。综合了各方面感知经验，幼儿会尝试用眼睛和双手探索环境，并不断把感知经验积累起来。当婴幼儿具备了足够的感知能力后，手部才能够开始学习操作物品。

2. 基本手部功能

手部动作丰富了儿童探索环境的方式，拓展了获得信息的途径，使其能够主动、有效地探索环境。

（1）手部伸展。基本在出生后 2 个月，婴儿开始伸手向前，且开始手张开来，不再紧握；4—6 个月可以向前伸直肘关节触摸物品；8—10 个月可根据物体的大小决定手掌打开的程度；1—2 岁可以伸手至不同的位置，例如向上 / 下、左 / 右、前 / 后等方向。

（2）抓握。抓握动作是最基本的精细动作，在此基础上才发展至之后的写字、画画和生活自理动作技巧。通过抓握物体的动作来掌握使用物体的方法，婴幼儿可初步体验成人使用工具的方法和经验。同时，在抓握和使用各种物体时，婴幼儿认识了这一类物体的共性，使知觉更加具有概括性。婴幼儿抓握的发育规律如下：

① 由无意识抓握向随意抓握发育。3 个月左右随握持反射的消失，开始出现无意识抓握；6 个月左右婴儿能够注意到手的存在并且能随意张开，开始出现随意抓握动作，主要表现为拇指和其余四指对立的抓握动作，抓握动作过程中手眼逐渐协调。

② 由手掌的尺侧抓握向桡侧抓握发育。通常是手掌的尺侧最先开始抓握物体，其次是全手掌抓握，当前臂旋转运动功能发育后，逐渐向桡侧发育抓握及抓捏的动作，最后是手指捏物的发育。

③ 由不成熟的抓握模式向成熟的对指抓握模式发育（抓握发育到抓捏）。上肢处于未分化阶段时，婴幼儿常呈拇指向下或在与手背平行的高度弯曲取物的模式。婴儿出生后 7 个月开始，手指能逐渐捏住物体。表现为逐步学会拇指与其他四指对立的抓握动作，逐步形成眼和手即视觉和运动觉联合的协调过程。

④ 由抓握物体向放开物体发育。婴幼儿先学会拿起物体，再学会将物体放到一处。放开物体相较于抓握物体来说更加精细，更具有目的性。

（3）放物。7—9 个月开始主动地去放下物品，之前是随意松手没有放物的意识。比如手里拿着摇铃时，不感兴趣了就随便松开手，摇铃掉下来，没有将摇铃放在一边的意识。10—12 个月能粗略地将物品放在大的容器当中，1—2 岁可以将小的物品放入小瓶子当中。

（4）敲击。3—6 个月可以粗略地摇晃手中的玩具；7—12 个月可以用手拍打桌面或玩具，用手中的物体敲击桌面；1—2 岁可以一只手拿着物品，另一只手敲击。

（5）按压。3—6 个月可以用力挤压玩具；1—2 岁可以用食指按压按钮，用手指按琴键，用手掌心或者手指按压橡皮泥。

（6）推拉。9—12 个月可以推动桌上的小车，拉动有绳子的玩具，推拉玩具的开关等；1—2 岁可以推动物体，拉动绳索使玩具发声或发动。

（7）拿取。9—12 个月可以伸手入器皿中取物品；1—2 岁可以从木钉板中取出木钉，从柱子中取出套圈，翻转器皿倒出物品，从袋子中取出物品等。

（8）揭开。1—2 岁可以揭开玩具的盖子，两三页地翻书；2—3 岁可以一页一页地翻书。

（9）摆放物品。1—2 岁可以将小套杯放入大套杯中，把物品摆放在另一个物品上，将小木钉放入木钉板中等。

二、手部操作技巧（2—4 岁）

随着儿童的年龄逐渐增长，需要进行较为复杂的手部操作技巧，这可能需要使用多于一种小肌肉运动的技巧。2—4 岁精细运动的发育主要集中在手部操作技巧，包括双手配合运用、手指灵活性、手眼协调能力、物件操作技巧以及生活自理动作发育。

1. 双手配合运用

双手配合运用有助于发展左右脑工作的分工和优势的建立，双侧协调性的发展顺序为双上肢单侧性运动、向中线靠拢、过身体中线、惯用手建立、辨认左右方向等。因此，双手配合运用对儿童的发展至关重要。双手配合运用包括双手做相同的动作、双手做不同的动作、双手交替以及双手做相反的动作。婴幼儿双手配合的发育，始于 3 个月时把双手放在胸前，逐渐到 3—4 个月把玩双手，4—5 个月双手一起把玩玩具，6—12 个月逐渐习得把一只手手中的玩具传递到另一只手中。

（1）双手做相同的动作。例如，两手一起向前推，两手一起向后拉。2—3 岁可以双手拼合玩具，3—4 岁伸直手指头同向擀橡皮泥。

（2）双手做不同的动作。双手做不同的动作体现为一手固定，一手操作。例如，2—3 岁可以一手固定瓶身，同时另一手拧开瓶盖；一手固定玩具水果，同时另一手用玩具刀将它切开。3—4 岁可以一手固定纸卡，同时另一手将夹子夹在纸卡上；一手固定玩具，同时另一手拧动玩具上的小发条；一手扶着碗，同时另一手用勺子进食。

（3）双手交替。例如，2—3 岁习得穿珠子，一手拿绳子，另一手拿珠子，穿上去以后，交换两手，另外一手拿绳子，一手拿珠子，把珠子拉到绳子末端。3—4 岁可以双手交替地扣纽扣。

（4）双手做相反的动作。例如，拧毛巾时双手反向做同样的动作，行走的时候前后摆臂等。

2. 手指灵活性

手指灵活性是指使用不同手指的组合做不同类型抓握的能力，需注意手指与手指间的协调力、独立运用能力。手指灵活性发展与将来的书写技巧有明显的关系，手指灵活性差往往会使得控笔的准确度降低，导致错误的执笔姿势、经常掉笔等表现。

手指灵活性包括推动、移动和转动。推动是将物品从手指头转移至手掌或者从手掌推至手指头。例如，将一枚硬币或者笔置于手掌心，用该手的手指将硬币或笔移动到指尖（2—3 岁）。移动是利用手指的运动将手中的物体从一头移动至另一头。例如，单手抓握笔的一端，通过手指间的运动将笔移动至抓握另一端（3—5 岁）。转动是用手指使物体沿着固定轴旋转。例如，完成简单的转笔动作（3—5 岁）。

3. 手眼协调能力

手眼协调能力是指在视觉配合下手的精细运动的协调性。手眼协调发展的前提是儿童有视觉专注物件和手部动作的能力，且有基本的伸手拾、放物的能力。婴幼儿手眼协调能力按照一定的顺序发育。例如，3—4 个月的婴幼儿开始看自己的手和辨认眼前目标。5—7 个月：6 个月前，手的活动范围与视线不交叉，即此时手和眼的发育还没有同步交叉，分开各发展各的，手做动作时，没有眼睛去看的意识；6 个月后，手的活动范围与视线交叉，有意识地眼睛去看手上的动作，但手眼协调能力仍然比较差。9 个月能用眼睛去寻找从手中掉落的物品；喜欢用手拿着小棒敲打物品，尤其喜欢敲打能发出声音的各类玩具等物品。10—12 个月能够理解手中抓着的玩具与掉落在地上的玩具之间的因果关系，因此喜欢故意把抓在手中的玩具扔掉，并且用眼睛看着、用手指着扔掉的玩具。12—18 个月开始尝试拿笔在纸上涂画，翻看带画的图书。18—24 个月发展出更高级的手眼协调动作，能够独自把积木垒高，拿着笔在纸上画长线条，把水从一只杯子倒入另一只杯子，等等。3 岁以上手眼协调能力获得大幅度的发展。

4. 物件操作技巧

物件操作包括意念和技巧的发展。其中，意念来自经验，见别人用过或自己以前用过，在操作物品之前首先大脑想到该如何进行操作，然后就去做出来的部分就是技巧。例如，在做剪纸动作时，要先让儿童理解怎样正确拿剪刀，然后双手配合地从纸的一侧开始剪。如果没有意念的建立，直接让儿童剪纸，可能就会出现手握剪刀戳纸的表现。因此，我们在训练儿童操作物品时，训练的不仅仅是技巧，还要在训练技巧之前注意意念的建立，让儿童知道要怎样去做动作，类似前面所讲的运动计划的建立。

5. 生活自理动作发育

生活自理动作包括更衣、进食、如厕、洗漱、修饰等活动，是完成日常生活活动的重要内容。婴幼儿3岁以后，开始出现并逐渐学会穿鞋、解开能够得到的纽扣、扣上纽扣、独立进餐、从水罐中倒水等日常生活自理活动。

三、写前精细操作技巧（4—6 岁）

4—6 岁精细运动能力的发展主要为写前精细操作技巧和学习工具的使用，是为日后正确写字以及适应学校环境而进行的准备性活动。

1. 握笔模式

一般来说，2—6 岁是儿童握笔动作技能迅速发育的阶段。1—2 岁为全手掌心握笔；2—3 岁伸食指握笔，可粗略地用前三指握笔；3—4 岁静态前三指握笔，即握笔书写时前三指没有快速地微微运动，而是靠手腕的运动或者前臂整体的运动向后移，此时写出的字通常较大；5—6 岁逐渐建立动态前三指握笔书写技巧，即写字时前三指握笔能快速地微微运动，是成熟的握笔模式。

2. 书写动作发育

儿童一般于15—20个月左右开始出现无规则、无目的的乱涂乱画；2—3 岁会画竖线、横线、斜线、圆圈等；3—4 岁会画三角形、将距离5 cm的两个点连起来；4—5 岁能够在行距1 cm宽的曲线空行内画线不出界，可完成10个点的连线，在2.5 cm宽的方格内写简单的字不出界，能够写简单的汉字（例如，人、上、田、中等）；5—6 岁能够在行距0.5 cm宽的曲线空行内画线不出界，能够在1.5 cm宽的方格内写简单的字不出界，能够写略微复杂的汉字（例如，飞、花、狗、乐等）。

3. 涂色

3—4 岁逐渐有范围的概念，在涂色时可以大致不出界；4—5 岁在多个图案内涂色不出界；5—6 岁能够给复杂的图案涂上不同的颜色。

4. 画图形

4—5 岁可以画出简单的图形（例如，太阳、苹果等），5 岁后可以画出稍复杂的图形（例如，人、树、房子等），5—6 岁可以自行画出一般物品或生活情景。

5. 使用胶水

3—4 岁能够用胶棒将固体胶涂在圆形纸片上，然后贴在相应的图案上；4—5 岁可以使用双面胶将纸张贴在板上，用胶带将纸固定在板上。

6. 撕纸

5—6 岁可以沿直线折痕将纸撕开，可以用纸撕出简单图形。

7. 使用剪刀

2—3 岁可以使用剪刀在纸上剪一刀；3—4 岁可以剪断 5—10 cm 宽的纸条；4—5 岁可以沿着纸上 8—15 cm 的直线剪开，可以剪正方形；5—6 岁可以剪圆形、剪开卡纸、剪开尼龙绳等。

8. 使用橡皮擦

4—5 岁可以使用橡皮擦而不弄皱纸张，可以擦干净方格里面的铅笔字。

9. 使用尺子

4—5 岁可以使用尺子画 5 cm 的线；5—6 岁可以使用尺子画 10 cm 以上的长线，可以使用尺子画斜线。

评估篇

APPRAISE ARTICLES

4

第四章

儿童运动发育的评估

运动发育的评估主要是针对 0—6 岁儿童的运动发育情况进行评定，该年龄段是儿童一生当中运动功能发育最快的阶段，且运动功能发育是整体功能中最重要的部分，对诸如智力、言语、人格和学习能力的发育都有影响。因此，对该年龄段儿童的运动发育进行评估，可以判断其运动发育整体状况，及早发现儿童可能存在的运动发育迟缓，进行早期干预，避免或减轻后遗症。儿童运动发育的评估包括全身运动评估、粗大运动发育评估和精细运动发育评估等三个方面。

全身运动评估

全身运动评估[①]（Assessment of General Movements）是指应用各种运动发育量表、体格检查或设想观察自发运动等方法，对个体进行全面的测评，以判断其是否存在运动发育障碍或相对正常儿童运动发育的水平。全身运动评估不但能够通过对一些早产、低出生体重、围产期窒息等高危儿进行定期随访和评估，以便及时发现发育异常，及时进行早期干预，而且对运动障碍性疾病的诊断、程度分级和疗效评估等均具有十分重要的意义。全身运动评估要对儿童进行全方位的评估，主要观察和评估的内容包括儿童运动与反应、对外来刺激的选择性、探索各种反应的相互关系和影响、异常反应及其连锁状态、异常要素、判断儿童目前功能水平、发挥适当功能时的最主要的姿势与运动的构成要素、家庭关系、家庭环境等等。首先要观察并评估儿童克服地心引力呈现自然姿势时的状态。然后观察并评估儿童运动发育是否符合从上到下、从近到远、从粗到细、从低级到高级、从简单到复杂、连续不断的发育的规律，观察并评估儿童是否存在发育落后和发育的分离。如果怀疑为高危儿，需要定期进行动态观察，监控异常姿势和运动发育状况是否改善或恶化。常用的全身运动发育评估量表有丹佛发育筛查测验、新生儿20项行为神经测定、全身运动质量评估、格塞尔婴儿发育量表等。

一、丹佛发育筛查测验（DDST）

丹佛发育筛查测验[②]（Denver Developmental Screening Test, DDST）是由美国儿科医生弗兰肯伯格（W.K.Frankenburg）和心理学家道兹（J.B.Dodds）在1967年制定的，适用于0—6岁儿童，完成整个检查大约需要20分钟时间。40多年来，丹佛发育筛查测验在很多国家得到应用，并在10多个国家进行了本土化修订。丹佛发育筛查测验于1978年引入我国，由北京和上海儿科学

[①] Ferrari F, Einspieler C, Prechtl H, et al. Prechtl's Method on the Qualitative Assessment of General Movements in Preterm, Term and Young Infants[M]. London: Mac Keith Press, 2004.

[②] Frankenburg W K, Goldstein A D, Camp B W. The Revised Denver Developmental Screening Test: Its Accuracy as a Screening Instrument[J]. The Journal of Pediatrics, 1971, 79(6): 988-995.

工作者进行了修订，共104项（原著有105项），包括四个分测验，即个人与社会行为、精细动作与适应性、语言和大运动，在发育儿科学上把这四个具有某一共同特征的能力称为能区。丹佛发育筛查测验的内容结构见表4-1-1。

表4-1-1　丹佛发育筛查测验的内容结构

能区	意义	项目举例
个人与社会行为	反映儿童对周围人的应答能力和料理自己生活的能力	应答性微笑、开始认生、用杯子喝水、脱外衣、容易与母亲分开、会扣扣子
精细动作与适应性	反映儿童视觉能力、用手取物和画图等精细运动能力	视线追踪、两手在一起、用前两指捏小丸、自发乱涂、模仿画垂直线、模仿搭桥
语言	反映儿童听、理解和运用语言的能力	对铃声有应答、学样发音、有意识地叫爸爸妈妈、说出姓名、理解介词、说反义词
大运动	反映儿童的头控、坐、爬、站、走、跑跳和身体平衡等大运动的能力	仰卧抬头、翻身、自己坐、独站、倒退走、踢球、独脚跳、脚跟对着脚尖走

1. 测试前准备

（1）告知家长本测试是发育的筛查，不要求儿童全部正确地完成，如果有些项目不能正确完成，家长也不必紧张，更不应该协助儿童来完成。

（2）儿童吃饱、排空大小便，精神饱满。

（3）根据儿童出生年、月、日，正确计算出被检查者的年龄。要减去早产周数，在测验记录单上画出年龄线。

2. 测试程序

104项的每个项目均用一条横条来表示，横条安排在一定年龄范围之间。每个横条上有4个点，分别代表在某个年龄中有25%、50%、75%及90%的正常儿童能通过该项目。横条内的"1，2，3，…，28"，表示该项目有注解，可参考评估手册中的注解。横条内有"R"者，表示这个项目允许向家长询问而得到结果（图4-1-1）。

测试前先根据儿童实际年龄，在表格最上方的年龄点垂直向下画一条年龄线。每个能区自年龄线左侧开始，至少先做3个项目，然后再向右，经过年龄线上的所有项目都要检查，然后再检测另一能区的项目。开始时挑选每个能区中最容易完成的项目，使儿童树立信心。每个项目可重复3次以决定成败。对询问的项目，检查者不能暗示。以"P"表示通过，"F"表示失败，"R"表示不配合，"NO"表示儿童无机会或无条件完成。测试过程中，检查者需要观察儿童的行为、注意力、自信心、有无神经敏感、异常活动、与家长的关系等，并做出记录。

3. 结果评定步骤

在年龄线左侧有3个项目不通过，除用"F"表示外，还应该用红笔醒目地标记出，以表明该项目发育迟缓。在年龄线上的项目不通过时，仅用"F"表示，但不能认为发育迟缓，不必用红笔标记。筛查结果分为异常、可疑、无法解释、正常四种。四个能区中，某能区有2个或多个项目迟缓，记为A；某能区有1个项目迟缓，但在年龄线上的项目均为失败"F"，

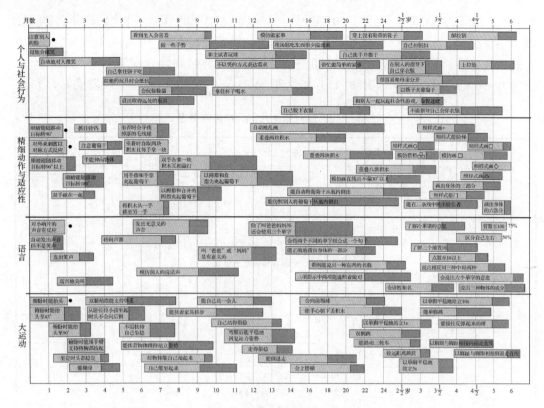

图 4-1-1　丹佛发育筛查测验记录单

则记为 B。依据 A 和 B 的个数，按照以下规则判定筛查结果。

（1）异常：2 个 A 或 A+B。2—3 周后复测。

（2）可疑：1 个 A 或 1 个 B。2—3 周后复测。

（3）无法解释：评定为"NO"的项目太多，以致最后结果无法评定。2—3 周后复测。

（4）正常：无上述情况。

二、新生儿 20 项行为神经测定（NBNA）

新生儿 20 项行为神经测定（Neonatal Behavioral Neurological Assessment，NBNA）[①]
是我国婴幼儿早期教育专家、北京协和医院鲍秀兰教授根据美国布雷寿顿新生儿行为估
价评分和法国阿米尔 - 梯桑（Amiel-Tison）新生儿神经运动测定方法的优点，结合中
国新生儿特点建立的。该项检查可以了解新生儿行为能力，并能及早发现轻微脑损伤，
以便早期干预，防治伤残。新生儿 20 项行为神经测定是检测新生儿神经系统发育完整
性的一种行之有效的方法，包括五个方面的内容，即行为能力（6 项）、被动肌张力（4 项）、
主动肌张力（4 项）、原始反射（3 项）和一般评估（3 项），共 20 项。每一项评分有三
个分度，即 0 分、1 分和 2 分，满分为 40 分，37—40 分为正常，35 分以下为异常。评分

---

① 张晓燕，芦红茹，宋红霞，等 .20 项新生儿行为神经测定评分法对早产儿脑发育及脑损伤的评价 [J]. 中国儿
童保健杂志 ,2010,18(2):159-162.

均以行为最好表现评定。新生儿 20 项行为神经测定适用于足月新生儿，早产儿需要胎龄满 40 周后方可进行检查。中文版新生儿 20 项行为神经测定有良好的信度和效度，出生 7 天新生儿 20 项行为神经测定评分对预测预后的敏感性和特异性分别为 88.9% 和 82.6%，出生 12—14 天分别为 84.6% 和 97.4%。新生儿 20 项行为神经测定检查记录表见表 4-1-2。

表 4-1-2　足月新生儿行为神经评分表

项目		检查时状态	评分 / 分			日龄 / 天			
			0	1	2	2—3	5—7	12—16	26—28
行为能力	1. 对光的习惯形成	睡眠	≥ 11	7—10	≤ 6				
	2. 对声音的习惯形成	睡眠	≥ 11	7—10	≤ 6				
	3. 对格格声反应	安静觉醒	头和眼睛不转向格格声	转向格格声，但转动 < 60°	转向格格声，但转动 ≥ 60°				
	4. 对说话的人脸反应	安静觉醒	同上	同上	同上				
	5. 对红球反应	安静觉醒	同上	同上	同上				
	6. 安慰	哭	任何方式安慰不能停止	困难，吃奶或摇晃可停止	安慰后较易停止哭闹				
被动肌张力	7. 围巾征	觉醒	手臂环绕颈部	肘略过中线	肘未到中线				
	8. 前臂弹回	觉醒	无	慢弱 > 3 s	活跃，可重复 ≤ 3 s				
	9. 下肢弹回	觉醒	无	慢弱 > 3 s	活跃，可重复 ≤ 3 s				
	10. 腘窝角	觉醒	> 110°	98° —110°	< 90°				
主动肌张力	11. 颈屈、伸肌的主动收缩（头竖立反应）	觉醒	缺或异常	困难，有	好，头竖立 1—2 s 以上				
	12. 手握持	觉醒	无	弱	好，可重复				
	13. 牵拉反应	觉醒	无	提起部分身体	提起全部身体				
	14. 支持反应	觉醒	无	不完全，短暂	有力，支持全部身体				
原始反射	15. 自动踏步或放置反应	觉醒	无	引出困难	好，可重复				
	16. 拥抱反射	觉醒	无	弱，不完全	好，完全				
	17. 吸吮反射	觉醒	无	弱	好，和吞咽同步				

续表

项目		检查时状态	评分 / 分			日龄 / 天			
			0	1	2	2—3	5—7	12—16	26—28
一般估价	18. 觉醒度	觉醒	昏迷	嗜睡	正常				
	19. 哭声	哭	无	微弱，尖，过多	正常				
	20. 活动度	觉醒	缺或过多	略较少或增多	正常				

新生儿 20 项行为神经测定项目操作指导如下：

第一部分：行为能力，共 6 项（1—6）。

（1）对光的习惯形成：在睡眠状态下，重复用手电筒照射新生儿的眼睛，最多 12 次，观察反应，评价反应减弱甚至消失情况。

（2）对声音的习惯形成：在睡眠状态下，距其 15—20 cm 处，短暂而响亮地摇格格声盒，连续 2 次，反应减弱后停止测试，如不减弱，最多 12 次。

（3）非生物性听定向反应（对格格声反应）：在安静觉醒状态下，用柔和格格声在新生儿视线外（约 10 cm 处）连续轻轻地给予刺激，观察其头和眼球转向声源的能力，持续摇动不超过 15—20 s。

（4）生物性视听定向反应（对说话的人脸反应）：检查者和新生儿面对面，相距 20 cm，用柔和而高调的声音说话，从新生儿的中线位慢慢移向左右两侧，移动时连续发声。

（5）非生物性视定向反应（对红球反应）：检查者手持红球面对新生儿，距眼正前方 20 cm 左右，轻轻转动小球吸引其注视，然后沿水平方向移动小球，从中线位移动到一边。

（6）安慰：指哭闹的新生儿对外界安慰的反应。

第二部分：被动肌张力，共 4 项（7—10）。受检新生儿在觉醒状态下，呈仰卧位，头部正中位。

（7）围巾征：检查者一手托住新生儿的颈部和头部，将新生儿手拉向外侧肩部，观察肘关节和中线的关系。

（8）前臂弹回：只有新生儿双上肢呈屈曲姿势时才能检查，用手拉直新生儿双上肢然后松开，使其弹回原来的屈曲位，观察弹回的速度。

（9）下肢弹回：只有当新生儿髋关节呈屈曲位时才能检查，观察其双小腿拉直后弹回速度。

（10）腘窝角：新生儿平卧，骨盆不能抬起，屈曲呈胸膝位，固定膝关节在腹部两侧，然后举起小腿测量腘窝的角度。

第三部分：主动肌张力，共 4 项（11—14）。

（11）颈屈、伸肌的主动收缩（头竖立反应）：抓握新生儿的双上臂和胸部乳头下方，拉其从仰卧位到坐位姿势，注意颈部和躯干的关系。

（12）手握持：检查者用食指从尺侧插入新生儿掌心，观察其抓握的情况。

（13）牵拉反应：当检查者的食指伸进新生儿手内时，正常会得到有力抓握反射，这时检查者抬高自己的食指约 30 cm，一般新生儿会屈曲自己的上肢，使其身体完全离开桌面。

（14）支持反应：检查者用手抓握新生儿前胸，拇指和其他手指分别在两个腋下，支持新生儿呈直立姿势。观察其头颈部、躯干和下肢主动肌张力和支持身体呈直立位情况。

第四部分：原始反射，共3项（15—17）。

（15）自动踏步或放置反应：两个反应的意义相同，一项未引出可用另一项代替。自动踏步：上面的支持反应得到时，新生儿躯干在直立位置或稍前倾，当足接触到硬的平面即可引出自动迈步动作。放置反应：取其直立位，使新生儿的足背轻轻碰触桌边缘，该足自动踏上桌面。

（16）拥抱反射：新生儿呈仰卧位，检查者拉小儿双手上提，使小儿颈部离开检查桌面2—3 cm，但小儿头仍后垂在桌面上，突然放下小儿双手，恢复其仰卧位。由于颈部位置突然变动，引起拥抱反射，表现为双上肢向两侧伸展，手张开，然后屈曲上肢，似拥抱状回收上肢至胸前，会有哭叫。

（17）吸吮反射：将奶头或手指放在新生儿两唇间或口内，可引出吸吮动作。注意吸吮力、节律与吞咽是否同步。

第五部分：一般估价，共3项（18—20）。

（18）觉醒度：在检查过程中能否觉醒和觉醒程度。

（19）哭声：在检查过程中哭声情况。

（20）活动度：觉醒状态时看到的自然的和引出的活动量估计。

三、全身运动（GMs）质量评估

全身运动（General Movements，GMs）是胎儿、早产儿、足月儿和出生数月内小婴儿最常出现和最复杂的一种自发性运动模式。当神经系统受损时，全身运动的质量会发生改变，失去复杂多变的特性，表现出各种异常特征。全身运动质量评估[1]源自欧洲发育神经学之父 Heinz F R Prechtl，它是一种非入侵性、非干扰性的技术，记录并评估婴儿仰卧位时全身运动录像，对婴儿不会产生任何副作用和伤害。全身运动质量评估由上海复旦大学附属儿科医院康复科主任杨红博士引入中国。

全身运动质量评估简单易操作，只需让婴儿处于仰卧位，纵向或横向摆位，便于摄像机拍摄到婴儿面部即可。婴儿应尽量少着装，至少暴露腕关节和踝关节，最好暴露上肢和下肢。记录的时间应足够评估所需的全身运动，通常早产婴儿需要15—30分钟，不安阶段全身运动需要5—10分钟。录像过程中最重要的是婴儿应处于正确的行为状态，某些特定的行为状态（比如哭闹）不适于进行评估。全身运动质量评估有较高的信效度，早产时期全身运动和扭动运动阶段评估者间信度 ICC 值为 0.99，不安运动阶段评估者间信度 ICC 值为 0.97，重测信度 ICC 值为 0.69。

（一）正常全身运动的发育历程

全身运动按时间的发育历程包括足月前全身运动、扭动运动和不安运动。

---

① Einspieler C, Prechtl H F R. Prechtl's Assessment of General Movements: A Diagnostic Tool for the Functional Assessment of the Young Nervous System[J]. Mental Retardation and Developmental Disabilities Research Reviews, 2005, 11(1): 61-67.

1. 足月前全身运动（Foetal and Preterm GMs）

指胎儿和早产儿阶段。胎儿和早产儿阶段的全身运动没有差异，提示出生后重力作用和个体发育成熟对于全身运动的表现没有影响。早产儿阶段的全身运动偶尔出现大幅度运动，速度通常较快。

2. 扭动运动（Writhing Movements，WMs）

指从足月至足月后 6—9 周龄。其特征为小至中等幅度运动，速度缓慢至中等，运动轨迹在形式上呈现为椭圆体，给人留下扭动的印象。

3. 不安运动（Fidgety Movements，FMs）

指足月后 6—9 周龄至 5—6 月龄。不安运动是一种小幅度中速运动，遍布颈、躯干和四肢，发生在各个方向，运动加速度可变，在清醒婴儿中该运动持续存在（哭闹时除外）。通常在早产儿矫正年龄足月后 6 周左右出现，足月儿 9 周龄左右出现。不安运动出现的频度随年龄而发生改变，一般可以分为以下三种。

（1）连续性不安运动：指不安运动时常出现，间以短时间暂停。不安运动发生在整个身体，尤其在颈、躯干、肩、腕、髋和踝部。不安运动在不同身体部位的表现可能不同，取决于身体姿势尤其是头部位置。

（2）间歇性不安运动：指不安运动之间的暂停时间延长，令人感觉到不安运动在整个观察时期内仅出现一半。

（3）偶发性不安运动：不安运动之间的暂停时间更长。

（二）异常质量的全身运动

神经系统受损时全身运动的质量发生改变。全身运动质量很可能受更多颅脑结构（如皮质脊髓束、网状脊髓束等）的调节，如果这些结构受损，就会对全身运动质量产生影响。脑缺氧缺血性损害（如脑室周白质软化）或出血所致的放射冠或内囊脑室周围损害引起皮质脊髓投射受到破坏，导致全身运动质量异常。全身运动失去复杂多变的特性，在足月前全身运动和扭动运动阶段表现为单调性全身运动（Poor Repertoire GMs）、痉挛—同步性全身运动（Cramped-Synchronised GMs）或混乱性全身运动（Chaotic GMs）；在不安运动阶段表现为异常性不安运动（Abnormal Fidgety Movements）和不安运动缺乏（Absence of Fidget Movements）。

1. 单调性全身运动

该异常模式发生在早产阶段、足月阶段和足月后早期。各连续性运动成分的顺序单调，不同身体部位的运动失去了正常全身运动的复杂性。常见于颅脑超声异常的婴儿中，继续随访到不安运动阶段，可以表现为正常不安运动、异常不安运动或不安运动缺乏。

所以，单调性全身运动的预测价值相对较低。

2. 痉挛—同步性全身运动

该异常模式自早产阶段即可出现。运动僵硬，失去正常的流畅性，所有肢体和躯干肌几乎同时收缩和放松。如果该模式在数周内表现一致，对于发展为痉挛型脑瘫的预后结局具有高预测价值。

3. 混乱性全身运动

所有肢体运动幅度大，顺序混乱，失去流畅性。动作突然，不连贯。发生在早产阶段、足月阶段和足月后早期。混乱性全身运动相当少见，常在数周后发展为痉挛—同步性全身运动。

4. 异常性不安运动

看起来和正常不安运动相似，但在动作幅度、速度以及不平稳性方面中度或明显夸大。该异常模式少见，并且预测价值低。

5. 不安运动缺乏

如果在足月后9—20周龄一直未观察到不安运动，称为"不安运动缺乏"。但是通常仍可观察到其他运动。不安运动缺乏对于后期中枢神经系统损害，尤其是脑瘫（痉挛型和运动障碍型）具有高预测价值。如果痉挛—同步性特征持续存在至3—4月龄（或甚至更长），一般不会存在正常不安运动。

四、格塞尔婴儿发育量表（GDS）

格塞尔婴儿发育量表（Gesell Developmental Schedules，GDS）[①] 由美国著名儿童心理学家格塞尔（Gesell）研发，最初发表于1925年，后对它做了几次修订，先后发表于1937年、1940年、1947年和1974年。1974年修订版的测试对象为从出生至5岁的儿童，重点是3岁以下的儿童，测试时间30—60分钟。目的在于判断儿童神经系统完善的程度和功能成熟的程度，该量表甚至可以发现轻微的发育落后。格塞尔婴儿发育量表的评估是一个常模参照测验，测试的行为内容包括适应性（adaptive）、粗大运动（gross motor）、精细运动（fine motor）、语言（language）和个人—社会（personal-social）五个方面。

格塞尔认为，儿童的生长发展是有次序地逐步成熟和由简易分化到精细分化的过程。儿童的行为在抵达某一阶段时会显示出特殊的飞跃式进展，儿童的新行为在成熟程序上具有代表性，并反映其在生长发育上已抵达新的阶段。格塞尔称这些年龄阶段为枢纽年龄，并把测定枢纽年龄列为量表的重点检查项目和诊断标准。格塞尔婴儿发育量表确定，1岁内以每4周为一个阶段，以4周、16周、28周、40周、52周作为枢纽年龄，1—3岁间则以3—6月为一个阶段，以18月、24月、36月为枢纽年龄。4周：仅能预测巨大的异常以及高危因素。28周：可早期发现发育落后的恰当时期，此时跟环境因素

① Bagnato S J, Neisworth J T. Assessing Young Handicapped Children: Clinical Judgment versus Developmental Performance Scales[J]. International Journal of Partial Hospitalization, 1985.

有一定关系。40周：可评价和研究的最佳时期。格塞尔婴儿发育量表具有临床诊断的价值，它不仅适用于测试儿童的发展水平，而且比其他量表更适用于伤残儿，被认为是儿童智能测试的经典方法。20 世纪 60 年代初，中国开始在临床上试用格塞尔婴儿发育量表。

（一）格塞尔婴儿发育量表测试记录方法

格塞尔婴儿发育量表测试前应询问病史，包括一般情况、孕产情况、发育史、疾病史、养育环境、行为描述、神经异常、动作协调情况、语言理解表达情况以及视听觉情况等。然后正确计算测试年龄和主测年龄，根据年龄换算成周，向前做都通过，向后做都不通过即为主测年龄。测试时的一般顺序为适应性、精细运动、语言、个人—社会、粗大运动。测试时应尽量减少体位改变，一种体位的所有项目测试完后，再测试另一个体位的项目，做完一个项目注意收起测试工具，避免影响下一项测试的准确性。使用（－）表示未观察到相符的行为特点，（＋）表示观察到相符的行为特点，（±）表示出现某个行为但未成熟，（＋＋）表示所观察的行为是更成熟的模式，（N）表示暂时模式完全被成熟模式所取代。检查者把所获得的信息记录于量表的 H 栏和 O 栏中：H—历史，表示信息获得途径是通过家长；O—观察，表示信息是直接通过检查获得的。

（二）格塞尔婴儿发育量表测试内容

格塞尔婴儿发育量表测试内容包括适应性、粗大运动、精细运动、语言和个人—社会五个方面，不同周数和月数测试内容不一样，但基本按照儿童发育的水平设置内容。

1. 适应性

测试对刺激物的组织能力、对物体间相互关系的知觉能力，包括对物和场景的精细感知运动调节能力，手眼协调、解决问题能力及运用工具能力，对简单问题出现的调节能力。

2. 粗大运动

主要评价儿童的姿势、翻身、坐、站、走、骑三轮车、玩球、跳、跳绳等粗大运动的能力。

3. 精细运动

主要评价儿童的基本手部动作、手部操作物品、绘画等手部精细运动的能力。包括儿童仰卧位观察其手的动作，给其悬环、拨浪鼓观察其抓握、留握动作，抓住方木、捏小丸、盖瓶盖、翻书、抛球、使用剪刀、使用筷子等精细运动能力。

4. 语言

反映儿童听、理解、表达语言的能力。包括观察其安静时、兴奋时、不高兴时的表情，发音功能、理解声音、表演游戏、听—理解、回答问题、理解东西是什么做的、理解穿衣服等，使用手势、词汇、句子、儿歌、称呼、语调、"和、但是"、动物名称、硬币及解释词汇等表达能力，简单交流、看图说话等。

5. 个人—社会

主要评价儿童眼神交流、微笑、交往、玩耍、自理等个人—社会能力。眼神交流包括观察其仰卧位眼睛的移动、微笑，交往包括要抱、认生、儿童游戏、寻求帮助、"再见、谢谢"、把玩具给别人、交谈、询问、表达感受、表现自己，玩耍包括玩手、脚、玩具、交往性游戏等，自理包括喂哺、穿衣、大小便、换洗等自理能力及辨别上下午、背数、认识四季等内容。

（三）格塞尔婴儿发育量表检查注意事项

一是关注测试过程中儿童状态，如饥饿、困乏、睡眠时间、注意力、配合情况以及操作的姿势等。

二是注意外界的干扰。检查者的示意、父母语言的引导、环境的安静情况及环境装饰等均易引起注意力的转移和检查结果的偏移。

三是测试项目的重要性。测试过程中对测试能区的确定、出示工具的正确性、测试工具的及时收回、对测试项目通过判断的准确性等，对检查结果会有一定程度的影响。因此，测试项目要严格按照操作说明进行，且要遵守职业道德，要为儿童和家长保密检查结果。

四是对于低体重、早产的儿童不应更正胎龄，以防错过发现异常的最佳时机，从而导致未及时纠正及干预。如无产伤时，此类儿童可于 1 岁 8 个月左右追赶上普通儿童。

五是行为模式出现的次序异常。高级水平的能力出现后，低级再次出现也可以视为异常。

（四）格塞尔婴儿发育量表检查结果

将伤残儿在上述各个领域的表现与普通儿童的发展顺序对照，可分别得到每一领域的发育年龄（Development Age, DA），并可进一步得到每一领域的发育商数（Development Quotient, DQ）。DA=5 个分量表之和 /5，DQ=DA/ 实际月龄 ×100。然后再进行结果分析，判断儿童的发育水平。评分标准可参考表 4-1-3。

表 4-1-3　格塞尔婴儿发育量表评分标准

发育商数（DQ）	评分标准
DQ ＞ 85	正常水平
76 ≤ DQ ≤ 85	边缘状态
55 ≤ DQ ≤ 75	轻度发育迟缓
40 ≤ DQ ≤ 54	中度发育迟缓
25 ≤ DQ ≤ 39	重度发育迟缓
DQ ＜ 25	极重度发育迟缓

粗大运动发育评估

粗大运动发育评估主要是针对儿童粗大运动发育状况进行评估，包括粗大运动功能筛查表、标准化的粗大运动功能评估量表等。

一、粗大运动功能分级系统（GMFCS）

（一）概述

加拿大麦克马斯特大学 CanChild 儿童残疾研究中心在研究脑瘫儿童粗大运动（全身）发育模式的基础上（Scrutton & Rosenbaum，1997），创建了一套分级系统，与以往的方法相比，这套分级系统对家长和脑瘫康复相关服务人员具有更好的价值和意义。粗大运动功能分级系统（Gross Motor Function Classification System，GMFCS）描述不同层次级别儿童在不同年龄阶段的能力，使用什么辅助工具，实际状况如何，区别运动模式的形式，更多地关注儿童的功能——儿童能够做什么，而不是儿童不能做什么，也不是儿童身体某个部位的障碍。

（二）粗大运动功能分级系统分类及意义

粗大运动功能分级系统是根据脑瘫儿童运动功能随年龄变化的规律所设计的一套五级分级系统，根据儿童的粗大运动能力，对儿童的粗大运动功能进行分级。粗大运动功能受限的脑瘫儿童，需要辅助技术和轮式移动。根据儿童粗大运动功能水平分级后，有利于儿童转介康复服务，设立针对性的康复目标，进行适当的干预规划。粗大运动功能分级系统将脑性瘫痪儿童分为4个年龄组，分别是＜2岁组、2—4岁（4周岁生日以前，下同）、4—6岁、6—12岁。粗大运动功能分级系统扩展版（GMFCS-Expanded and Revised，GMFCS-E & R）增加了12—18岁年龄段，[①]并修订了6—12岁的内容。

[①] Palisano R J, Rosenbaum P, Bartlett D, et al. Content Validity of the Expanded and Revised Gross Motor Function Classification System［J］. Dev Med Child Neurol，2008, 50(10):744-750.

（三）粗大运动功能分级系统临床应用

粗大运动功能分级系统焦点在于判断哪个级别能够最好地描述儿童目前的活动能力及其运动功能受到的限制。重点要放在儿童在家里、学校及社区设施中的日常表现，因此重要的是对日常的表现（不是最好能力）进行分类，不包括对预后的判断。必须记住粗大运动功能分级系统的目的是对儿童当前的粗大运动功能进行分级，而不是评判活动的质量或者进步的潜力。每个年龄组根据儿童坐、姿势转换以及移动的状况，从高到低划分为 5 个等级（图 4-2-1），最高能力概要描述见表 4-2-1。

针对不同的年龄段，5 个等级的描述有所差异，具体表述见表 4-2-2 至表 4-2-6。

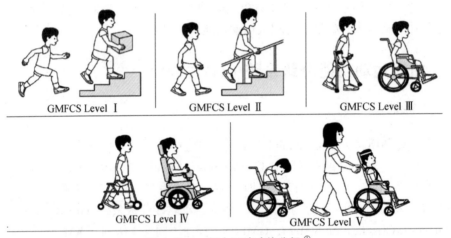

图 4-2-1　粗大运动功能分级[①]

表 4-2-1　粗大运动功能分级系统（GMFCS）[②]

等级	标　准
Ⅰ级	能够不受限制地行走，在完成更高级的运动技巧上受限
Ⅱ级	能够不使用辅助器械行走，但在室外和社区内行走受限
Ⅲ级	能够使用辅助器械行走，但在室外和社区内行走受限
Ⅳ级	自身移动受限，孩子需要被转运或在室外和社区内使用电动器械行走
Ⅴ级	使用辅助技术，自身移动仍然严重受限

---

① Graham HK. Classifying Cerebral Palsy[J]. J Pediatr Orthop, 2005, 25(1): 127-128.
② 徐开寿. 儿科物理治疗学 [M]. 广州：中山大学出版社，2016：28-31.

表 4-2-2　＜2 岁组粗大运动功能分级系统最高能力概要描述

等级	标　准
Ⅰ级	孩子可以坐位转换，还能坐在地板上用双手玩东西。孩子能用手和膝盖爬行，能拉着物体站起来并且扶着家具走几步。18 个月至 2 岁的孩子可以不用任何辅助设施独立行走
Ⅱ级	孩子可以坐在地板上但是需要用手支撑来维持身体的平衡。孩子能贴着地面匍匐爬行或者用双手和膝盖爬行。他们有可能拉着物体站起来并且扶着家具走几步
Ⅲ级	孩子需要在下背部有支撑的情况下维持坐姿。还能够翻身及用腹部贴着地面爬行
Ⅳ级	孩子可以控制头部，但坐在地板上的时候躯干需要支撑。他们可以从俯卧翻成仰卧，也可以从仰卧翻成俯卧
Ⅴ级	生理上的损伤限制了孩子对自主运动的控制能力。孩子在俯卧位和坐位时不能维持头部和躯干的抗重力姿势。只能在大人的帮助下翻身

表 4-2-3　2—4 岁组粗大运动功能分级系统最高能力概要描述

等级	标　准
Ⅰ级	孩子可以坐在地板上双手玩东西。他们可以在没有大人帮助下完成地板上坐位和站立位的姿势转换，孩子把行走作为首选移动方式，并不需要任何助步器械的帮助
Ⅱ级	孩子可以坐在地板上，但当双手拿物体的时候可能控制不了平衡。他们可以在没有大人帮助的情况下自如地坐位转换。可以拉着物体站在稳定的地方。可以用手和膝交替爬行，可以扶着家具慢慢移动，他们首选的移动方式是使用助步器行走
Ⅲ级	孩子可以用"W"状的姿势独自维持坐姿（坐在屈曲内旋的臀部和膝之间），并可能需要在大人帮助下维持其他坐姿。腹爬或者手膝并用爬行是他们首选的自身移动的方式（但是常常不会双腿协调交替运动）。他们能拉着物体爬起来站在稳定的地方并做短距离的移动。如果有助步器或者大人帮助掌握方向和转弯，他们可能可以在房间里短距离行走
Ⅳ级	这一级的孩子能坐在椅子上，但他们需要依靠特制的椅子来控制躯干，从而解放双手。他们可以在大人的帮助下或者在有稳定的平面供他们用手推或拉的时候坐进椅子或离开椅子。顶多能在大人的监督下用助步器走一段很短的距离，但他们很难转身，也很难在不平的平面上维持身体平衡。这些孩子在公众场所不能独自行走。能在电动轮椅的帮助下自己活动
Ⅴ级	生理上的损伤限制了这些孩子对随意运动的控制以及维持身体和头部抗重力姿势的能力。他们各方面的运动功能都受到限制。特殊器械和辅助技术并不能完全补偿孩子在坐和站能力上的功能缺失。这些孩子没有办法独立行走，需要转运。部分孩子能使用进一步改造后的电动轮椅进行活动

表 4-2-4　4—6 岁组粗大运动功能分级系统最高能力概要描述

等级	标　准
I 级	孩子可以在没有双手帮助的情况下进出座位及坐在椅子上。可以在没有任何物体支撑的情况下从地板上或者从椅子上站起来，他们可以在室内室外走动，还能上楼梯，正在发展跑和跳的能力
II 级	孩子可以在双手玩东西的时候在椅子上坐稳，可以从地板上或者椅子上站起来，但是经常需要一个稳定的平面供他们的双手拉着或者推着。可以在室内没有任何助行器的帮助下行走，在室外的水平地面上也可以走上一小段距离。他们可以扶着扶手上楼梯，但是不能跑和跳
III 级	孩子可以坐在一般的椅子上，需要骨盆或躯干部位的支撑才能解放双手。孩子在椅子上和离开椅子的时候需要一个稳定的平面供他们双手拉着或者推着。他们能够在助行器的帮助下在水平地面上行走，在成人的帮助下可以上楼梯。但是，当长距离旅行时或者在室外不平的地面上时无法独自行走
IV 级	孩子可以坐在椅子上，但是需要特别的椅子来控制躯干平衡从而尽量地解放双手。他们坐上或者离开椅子的时候，必须有大人的帮助，或在双手拉着或者推着一个稳定平面的情况下才能完成。孩子顶多能够在助行器的帮助和成人的监视下走上一小段距离，但是他们很难转身，也很难在不平的地面上维持平衡。他们不能在公共场合自己行走，应用电动轮椅则可自己活动
V 级	生理上的损伤限制了孩子对自主运动的控制，也限制了他们维持头部和躯干抗重力姿势的能力。这些孩子各方面的运动功能都受到了限制。即便使用了特殊器械和辅助技术，也不能完全补偿他们在坐和站的功能上受到的限制。孩子完全不能独立活动，部分孩子通过使用进一步改造过的电动轮椅可能可以进行自主活动

表 4-2-5　6—12 岁组粗大运动功能分级系统最高能力概要描述

等级	标　准
I 级	孩子可以没有任何限制地在室内和室外行走并且可以爬楼梯。他们能表现出跑和跳等粗大运动能力，但是他们的速度、平衡和协调能力都有所下降
II 级	孩子可以在室内和户外行走，能够抓着扶手爬楼梯，但是在不平的地面或者斜坡上行走就会受到限制，在人群中或者狭窄的地方行走也受到限制。他们最多能勉强达到跑和跳的水平
III 级	孩子可以使用助行器在室内和室外的水平地面上行走，可能可以扶着扶手爬楼梯。根据上肢运动功能不同，在较长距离的旅行或者户外不平的地面上时，有的孩子可以自己推着轮椅走，有的则需要被运送
IV 级	这些孩子可能可以继续维持他们在 6 岁以前获得的运动能力，也有的孩子在家、学校和公共场合可能更加依赖轮椅。这些孩子使用电动轮椅就可以自己活动
V 级	生理上的损伤限制了孩子对自主运动的控制，也限制了他们维持头部和躯干的抗重力姿势能力。这些孩子各方面的运动功能都受到了限制。即使使用了特殊器械和辅助技术，也不能完全补偿他们在坐和站的功能上受到的限制。孩子完全不能独立活动，部分孩子通过使用进一步改造过的电动轮椅可以进行自主活动

表 4-2-6　12—18 岁组粗大运动功能分级系统最高能力概要描述

等级	标　准
I 级	孩子能在家中、学校、户外和社区步行。他们可以在身体没有获得他人帮助的情况下，上下路边台阶，并且上下楼梯时不需要扶手。孩子具有跑跳能力，但是在速度、平衡和协调性方面受到一定程度的限制。他们能根据个人喜好和环境因素参与体力活动和体育运动

等级	标　准
Ⅱ级	孩子能在大多数环境中步行。环境因素和个人喜好会影响孩子对移动方式的选择。在学校和工作场所，孩子需要使用手持移动器材确保安全。在户外和社区进行长距离移动时，他们需要使用带轮子的移动器材。在上下楼梯时，他们需要借助扶手，若没有扶手，身体需要获得他人帮助。由于粗大运动技能受限，需要进行调整，使孩子能够参与体力活动和体育运动
Ⅲ级	孩子能使用手持移动器材完成移动。与其他级别相比，Ⅲ级孩子移动方式由于受到身体能力、环境和个人因素的影响而表现出多样性。坐位时需要使用座位固定带稳定骨盆位置和保持平衡。当进行坐位到站立位以及地面到站立位等体位转换时，需要通过他人或支撑面的帮助才能完成。在学校，孩子能使用手动轮椅或电动移动器材。在户外和社区，需要使用轮椅或电动移动器材转运。在他人看护或身体获得他人帮助情况下，孩子能上下带有扶手的楼梯。由于步行能力有限，需要进行调整，包括使用手动轮椅或电动移动器械，使孩子能够参与体力活动和体育运动
Ⅳ级	孩子在大多数情况下需要使用带轮子的移动器材。需要改造过的座椅来控制躯干和骨盆。需要一到两个人给予身体上的帮助才能实现体位转换。他们能通过下肢支撑重来帮助实现站立位状态下的位置转换。在室内，在身体获得他人帮助时能短距离步行；能使用带轮子的移动器材，或被放置在躯干支撑步行器后实现移动。他们有能力操作电动轮椅。没有电动轮椅时，需要使用手动轮椅转运。由于移动能力有限，需要进行调整，包括身体获得他人帮助和/或使用电动移动器械，使孩子能够参与体力活动和体育运动
Ⅴ级	孩子在所有情况下，都需要使用手动轮椅来转运。他们只能有限地维持头部抗重力、保持躯干姿势及控制上下肢运动。孩子需要使用辅助技术来改善头部位置、坐姿、站立和移动能力，但是辅助技术无法完全补偿受限的能力。他们需要一到两个人给予身体上的帮助或使用机械起重机才能实现体位转换。通过使用座椅和控制系统被广泛改造的电动移动器械，他们可能可以实现自身移动。由于移动能力有限，需要进行调整，包括身体获得他人帮助和使用电动移动器械，使孩子能够参与体力活动和体育运动

（四）粗大运动功能分级系统的运用与原则

1.分级运用

粗大运动功能的表现依赖于年龄，尤其在婴幼儿时期。因此，在各个级别中都对不同年龄段的儿童分别进行了描述。2岁以下的早产儿应该使用矫正年龄。在6—12岁以及12—18岁组，每个级别的描述还反映了影响儿童运动功能的其他潜在因素，包括环境因素（在学校和社区移动距离的远近）和个人因素（如精力和社交喜好）。本分级系统更多地强调能力，而非受限程度。

2.基本原则

如果某个儿童能够完成某个特定级别中的功能，他的粗大运动功能就应该归到这一级或者上一级中去。相反，如果不能完成某个特定级别中的功能，那么他的粗大运动功能就要被归到下一级中去。

二、粗大运动功能筛查表

综合筛查问卷是一套儿童综合能力评估工具，以综合康复的七大板块（言语、语言、听觉、认知、情绪行为、运动、社会适应）作为理论支撑，参考各项能力发展顺序、已有相关量表、康复顺序及各类障碍儿童特点编制而成。通过层次分明、简单易懂的问题，使家长或康复治疗师快速了解障碍儿童的康复需求，找出其各个能力所处层级，为进一步进行专项评估服务。其中，运动功能的筛查工具分为粗大运动和精细运动两个部分，此处仅介绍粗大运动综合筛查和粗大运动专项筛查，精细运动部分见本章第三节。

（一）粗大运动综合筛查

粗大运动功能主要包括儿童是否具备独立坐、站、走、上下楼梯、跑、跳等能力。粗大运动能力由低到高分为 1—8 级。根据康复对象实际情况，选择最接近的选项，结果判定及建议见表 4-2-7。

1 级：不能抬头。

2 级：能抬头，但不能独自坐在地面上。

3 级：能独自坐在地面上，但不能独自站立 1—2 s。

4 级：能独自站立 1—2 s，但不能独自平地行走 4—5 步。

5 级：能独自平地行走 4—5 步，但不能独自手扶横栏两步一级上下楼梯。

6 级：能独自手扶横栏两步一级上下楼梯，但不能独自双脚跳 3 次以上。

7 级：能独自双脚跳 3 次以上，但不能独自单脚跳 5 次以上。

8 级：能独自单脚跳 5 次以上。

表 4-2-7　粗大运动综合筛查结果判定及建议

等级	年龄段（与结果及建议智能匹配）	判定结果及建议
1 级	＜3 个月	目前粗大运动暂时无明显异常，建议继续观察
	≥3 个月	儿童粗大运动能力需加强训练。头颈控制稳定性差。建议进行头颈各方向运动的肌群力量（如俯卧位抬头、仰卧位抬头）的训练等
2 级	＜8 个月	目前粗大运动暂时无明显异常，建议继续观察
	≥8 个月	儿童粗大运动能力需加强训练。躯干稳定性差，肌肉力量较弱。建议进行头颈、躯干、坐位控制能力的训练。如抬头训练、翻身训练、坐位训练等
3 级	＜12 个月	目前粗大运动暂时无明显异常，建议继续观察
	≥12 个月	儿童粗大运动能力急需加强训练。躯干稳定性尚可，下肢肌肉力量弱，不能负重。建议进行跪位、站位能力训练。如双手双膝支撑训练、双膝跪位训练、扶物体站立训练、不扶物体独自站立训练等

续表

等级	年龄段（与结果及建议智能匹配）	判定结果及建议
4级	＜2岁	目前粗大运动暂时无明显异常，建议继续观察
	≥2岁	儿童粗大运动能力需加强训练。躯干稳定性尚可，下肢肌肉力量较弱，步行能力差。建议进行下肢力量、步行能力训练。如扶着物体两条小腿绑上沙袋做原地踏步走训练等
5级	＜3岁	目前粗大运动暂时无明显异常，建议继续观察
	≥3岁	儿童粗大运动能力需加强训练。步行能力尚可，但下肢肌肉力量稍弱，膝关节控制能力较差，平衡及协调性差。建议进行下肢力量、平衡协调性、上下楼梯能力的训练。如两条小腿绑上沙袋平地行走训练等
6级	＜4岁	目前粗大运动暂时无明显异常，建议继续观察
	≥4岁	儿童粗大运动能力尚需部分针对性的训练。下肢肌力稍弱。建议进行下肢力量、动态平衡能力的训练。如两条小腿绑沙袋上下楼梯，走独木桥训练等
7级	＜5岁	目前粗大运动暂时无明显异常，建议继续观察
	≥5岁	儿童粗大运动能力尚需部分针对性的训练。动态平衡能力尚可，下肢小腿肌力稍弱。建议进行小腿肌肉力量训练。如屈膝90°坐位下，双小腿依次抵抗阻力（弹性绷带）向后勾脚等
8级	≥5岁	目前粗大运动暂时无明显异常，建议继续观察

（二）粗大运动专项筛查

粗大运动专项筛查通过考察儿童在主要粗大运动项目中的表现，结合儿童的生理年龄判断儿童的运动发育水平，并根据儿童的具体表现推荐相应的粗大运动康复方案和康复资源。结果为得分／满分（70分）×100%，具体内容见表4-2-8，给出的判定结果见表4-2-9。

表4-2-8 粗大运动专项筛查表

项目	操作方法	示意图	评分标准
1. 抬头	儿童俯卧位，康复治疗师拿能发出响声的玩具在儿童头前上方诱导其抬头		0—完全不能抬头 1—能抬头30°—45°，并坚持1—3 s 2—能抬头50°—90°，并坚持1—3 s

项目	操作方法	示意图	评分标准
2. 俯卧位上肢支撑	1. 儿童俯卧位。康复治疗师将其摆成双肘支撑位，观察其是否可以独自双肘支撑，头抬高，胸部离开床面 2. 康复治疗师将其摆成双上肢支撑位，观察其是否可以独自双上肢支撑，头抬高，胸部离开床面		0—完全不能支撑 1—能完成双肘支撑 2—能伸展双上肢支撑
3. 翻身（向右）	1. 儿童俯卧位。向右翻身至仰卧位，康复治疗师可在儿童右边用玩具诱导其翻身 2. 儿童仰卧位。向右翻身至俯卧位，康复治疗师可在儿童右边用玩具诱导其翻身		0—完全不能翻身 1—能完成俯卧位到仰卧位翻身或仰卧位到俯卧位翻身 2—能完成俯卧位到仰卧位翻身和仰卧位到俯卧位翻身
4. 翻身（向左）	1. 儿童俯卧位。向左翻身至仰卧位，康复治疗师可在儿童左边用玩具诱导其翻身 2. 儿童仰卧位。向左翻身至俯卧位，康复治疗师可在儿童左边用玩具诱导其翻身		0—完全不能翻身 1—能完成俯卧位到仰卧位翻身或仰卧位到俯卧位翻身 2—能完成俯卧位到仰卧位翻身和仰卧位到俯卧位翻身
5. 平地坐	儿童自主坐在床上，康复治疗师拿玩具诱导其直起身子坐位去拿玩具		0—完全不能坐 1—能双上肢前支撑维持坐位 2—能双手无支撑下独坐，直起身子看向或伸手去拿玩具

项目	操作方法	示意图	评分标准
6. 爬行	儿童俯卧位，向前方爬行。康复治疗师可在其前方用玩具诱导儿童向前爬		0—完全不能爬行 1—能腹爬 2—能手膝交替向前爬行
7. 坐矮凳	儿童坐在矮凳上（高度与儿童小腿长度相当），保持屈髋屈膝90°、双脚全脚掌踩在地上的姿势		0—完全不能坐矮凳 1—能上肢扶物坐矮凳 2—能不支撑独自坐矮凳
8. 坐—站转移	儿童坐在凳子上，双脚全脚掌踩在地上。康复治疗师嘱咐其站起来，然后再坐下		0—完全不能完成坐—站转移 1—能上肢扶物完成坐—站转移 2—能不支撑独自完成坐—站转移
9. 站立	儿童双下肢直立站立		0—完全不能站立 1—能上肢扶物下完成直立站立 2—能不辅助独自站立
10. 站位平衡	儿童双下肢直立站立。康复治疗师拿玩具放在儿童面前，要求儿童伸手去拿		0—完全不能伸手或伸手后跌倒 1—能上肢扶物下完成伸手拿玩具 2—能不辅助独自完成伸手拿玩具

项目	操作方法	示意图	评分标准
11. 爬台阶	让儿童爬约 20 cm 高的台阶		0—完全不能爬上台阶 1—能在帮助下爬上台阶 2—能无须帮助独自爬上台阶
12. 双膝跪走	儿童双膝支撑直立跪位，然后双膝直跪向前行		0—完全不能双膝跪走 1—能扶物双膝直立跪走 2—能无须任何辅助下独自双膝直跪向前行
13. 跪—站转移（左下肢）	儿童双膝支撑直立跪位，康复治疗师嘱咐其左下肢 90° 屈膝向前撑地，然后站起来，完成跪—站转移		0—完全不能完成跪—站转移 1—能上肢扶物完成跪—站转移 2—能不支撑独自完成跪—站转移
14. 跪—站转移（右下肢）	儿童双膝支撑直立跪位，康复治疗师嘱咐其右下肢 90° 屈膝向前撑地，然后站起来，完成跪—站转移		0—完全不能完成跪—站转移 1—能上肢扶物完成跪—站转移 2—能不支撑独自完成跪—站转移
15. 向前行走	儿童站立位向前行走		0—完全不能向前行走 1—能扶物向前行走 2—能独自向前行走 2—3 m
16. 向后走	儿童站立位向后行走		0—完全不能向后行走 1—能扶物向后行走 2—能独自向后行走 2—3 m

续表

项目	操作方法	示意图	评分标准
17. 上斜坡	让儿童站立位向上走坡度适中的斜坡（角度为20°—30°）		0—完全不能上斜坡 1—能在帮助下上斜坡 2—能无须帮助独自上斜坡
18. 下斜坡	让儿童站立位向下走坡度适中的斜坡（角度约为30°）		0—完全不能下斜坡 1—能在帮助下下斜坡 2—能无须帮助独自下斜坡
19. 上楼梯	让儿童自己上楼梯，观察其动作。不能完成者给予扶助		0—完全不能上楼梯 1—能在帮助下上楼梯 2—能无须帮助独自上楼梯
20. 下楼梯	让儿童自己下楼梯，观察其动作。不能完成者给予扶助		0—完全不能下楼梯 1—能在帮助下下楼梯 2—能无须帮助独自下楼梯
21. 跨物（左下肢）	1.在儿童面前放一个齐脚踝高度的障碍物，让其左脚跨过去，然后右脚跟过去跨过障碍物 2.在儿童面前放一个与其小腿中部高度相当的障碍物，让其左脚跨过去，然后右脚跟过去跨过障碍物		0—完全不能跨物 1—能跨过齐脚踝高度的障碍物 2—能跨过与其小腿中部高度相当的障碍物

项目	操作方法	示意图	评分标准
22. 跨物（右下肢）	1. 在儿童面前放一个齐脚踝高度的障碍物，让其右脚跨过去，然后左脚跟过去跨过障碍物 2. 在儿童面前放一个与其小腿中部高度相当的障碍物，让其右脚跨过去，然后左脚跟过去跨过障碍物		0—完全不能跨物 1—能跨过齐脚踝高度的障碍物 2—能跨过与其小腿中部高度相当的障碍物
23. 向前跑步	让儿童向前跑，然后跑步状态下转弯。康复治疗师可先做跑步的动作让儿童模仿		0—完全不能跑 1—能向前跑 2—能向前跑步时转弯
24. 双脚原地跳	让儿童原地双脚跳，双脚离地 5 cm		0—完全不能双脚跳 1—能在帮助下原地双脚跳，双脚离地 5 cm 2—能无须帮助原地双脚跳，双脚离地 5 cm
25. 双脚向前跳	1. 儿童站在地面，双脚齐步向前跳 2. 站在地面上双脚齐步向前跳上 10 cm 高的台阶		0—完全不能向前跳 1—能双脚向前跳超过 10 cm 2—能站在地面上双脚齐步向前跳上 10 cm 高的台阶
26. 单脚原地跳（左脚）	1. 康复治疗师扶助下，让儿童在弹簧床上左脚单脚跳 2. 让儿童原地左脚单脚跳		0—完全不能单脚跳 1—能双手扶持下在弹簧床上单脚跳 2—能原地单脚跳，脚离地 5 cm

项目	操作方法	示意图	评分标准
27. 单脚原地跳（右脚）	1. 康复治疗师扶助下，让儿童在弹簧床上右脚单脚跳 2. 让儿童原地右脚单脚跳		0—完全不能单脚跳 1—能双手扶持下在弹簧床上单脚跳 2—能原地单脚跳，脚离地 5 cm
28. 单脚向前跳（左脚）	儿童站在地面上，左脚单脚向前跳		0—完全不能单脚向前跳 1—能在扶助下单脚向前跳 2—能独自单脚向前跳超过 10 cm
29. 单脚向前跳（右脚）	儿童站在地面上，右脚单脚向前跳		0—完全不能单脚向前跳 1—能在扶助下单脚向前跳 2—能独自单脚向前跳超过 10 cm
30. 侧滑步	1. 让儿童沿着地面上贴的直线侧滑步行走 2. 地面上横着贴一排脚印，每两个之间相隔 35 cm，让儿童侧滑步踩着脚印横着走		0—完全不能侧滑步走 1—能沿着贴在地上的直线侧滑步行走 2—能沿着地上相隔 35cm 的脚印侧滑步横着走
31. 跳绳	让儿童跳绳		0—完全不会跳绳 1—能将绳子甩在地上，然后再跳过绳子 2—能连贯地跳绳
32. 踢球	1. 将小皮球放在地上，让儿童去踢球 2. 将球在地上滚动，让儿童去踢滚动中的球	1.2 m	0—完全不会踢球 1—能踢动静止不动的球 2—能踢中地上滚动的球

续表

项目	操作方法	示意图	评分标准
33. 骑儿童三轮车	让儿童骑儿童三轮车前行，然后转弯		0—完全不能骑儿童三轮车 1—能骑儿童三轮车前行 2—能骑儿童三轮车转弯
34. 骑儿童自行车	让儿童骑儿童自行车前行，然后转弯		0—完全不能骑儿童自行车 1—能骑儿童自行车前行 2—能骑儿童自行车转弯
35. 滑滑板车	让儿童滑可双手扶的滑板车，一只脚踏在滑板车上，另一只脚踏地助跑向前移动滑板车，然后助跑的脚离地，并自行停车		0—完全不能滑滑板车 1—能一只脚踏在滑板车上，另一只脚踏地助跑向前移动滑板车 2—能一只脚踏在滑板车上，另一只脚助跑后离地，并可自行停车

表4-2-9　粗大运动专项筛查记录表

项目	抬头、翻身、爬行						坐、站								走							
题号	1	2	3	4	5	6	7	8	9	10	11	12	13	14	15	16	17	18	19	20	21	22
得分																						

项目	跑、跳								踢球、骑车				总分	总分百分比	备注：
题号	23	24	25	26	27	28	29	30	31	32	33	34	35		
得分														$\Sigma=$ (Q1—Q35)	$\Sigma=$ (Q1—Q35) / 35	

结果判定：

$0 \leqslant$ 总分百分比 $\leqslant 35\%$，表明绝大部分动作均不能完成

$35\% <$ 总分百分比 $\leqslant 60\%$，表明大部分动作不能完成

$60\% <$ 总分百分比 $\leqslant 85\%$，表明部分动作不能完成

$85\% <$ 总分百分比 $\leqslant 100\%$，表明大部分动作能完成

如果哪一项未得到满分 2 分，根据该年龄段应该掌握的粗大运动，给予以下建议。

（1）抬头：建议进行俯卧位抬头、仰卧位抬头的训练。可根据课件"躲猫猫""吃糖果"进行强化训练。

（2）俯卧位上肢支撑：建议进行双上肢支撑的训练。可借助楔形垫或滚筒。可根据课件"找星星"进行强化训练。

（3）翻身（向右）：建议进行向右翻身，从俯卧位翻向仰卧位，以及从仰卧位翻向俯卧位的训练。可借助床单或斜坡。可根据课件"包春卷""小刺猬采水果"进行强化训练。

（4）翻身（向左）：建议进行向左翻身，从俯卧位翻向仰卧位，以及从仰卧位翻向俯卧位的训练。可借助床单或斜坡。可根据课件"包春卷""小刺猬采水果"进行强化训练。

（5）平地坐：建议进行平地长坐的训练。可按照侧坐、扶助下平地长坐、双手支撑长坐、单手支撑长坐、长坐时伸手取物等顺序进行训练。可根据课件"送小松鼠回家"进行强化训练。

（6）爬行：建议进行爬行的训练。可按照匍匐爬行、四点跪位爬行、手膝交替爬行等顺序进行训练。可根据课件"爬隧道"进行强化训练。

（7）坐矮凳：建议进行坐矮凳的训练。可按照双手支撑坐、单手支撑坐、坐在矮凳上拍手、坐在矮凳上伸手拿玩具等顺序进行训练。可根据课件"去春游"进行强化训练。

（8）坐—站转移：建议进行坐—站转移的训练。可按照坐在矮凳上向前推球、坐在矮凳上弯腰捡东西、坐在矮凳上双手扶前面的栏杆站起、坐在矮凳上单手扶前面的栏杆站起、坐在矮凳上向前弯腰站起的顺序进行训练。

（9）站立：建议进行站立的训练。可按照双手扶站、单手扶站、独站的顺序进行训练。

（10）站位平衡：建议进行站位平衡的训练。可按照单手扶助下另一手伸手取物、不扶时双手分别向不同方向取物、有外力推时保持身体平衡、站在平衡板上保持身体平衡的顺序进行训练。可根据课件"月牙船"进行强化训练。

（11）爬台阶：建议进行爬台阶的训练。可按照爬斜坡、爬过小的障碍物、爬低台阶、爬高台阶的顺序进行训练。

（12）双膝跪走：建议进行双膝跪走的训练。可按照双手扶着大笼球双膝直跪向前走、单手扶栏杆双膝直跪向前走、没有扶助下双膝直跪向前走的顺序进行训练。

（13）跪—站转移（左下肢）：建议进行左下肢跪—站转移的训练。可按照双膝跪位左右重心转移训练、康复治疗师扶助下进行左下肢跪—站转移，儿童自己扶物品下左下肢跪—站转移、独自左下肢跪—

站转移的顺序进行训练。可根据课件"今天我是小管家"进行强化训练。

（14）跪—站转移（右下肢）：建议进行右下肢跪—站转移的训练。可按照双膝跪位左右重心转移训练、康复治疗师扶助下进行右下肢跪—站转移，儿童自己扶物品下右下肢跪—站转移、独自右下肢跪—站转移的顺序进行训练。可根据课件"今天我是小管家"进行强化训练。

（15）向前行走：建议进行向前行走的训练。可按照站立位前后重心转移训练、一个步态周期的迈步训练、辅助向前行走、独自向前行走的顺序进行训练。可根据课件"过独木桥"进行强化训练。

（16）向后走：建议进行向后行走的训练。可按照向后迈步、辅助向后行走、独自向后行走的顺序进行训练。

（17）上斜坡：建议进行上斜坡的训练。可按照站在斜坡上保持平衡（面向逐渐增高的方向）、扶儿童的单手上斜坡、独自上斜坡的顺序进行训练。

（18）下斜坡：建议进行下斜坡的训练。可按照站在斜坡上保持平衡（面向逐渐降低的方向）、扶儿童的单手下斜坡、独自下斜坡的顺序进行训练。

（19）上楼梯：建议进行上楼梯的训练。可按照双手扶横栏侧身上一个台阶；双手扶横栏侧身两步一级上两级楼梯；一手扶横栏，一手扶家长一步一级上四级楼梯；单手扶横栏一步一级上四级楼梯的顺序进行训练。

（20）下楼梯：建议进行下楼梯的训练。可按照双手扶横栏侧身下一个台阶；双手扶横栏侧身两步一级下两级楼梯；一手扶横栏，一手扶家长一步一级下四级楼梯；单手扶横栏一步一级下四级楼梯的顺序进行训练。

（21）跨物（左下肢）：建议进行左下肢跨物的训练。可按照踏大步向前行走；左下肢跨入小呼啦圈；跨过 5 cm 高的横栏；站在木板上，跨到相距 15 cm 的另外一个木板上的顺序进行训练。

（22）跨物（右下肢）：建议进行右下肢跨物的训练。可按照踏大步向前行走；右下肢跨入小呼啦圈；跨过 5 cm 高的横栏；站在木板上，跨到相距 15 cm 的另外一个木板上的顺序进行训练。

（23）向前跑步：建议进行向前跑的训练。可按照双手扶助下向前急步行走、推着大球向前急步走、独自向前急步走、向前跑 2 m、向前跑 4 m 的顺序进行训练。

（24）双脚原地跳：建议进行双脚原地跳的训练。可按照站立时跟着成人重复蹲下—站立的动作、扶助下在弹簧床上连续快速屈伸双腿、双手扶助下原地跳、单手扶助下原地跳、独自原地跳双脚离地 5 cm 的顺序进行训练。

（25）双脚向前跳：建议进行双脚向前跳的训练。可按照双脚跳过地上的横线、向前跳 10 cm、向前跳 30—40 cm、向前跳 40—60 cm、向前跳上 10 cm 高的台阶、向前连续跳 10 次的顺序进行训练。

（26）单脚原地跳（左脚）：建议进行左脚单脚原地跳的训练。可按照双手扶助下在弹簧床上左脚站立，家长弹动弹簧床；双手扶助下左脚单脚站立弯腰捡物品；双手扶助下左脚站立在平地上做下蹲—起立的动作；双手扶助下左脚提起脚跟连续 10 次；双手扶助下做单脚跳的动作；自己扶墙做单脚跳的动作的顺序进行训练。

（27）单脚原地跳（右脚）：建议进行右脚单脚原地跳的训练。可按照双手扶助下在弹簧床上右脚站立，家长弹动弹簧床；双手扶助下右脚单脚站立弯腰捡物品；双手扶助下右脚站立在平地上做下蹲—起立的动作；双手扶助下右脚提起脚跟连续 10 次；双手扶助下做单脚跳的动作；自己扶墙做单脚跳的动作的顺序进行训练。

（28）单脚向前跳（左脚）：建议进行左脚单脚向前跳的训练。可按照左脚单脚跳过地上的横线、左脚单脚连续向前跳 3 次，左脚单脚向前跳 15 cm、左脚单脚连续向前跳 8 次，左脚单脚向前跳 40 cm 的顺序进行训练。

（29）单脚向前跳（右脚）：建议进行右脚单脚向前跳的训练。可按照右脚单脚跳过地上的横线、右脚单脚连续向前跳 3 次，右脚单脚向前跳 15 cm、右脚单脚连续向前跳 8 次，右脚单脚向前跳 40 cm 的顺序进行训练。

（30）侧滑步：建议进行侧滑步的训练，两侧轮流练习。可按照沿着绳子快速横着走、沿着地面上两两相距 30 cm 的脚印横着走、沿着地面上两两相距 60 cm 的脚印横着走、3 s 内快速横着走 2 m、连续侧滑步 3 m 的顺序进行训练。

（31）跳绳：建议进行跳绳的训练。可按照将绳子从身后甩到身前，脚迈步跨过绳子、将绳子从身后甩到身前，脚跳过绳子、加速前面两项运动进行手脚协调的训练、连贯跳绳的顺序进行训练。

（32）踢球：建议进行踢球的训练。可按照坐位直接抬脚向前踢静止的球，坐位脚向后勾再用力向前踢静止的球，站立位重复前两项运动，然后再按照以上顺序踢悬吊着的球、滚动过来的球的顺序进行训练。

（33）骑儿童三轮车：建议进行骑儿童三轮车的训练。可按照成人帮助掌控车把，儿童骑儿童三轮车前行；成人帮助掌控车把，儿童骑儿童三轮车前行后转弯；儿童独自进行以上两个活动的顺序进行训练。

（34）骑儿童自行车：建议进行骑儿童自行车的训练。可按照成人帮助掌控车把，儿童骑儿童自行车前行；成人帮助掌控车把，儿童骑儿童自行车前行后转弯；儿童独自进行以上两个活动的顺序进行训练。

（35）滑滑板车：建议进行滑滑板车的训练。可按照成人帮助掌控车把，儿童单脚滑动滑板车前行；成人帮助掌控车把，儿童单脚滑动滑板车后能够双脚站在前行的滑板车上；儿童独自进行以上两个活动的顺序进行训练。

三、粗大运动功能评估量表（GMFM）

（一）简介

粗大运动功能评估量表（Gross Motor Function Measure，GMFM）用于测量脑瘫儿童的粗大运动状况、随时间出现或由于干预而出现的运动功能改变，是目前脑瘫儿童粗大运动评估中使用最广泛的量表。同时，它也被证实可以在患有唐氏综合征及精神与运动发育迟缓的儿童中使用。粗大运动功能评估量表是目前公认的粗大运动测试量表，可和其他量表进行平行效度分析。

此量表由 Russrll 始创于 1989 年，当年确定的初版粗大运动功能评估量表由 88 项构成，1993 年进行了修订。目前使用的 GMFM-88 根据 1993 年的修订版本转译而来，由从事儿童康复的主治医生及康复治疗师各一名进行翻译，并经专家鉴定。由于该量表未涉及宗教、文化背景，因而未进行回译。GMFM-88 共 88 个项目，分为 5 个能区：A 区，卧位与翻身（17 项）；B 区，坐位（20 项）；C 区，爬和跪（14 项）；D 区，站立位（13 项）；E 区，行走与跑、跳（24 项）。每项内容均按 0 分、1 分、2 分、3 分 4 级评分。

2000 年，Russell 等使用 Rasch 分析法对粗大运动功能评估量表进行了信度和效度分析，确立了新的版本 GMFM-66。GMFM-66 属于等距量表，提高了总分和变化分数的可理解性，能够更加合理、客观地反映脑瘫儿童的粗大运动发育变化。Russell 等[1] 在确立 GMFM-66 时虽然使用了较大的样本量，但是年龄的跨度较大，2 岁以下的样本只占总样本的 3%，2—4 岁的样本占 17%。经过 Rasch 分析后的 GMFM-66 删除了许多能力值较低的测试项目，删除的 22 个项目全部集中在 A、B、C 区，尤其以能力值较低的 A 区居多，原有的 17 项中被删除了 13 项，所以 GMFM-66 在低年龄脑瘫儿童中的信度和效度尚有待确定。复旦大学附属儿科医院史惟等以 0—3 岁年龄段的儿童为对象，用 GMFM-88 测定获得的结果为样本进行 Rasch 分析，重新确定与此年龄段相适应的测试项目和能力分值，将这些分值与相应 GMFM-66 分值进行比较，来研究 GMFM-66 在 0—3 岁脑瘫儿童粗大运动功能评估中的信度和效度，判断是否需要重新建立适应 0—3 岁年龄段的粗大运动功能评估量表版本。

经过 Rasch 分析后的 GMFM-66 具有以下特点：① 属于等距量表，提高了能力分值并改变分值的可理解性。② 确定了测试项目的难度顺序。③ 删除了部分不适合项目，增加了评估的单维性。④ 符合心理测定学意义上的信度、效度。GMFM-66 的最终分值需要通过配置的统计软件 Gross Motor Ability Estimator（Version 1，2002）才能得出。由于 GMFM-66 版本不能对 5 个能区进行分区或组合评估，所以目前 GMFM-88 版本依然得到广泛使用。

（二）量表的意义与作用

粗大运动功能评估量表所测试的是儿童完成某个项目的程度，用不同的分数对儿童某一项运动功能进行量化，而不是评估完成动作的质量，其主要作用是跟踪观察儿童粗大运动功能的发育状况，分析和预测不同类型、不同程度儿童粗大运动发育轨迹和结局，并和其他评估指标相结合，全面分析影响运动功能的因素，有效促进儿童运动发育的研究和运动控制的研究。

（三）量表的组成

1. GMFM-88 结构

GMFM-88 共有 88 项，将全部内容分为 5 个能区，每项原始分为 3 分，总原始分为

① Russell D J, Rosenbaum P L, Cadman D T, et al. The Gross Motor Function Measure: a Means to Evaluate the Effects of Physical Therapy[J]. Developmental Medicine & Child Neurology, 1989, 31(3): 341-352.

264 分。其中，A 区，卧位与翻身，计 17 项，总原始分为 51 分；B 区，坐位，计 20 项，总原始分为 60 分；C 区，爬和跪，计 14 项，总原始分为 42 分；D 区，站立位，计 13 项，总原始分为 39 分；E 区，行走与跑、跳，计 24 项，总原始分为 72 分。

2. GMFM-88 评分标准与结果

GMFM-88 每一项都为 4 级评分，具体标准如下：0 分，完全不能进行要求的动作（动作没有出现的迹象）；1 分，可完成动作的一部分（动作开始出现），完成动作＜ 10%；2 分，部分完成动作，10% ＜完成＜ 100%；3 分，可全部完成动作。

GMFM-88 评分结果计算方法如下：

（1）各能区百分比的计算方法：能区原始分与各自总分相除，乘以 100%。

（2）总百分比：5 个能区原始分与各自总分相除，乘以 100% 之和再除以 5。

（3）目标区分值：选定目标能区原始分与各自总分相除，乘以 100% 之和再除以所选定能区数。

（四）评估的原则

评估的原则包括以下几个方面：一是强调身心全面评估。二是重视儿童异常发育特点和儿童的功能及潜在能力。三是正确判断原发损伤和继发障碍。四是进行运动功能评估的同时，判断是否合并其他功能障碍。五是遵循循证医学的原则，重视量化指标及客观依据。六是以评估为开始，将评估贯穿于康复治疗全程的不同阶段。

（五）评估的要求

1. 时间要求

完成一次评估要花 45—60 分钟，如果一次完成测试有困难，可以分成多个部分进行，上个部分完成的动作在下个部分中不应重复，全部测试必须在一周内完成。

2. 场地要求

测试的房间应该要足够大，温度适宜。所有需要用的设施都应提前准备好，对设施进行的任何改动都应做记录，保持前后一致。卧位与翻身、坐位、爬和跪的项目应该在垫子上进行，站立位和行走与跑、跳的项目应该在地板上进行（部分可在垫子上）。儿童应尽量少穿衣服，不可以穿鞋。

3. 测试过程的要求

（1）逐项测试：一定要按项目顺序进行逐一测试，即使下一个项目能够完成也不能认为上一个项目就一定也能完成，因为每个能区最后的项目要比下一个能区开始的项目难度大。

（2）测试时的尝试与指导：每个项目最多可以做三次尝试，儿童自发表现出的动作也计为一次。对任何项目都可以用语言指示和示范，必要时也可以先帮助儿童完成一次后再进行测试。

（3）降低情绪等的影响：儿童的依从性和情绪会影响测试结果，对于儿童能完成而又拒绝做的动作可以留到测试最后进行。

（4）给分要求：儿童没有尝试去完成的动作均计为 0 分，多做测试前期的观察，确保测试结果尽可能地反映儿童的真正水平，任何跳过的项目均应计 0 分。

4. 常规测试过程

在测试前，儿童、家长和测试者一起在测试场所交谈或游戏 3—5 分钟，目的是安定儿童的情绪，同时观察儿童的表现，在测试用纸上记录所观察到的儿童的自发运动情况。然后，安排儿童从容易的项目开始测试，目的是增强儿童的自信心。如果儿童的情绪不稳定，可以暂时中断片刻，保持儿童持续的运动兴趣是测试成功的关键点。

在完成 88 项测试后，将每项测试结果输入粗大运动功能评估量表软件制成的数据库并打印测试结果，也可手工计算。然后，向家长解释结果，包括儿童发育状况分析、潜在运动能力分析和疗效分析等。

5. 测试间隔时间

小于 1 岁的儿童，至少 3 个月一次，最好每个月一次；1—3 岁的儿童，3 个月一次；3—6 岁的儿童，接受康复治疗者 3 个月一次，观察者 6 个月一次；6 岁以上的儿童，可以一年一次。

6. 特殊儿童的测试

第一次测试应该去掉鞋（包括矫形鞋）和辅助设备等，如果儿童平时一直应用矫形鞋和辅助设备，可以穿上后再测一次，但不需要重复所有的项目，用矫形鞋和辅助设备后测试改变的分数应做标记。

（六）具体评估项目

粗大运动功能评估量表的具体评估项目见表 4-2-10。

表 4-2-10　粗大运动功能评估量表（GMFM-88）

项目	得 分		
	第一次评估	第二次评估	第三次评估
	0　1　2　3	0　1　2　3	0　1　2　3
A 区，卧位与翻身（17 项），51 分			
1. 仰卧位：头正中位，最大限度左右对称转动头部			
2. 仰卧位：双手于正中位，双手合拢			
3. 仰卧位：抬头 45°			
4. 仰卧位：右侧髋、膝关节在生理活动范围内屈曲			
5. 仰卧位：左侧髋、膝关节在生理活动范围内屈曲			

项目	得分		
	第一次评估	第二次评估	第三次评估
	0 1 2 3	0 1 2 3	0 1 2 3
6. 仰卧位：伸出右上肢、手，越中线抓玩具			
7. 仰卧位：伸出左上肢、手，越中线抓玩具			
8. 仰卧位：向右侧翻身到俯卧位			
9. 仰卧位：向左侧翻身到俯卧位			
10. 俯卧位：竖直抬头			
11. 肘支撑俯卧位：竖直抬头，肘部伸展，胸部离开床面			
12. 肘支撑俯卧位：右前臂水平支撑躯体，左上肢充分向前伸直			
13. 肘支撑俯卧位：左前臂水平支撑躯体，右上肢充分向前伸直			
14. 俯卧位：向右侧翻身到仰卧位			
15. 俯卧位：向左侧翻身到仰卧位			
16. 俯卧位：使用四肢向右侧旋转 90°			
17. 俯卧位：使用四肢向左侧旋转 90°			
B 区，坐位（20 项），60 分			
18. 仰卧位：检查者握婴儿双手，自行牵拉成坐位，头部能控制			
19. 仰卧位：向右侧翻身到坐位			
20. 仰卧位：向左侧翻身到坐位			
21. 坐于垫子上：检查者支撑胸部，头部保持正中位 3 s			
22. 坐于垫子上：检查者支撑胸部，头部保持正中位 10 s			
23. 用上肢支撑坐于垫子上，保持 5 s			
24. 坐于垫子上：没有上肢支撑，保持 3 s			
25. 坐于垫子上：身体前倾触摸玩具后，不用上肢支撑恢复坐位			
26. 坐于垫子上：触摸右后方 45° 玩具后恢复坐位			
27. 坐于垫子上：触摸左后方 45° 玩具后恢复坐位			
28. 右侧坐：没有上肢支撑，保持 5 s			
29. 左侧坐：没有上肢支撑，保持 5 s			

项目	得分								
	第一次评估			第二次评估			第三次评估		
	0 1 2 3			0 1 2 3			0 1 2 3		
30. 坐于垫子上：有控制地从坐位趴成俯卧位									
31. 足向前坐于垫子上：向右侧转成四点支撑位									
32. 足向前坐于垫子上：向左侧转成四点支撑位									
33. 坐于垫子上：不使用上肢辅助，躯体旋转 90°									
34. 坐于椅凳上：不使用上肢和足支撑，保持 10 s									
35. 站立位：从站位坐到凳子上									
36. 坐在地板上：从地板上坐到凳子上									
37. 坐在地板上：从地板上坐到椅子上									
C 区，爬和跪（14 项），42 分									
38. 俯卧位：向前方腹爬 1.8 m									
39. 四点支撑位：用手与膝支撑身体，保持 10 s									
40. 四点支撑位：从四点位到坐位，不用手支撑									
41. 俯卧位：转成四点支撑位，用手、膝负重									
42. 四点支撑位：右上肢前伸，手高于肩									
43. 四点支撑位：左上肢前伸，手高于肩									
44. 四点支撑位：向前爬行或拖行 1.8 m									
45. 四点支撑位：向前交替性四点爬 1.8 m									
46. 四点支撑位：用手和膝 / 脚四点爬上四级台阶									
47. 四点支撑位：用手和膝 / 脚后退爬下四级台阶									
48. 坐垫子上：使用上肢支撑转成高跪位，不用上肢支撑，保持 10 s									
49. 高跪位：使用上肢支撑转成右膝半跪，不用上肢支撑，保持 10 s									
50. 高跪位：使用上肢支撑转成左膝半跪，不用上肢支撑，保持 10 s									
51. 高跪位：双膝行走 10 步，不用上肢支撑									
D 区，站立位（13 项），39 分									
52. 坐在地板上：扶椅子站立									

项目	得分								
	第一次评估				第二次评估				第三次评估
	0　1　2　3				0　1　2　3				0　1　2　3
53. 站立：不用上肢支撑，保持3 s									
54. 站立：单手抓住椅子，右脚抬起，保持3 s									
55. 站立：单手抓住椅子，左脚抬起，保持3 s									
56. 站立：不用上肢辅助，保持20 s									
57. 站立：不用上肢辅助，左脚抬起10 s									
58. 站立：不用上肢辅助，右脚抬起10 s									
59. 凳子坐位：转成站立位，不用上肢辅助									
60. 高跪位：通过右膝半跪到站立，不用上肢辅助									
61. 高跪位：通过左膝半跪到站立，不用上肢辅助									
62. 站立位：有控制地下降到地板坐位，不用上肢辅助									
63. 站立位：转成蹲位，不用上肢辅助									
64. 站立位：从地板上拾物后，恢复站立位，不用上肢辅助									
E区，行走与跑、跳（24项），72分									
65. 站立：双手扶栏杆，向右侧横走5步									
66. 站立：双手扶栏杆，向左侧横走5步									
67. 站立：牵双手向前走10步									
68. 站立：牵单手向前走10步									
69. 站立：不用扶持，向前走10步									
70. 站立：向前走10步，停止，转身180°，返回									
71. 站立：后退10步									
72. 站立：双手提大物品，向前走10步									
73. 站立：在20cm宽的平行线之间，连续向前走10步									
74. 站立：在2cm宽的直线上，连续向前走10步									
75. 站立：右脚跨过膝盖高度的木棒									
76. 站立：左脚跨过膝盖高度的木棒									
77. 站立：向前跑4.6 m，停止，返回									

续表

项目	得分										
	第一次评估				第二次评估				第三次评估		
	0　1　2　3				0　1　2　3				0　1　2　3		
78. 站立：右脚踢球											
79. 站立：左脚踢球											
80. 站立：两脚同时跳高 30cm											
81. 站立：两脚同时跳远 30cm											
82. 右足单立：在直径 60cm 的圆圈内，右脚单跳 10 次											
83. 左足单立：在直径 60cm 的圆圈内，左脚单跳 10 次											
84. 站立：抓一侧栏杆，上四级台阶，交替出足											
85. 站立：抓一侧栏杆，下四级台阶，交替出足											
86. 站立：不用扶栏杆，上四级台阶，交替出足											
87. 站立：不用扶栏杆，下四级台阶，交替出足											
88. 站在 15cm 高的台阶：两足同时跳下											
评分标准： 0 分：指完全不能完成（做） 1 分：指仅能开始会做（完成动作＜10%） 2 分：指部分（10%＜完成＜100%） 3 分：指能顺利圆满完成（100% 完成） 评分结果： ① 原始分：5 个能区的原始分 ② 总百分比：5 个能区原始分占各自总分百分比之和再除以 5	得分 日期 评估者 原始分 总百分比				得分 日期 评估者 原始分 总百分比				得分 日期 评估者 原始分 总百分比		

四、Peabody 运动发育评定量表（粗大运动部分）

Peabody 运动发育评定量表（Peabody Developmental Motor Scale, PDMS）是目前在国外康复界和儿童早期干预领域中被广泛应用的一个全面的运动功能评估量表。现在国内引进使用的是在此基础上进一步完善的第 2 版，出版于 2000 年，称为 PDMS-2，用于测试 0—6 岁儿童的运动技能。[1] 与其他量表不同的是，该量表还配套有运动发育干预方案，可根据评测结果确立训练目标和训练方案。训练方案中的每个训练项目都与 Peabody 运动发育评定量表第 2 版评估的项目相对应，针对性强，可以对儿童的运动落

① 李海霞，郝青英 . Peabody 运动发育量表及配套运动训练方案在运动发育落后患儿中的应用［J］. 中国优生与遗传杂志，2008（3）：122-123.

后项目进行有目的的训练，在短时间内迅速提高各能区的运动技能。

该量表兼具定量和定性功能，由6个分测验组成，包括反射、姿势、移动、实物操作、抓握和视觉运动整合，共249项，其中前4个为粗大运动评估量表，后2个为精细运动评估量表，可以分别对儿童的粗大运动和精细运动发育水平进行评估。在这一节我们只介绍粗大运动部分，精细运动部分将在本章第三节介绍。

（一）评估内容

Peabody运动发育评定量表第2版粗大运动评估量表包括151项。在具体的量表项目安排上包括以下内容。

1. 反射分测验

共8项，测试儿童对环境刺激进行自动反应的能力。因为到了12个月的时候，这些反射都已经被整合了，所以该分测验只适用于12个月以下（不含12个月）的婴儿。

2. 姿势分测验

共30项，测试儿童持续控制自己的身体、维持自己的重心和平衡的能力。

3. 移动分测验

共89项，测试儿童从一个地方移动到另外一个地方的能力，测试内容包括爬、走、跑、蹲和向前跳的能力。

4. 实物操作分测验

共24项，测试儿童控制球的能力。测试中作为例子的活动包括抓、扔和踢球。因为这些技能在儿童12个月以上时才可能出现，所以该分测验适用于12个月以上的儿童。

粗大运动功能测试的内容根据每个儿童的年龄而有所不同，12个月以下（不含12个月）的婴儿需要测试反射、姿势和移动3个分测验，而12个月及以上的儿童则要测试姿势、移动和实物操作3个分测验。

（二）分数计算

Peabody运动发育评定量表第2版中的每个项目都采用3级评分，即0、1、2分，评分标准为：如果儿童能够全部完成特定的动作，给2分；如果有明确的意愿去做，但未能完成动作，给1分；如果根本就没有完成动作的意识，也没有迹象表明这个动作正在发展出来，给0分。在具体测试过程中，针对每一个具体的测试项目，Peabody运动发育评定量表第2版都有很具体的3级评分标准，可以使测试者很容易地给出准确的评分结果。其结果用粗大运动发育商（Gross Motor Quotient，GMQ）表示。

精细运动发育评估

精细运动能力着重于上肢的功能，上肢精细运动是在人体获得了基本的姿势和移动能力发育的基础上发展起来的。视觉功能的发育同样受到姿势和移动能力发育的影响，同时又反过来促进上肢精细动作的发育。因此，姿势和移动、上肢功能与视觉功能三者之间相互作用、相互促进。精细运动发育评估包括精细运动功能筛查表、标准化的精细运动功能评估量表等。

一、精细运动功能分级系统（MACS）

瑞典学者 Eliasson 等人于 2006 年发表了针对脑瘫儿童手功能的精细运动功能分级系统（Manual Ability Classification System，MACS），对脑瘫儿童在日常生活中操作物品的能力进行分级，[1]旨在描述哪一个级别能够最佳地反映儿童在家庭、学校和社区中的日常表现，评定日常活动中的双手参与能力（并非单独评定每一只手），适用于 4—18 岁脑瘫儿童。中文版精细运动功能分级系统具有很好的信度和效度。具体评价标准如下：

Ⅰ级：能轻易成功地操作物品，最多只在手的操作速度和准确性（操作轻易性）上表现出能力受限，然而这些受限不会影响日常活动的独立性。

Ⅱ级：能操作大多数物品，但在完成质量和 / 或速度方面受到一定影响，在避免某些活动或完成某些活动时可能有一定难度；会采用另外的操作方式，但是手部能力通常不会限制日常生活的独立性。

Ⅲ级：操作物品困难，需要帮助准备和 / 或调整活动，操作速度慢，

① Eliasson A C, Krumlinde-Sundholm L, Rösblad B, et al. The Manual Ability Classification System (MACS) for Children with Cerebral Palsy: Scale Development and Evidence of Validity and Reliability[J]. Developmental Medicine and Child Neurology, 2006, 48(7): 549-554.

在质量或数量上能有限程度地成功完成；如果对活动进行准备或调整，仍能进行独立操作。

Ⅳ级：在调整的情况下，可以操作有限的简单物品，通过努力可以完成部分活动，但是完成的成功度有限，部分活动需要持续的支持与帮助和/或调整设备。

Ⅴ级：不能操作物品，进行简单活动的能力严重受限，完全需要辅助。

Ⅰ级和Ⅱ级之间的区别：Ⅰ级脑瘫儿童在操作非常小、非常重或易碎物品时可能受限，这些操作需要仔细的精细运动控制或双手间的有效协调。在新的不熟悉的情况下也可能出现操作受限。Ⅱ级脑瘫儿童能完成的操作几乎与Ⅰ级脑瘫儿童一样，但是在操作时质量下降或速度较慢。双手之间的功能差异会影响操作的有效性。Ⅱ级脑瘫儿童通常会尽量简单地操作物品，比如采用平面支持手部的操作方法取代通过双手进行物品操作。

Ⅱ级和Ⅲ级之间的区别：Ⅱ级脑瘫儿童虽然在操作时质量和速度上有所下降，但能操作大多数物品。Ⅲ级脑瘫儿童由于伸手或操作物品能力受限，通常需要获得帮助以做好活动准备和/或调整环境，其独立性程度与周围环境的支持程度相关。

Ⅲ级和Ⅳ级之间的区别：当预先做好环境安排，得到监护和充足的时间，Ⅲ级脑瘫儿童能完成一些选择性的活动。Ⅳ级脑瘫儿童在活动中需要持续帮助，最多能够有意义地参与某些活动的部分内容。

Ⅳ级和Ⅴ级之间的区别：Ⅳ级脑瘫儿童能完成某些活动的一部分，但是需要持续的帮助。Ⅴ级脑瘫儿童最多能在特殊的情况下参与某些简单动作，例如只能按简单的按钮。

二、精细运动功能筛查表

在本章第二节，我们已经介绍了粗大运动综合筛查和粗大运动专项筛查，此处介绍精细运动综合筛查和精细运动专项筛查。

（一）精细运动综合筛查

精细运动功能主要包括儿童是否具备视觉追踪、手的抓握、双手配合、双手交替、正确握笔写字等能力。精细运动能力分为逐级递增的1—9级。根据康复对象实际情况，选择最接近的选项，结果判定及建议见表4-3-1。

1级：不能追视摇铃从左或右边越过中线至另一边。

2级：能追视摇铃从左或右边越过中线至另一边，但不能伸手抓物。

3级：能伸手抓物，但不能将小木棒插入孔板。

4级：能将小木棒插入孔板，但不能运用调羹舀饭放入口中。

5级：能运用调羹舀饭放入口中，但不能双手穿直径约1.5cm、孔的直径6mm的珠子。

6级：能双手穿直径约1.5cm、孔的直径6mm的珠子，但不能在15 s内扣上2粒纽扣。

7级：能在15 s内扣上2粒纽扣，但不能把绳子交叉打结。

8级：能把绳子交叉打结，但不能正确握笔写一些简单的数字和汉字。

9级：能正确握笔写一些简单的数字和汉字。

表 4-3-1　精细运动综合筛查结果判定及建议

等级	年龄段（与结果及建议智能匹配）	判定结果及建议
1 级	＜6 个月	目前精细运动暂时无明显异常，建议继续观察
	≥6 个月	儿童精细运动能力急需加强训练。视觉追踪能力差。建议进行眼球各方向运动视觉追踪能力训练。如在儿童眼前 30cm 距离处用发声的物体左右方向移动，诱导视觉注意，要求目光跟着物体的移动而移动等
2 级	＜12 个月	目前精细运动暂时无明显异常，建议继续观察
	≥12 个月	儿童精细运动能力急需加强训练。视觉追踪能力尚可，手掌基本抓握能力差。建议进行手掌感知觉及肌肉力量训练。如让儿童抓握软硬不同、形状不同的物体增加感知觉，抓握有弹性的小球增加肌肉力量等
3 级	＜18 个月	目前精细运动暂时无明显异常，建议继续观察
	≥18 个月	儿童精细运动能力需加强训练。基本上肢屈伸及抓握能力尚可，手眼协调能力较差。建议进行上肢肌肉力量、控制能力的训练。如双上肢向前平举、向侧方平举，共保持 20 s 等
4 级	＜2 岁	目前精细运动暂时无明显异常，建议继续观察
	≥2 岁	儿童精细运动能力需加强训练。粗略手眼协调能力尚可，前臂旋转肌群力量较弱。建议进行前臂旋前旋后的训练。如双手各拿一个杯子，其中一个杯子里面放大半杯珠子倒入另外一个杯子里，双手交替进行；模拟用调羹将碗里面的食物放进嘴巴的训练等
5 级	＜2 岁 6 个月	目前精细运动暂时无明显异常，建议继续观察
	≥2 岁 6 个月	儿童精细运动能力尚需部分针对性的训练。上肢的基本运动能力尚可，双手配合及交替能力较差，精细手眼协调能力较差。建议进行双手配合、双手交替、手眼协调能力训练。如双手配合搭八块以上的积木、穿珠子训练等
6 级	＜4 岁	目前精细运动暂时无明显异常，建议继续观察
	≥4 岁	儿童精细运动能力尚需部分针对性的训练。双手交替及精细手眼协调能力尚可，双手配合精细操作物品能力稍差。建议进行解开、扣上纽扣等精细动作训练。如给别人、给自己解开和扣上纽扣等
7 级	＜5 岁	目前精细运动暂时无明显异常，建议继续观察
	≥5 岁	儿童精细运动能力尚需部分针对性的训练。双手交替及精细手眼协调能力尚可，双手分离、配合、交替综合运动能力较差。建议进行三方面的统合训练。如练习绳子打结、系鞋带等

等级	年龄段 （与结果及建议智 能匹配）	判定结果及建议
8 级	＜6 岁	目前精细运动暂时无明显异常，建议继续观察
	≥6 岁	儿童精细运动能力尚需部分针对性的训练。双手分离、配合、交替综合运动能力尚可，握笔姿势及前臂和手腕的协调控制能力较差。建议进行正确握笔、前臂及手腕运动控制和灵活性训练，然后进行写简单数字和汉字的练习。如正确握笔画直线、竖线、三角形以及物体之间连线等
9 级	≥6 岁	目前精细运动暂时无明显异常，建议继续观察

（二）精细运动专项筛查

精细运动专项筛查通过考察儿童在主要精细运动项目中的表现，结合儿童的生理年龄判断儿童的运动发育水平，并根据儿童的具体表现推荐相应的精细运动康复方案和康复资源。结果为得分/满分（74分）×100%，具体内容见表 4-3-2，给出的判定结果见表 4-3-3。

表 4-3-2 精细运动专项筛查表

项目	操作方法	示意图	评分标准
1. 视觉追踪 （水平方向）	将摇铃放在儿童头部左侧 30 cm 处，摇响摇铃引起儿童注视。沿圆弧状向右侧移动 180° 至儿童头部右侧，然后再原路返回至左侧。让儿童追视摇铃（如果追视时视线转移，可再次摇铃吸引其注意。摇铃时停止移动）	 30cm 左 ——→ 右	0—完全不能视觉追踪 1—能追视摇铃，但不能越过身体中线，或只能 1个方向越过身体中线 2—能追视摇铃并能 2个方向越过身体正中线
2. 视觉追踪 （垂直方向）	将摇铃放在儿童头部前上方 30 cm 处，摇响摇铃引起儿童注视。竖直向下移动摇铃至前下方 30 cm 处，然后再沿原路返回至前上方位置。让儿童追视摇铃（如果追视时视线转移，可再次摇铃吸引其注意。摇铃时停止移动）		0—完全不能视觉追踪 1—能抬头追视摇铃，但不能全范围追视 2—能抬头追视摇铃，并能全范围追视

续表

项目	操作方法	示意图	评分标准
3. 伸手向前抓物（左手）	拿儿童喜欢的玩具放在其面前，固定其右手，让其伸左手去拿玩具		0—完全不能伸手抓物 1—能伸手向前，但动作不充分，或无抓握动作 2—能伸手向前并抓握物体
4. 伸手向前抓物（右手）	拿儿童喜欢的玩具放在其面前，固定其左手，让其伸右手去拿玩具		0—完全不能伸手抓物 1—能伸手向前，但动作不充分，或无抓握动作 2—能伸手向前并抓握物体
5. 伸手过身体中线抓物(左手)	拿儿童喜欢的玩具放在其右边，固定其右手，让其伸左手去拿玩具		0—完全不能伸左手抓物 1—能伸左手向右边，但动作不充分，或无抓握动作 2—能伸左手抓握身体右边的物体
6. 伸手过身体中线抓物(右手)	拿儿童喜欢的玩具放在其左边，固定其左手，让其伸右手去拿玩具		0—完全不能伸右手抓物 1—能伸右手向左边，但动作不充分，或无抓握动作 2—能伸右手抓握身体左边的物体
7. 推玩具小汽车（左手）	儿童端坐在桌子前。玩具小汽车与儿童身体同向放在桌子上，康复治疗师示范左手推玩具小汽车向前移动。让儿童做同样的动作（康复治疗师在儿童身边，与儿童同向面对桌子做动作）		0—完全不能推玩具小汽车 1—能伸左手拿到桌子上的玩具小汽车随意乱动，但不能向前推动玩具小汽车 2—能伸左手推桌子上的玩具小汽车向前移动
8. 推玩具小汽车（右手）	儿童端坐在桌子前。玩具小汽车与儿童身体同向放在桌子上，康复治疗师示范右手推玩具小汽车向前移动。让儿童做同样的动作（康复治疗师在儿童身边，与儿童同向面对桌子做动作）		0—完全不能推玩具小汽车 1—能伸右手拿到桌子上的玩具小汽车随意乱动，但不能向前推动玩具小汽车 2—能伸右手推桌子上的玩具小汽车向前移动

续表

项目	操作方法	示意图	评分标准
9. 拉动玩具（左手）	儿童端坐在桌子前。将绑有绳子的玩具放在儿童左侧前方，康复治疗师示范伸左手拉动绳子将玩具拉向身边。嘱咐儿童做同样的动作（康复治疗师在儿童身边，与儿童同向面对桌子做动作）		0—完全不能拉动玩具 1—能伸左手抓绳子随意乱动，但不能向后拉玩具的绳子 2—能伸左手拉绳子，拉着玩具向后移动
10. 拉动玩具（右手）	儿童端坐在桌子前。将绑有绳子的玩具放在儿童右侧前方，康复治疗师示范伸右手拉动绳子将玩具拉向身边。嘱咐儿童做同样的动作（康复治疗师在儿童身边，与儿童同向面对桌子做动作）		0—完全不能拉动玩具 1—能伸右手抓绳子随意乱动，但不能向后拉玩具的绳子 2—能伸右手拉绳子，拉着玩具向后移动
11. 插木钉（左手）	儿童端坐在桌子边。康复治疗师将木钉放在儿童面前让其左手抓握，嘱咐其将木钉插入木钉板中		0—完全不能插木钉 1—能左手抓握木钉插向钉板，但不能在6 s内插入钉板 2—能左手抓握木钉在6 s内插入钉板
12. 插木钉（右手）	儿童端坐在桌子边。康复治疗师将木钉放在儿童面前让其右手抓握，嘱咐其将木钉插入木钉板中		0—完全不能插木钉 1—能右手抓握木钉插向钉板，但不能在6 s内插入钉板 2—能右手抓握木钉在6 s内插入钉板
13. 对折纸	康复治疗师与儿童面对面坐着，康复治疗师和儿童每人一张纸。康复治疗师示范将纸张对折后按压连接处折出一条痕迹。嘱咐儿童做同样的动作		0—完全不能对折纸 1—能将纸对折，但不能做出明显的折痕痕迹 2—能将纸对折，并且能做出明显的折线痕迹
14. 拔下笔帽	康复治疗师与儿童面对面坐着。康复治疗师示范将笔的笔帽拔下来。然后给儿童一支同样的笔，嘱咐其把笔帽拔下来		0—完全不能拔下笔帽 1—能试图去拔下笔帽，但未成功 2—能顺利将笔帽拔下来

项目	操作方法	示意图	评分标准
15. 抛球	康复治疗师双手抱皮球,向上扬过头顶,然后向前抛出去。让儿童做同样的动作		0—完全不能抛球 1—能拿球向上扬手,但未顺利将球抛出去 2—能拿球向上扬手,顺利将球抛出去
16. 接球	康复治疗师与儿童面对面站着,相距 1.5 m 左右。康复治疗师将皮球抛给儿童,让其伸双手去接		0—完全不能接球 1—能伸手去接球,但总是接不到,或者能偶尔接到 2—能大多数情况下接到球
17. 拍皮球	让儿童拍皮球。康复治疗师可示范		0—完全不能拍皮球 1—能拍动皮球,但不能连续拍 3 次 2—能连贯地拍皮球 3 次以上
18. 使用调羹	儿童端坐在桌子边,将一个装了珠子和调羹的碗放在儿童面前,嘱咐其用调羹将珠子舀出来送到嘴巴前面(防止将珠子放进嘴里)		0—完全不能使用调羹 1—能拿稳调羹,将珠子从碗中舀出来,但不能送到嘴巴前面 2—能拿稳调羹,流畅地从碗中将珠子舀出来并送到嘴巴前面
19. 穿珠子	儿童端坐在桌子边。将若干直径 1.5 cm 大小的珠子和一根绳子放在其面前。康复治疗师示范双手交替穿珠子(如左手拿珠子,右手拿绳子,穿上后双手交替为右手拿珠子,左手拿绳子)。示范后让儿童以同样方法来穿珠子		0—完全不能穿珠子 1—能穿珠子,但不能双手交替,或双手交替穿珠子时间超过 6 s 2—能 6 s 内双手交替穿珠子
20. 将钱币放进存钱罐	儿童端坐在桌子边。将存钱罐和硬币放在其面前,让其将硬币放进存钱罐中。康复治疗师可先示范		0—完全不能将钱币放进存钱罐 1—能拿起钱币,但不能准确放入 2—能拿起钱币准确放入存钱罐

项目	操作方法	示意图	评分标准
21. 拧开瓶盖	给儿童一个带旋钮盖子的小瓶子，让其将盖子拧开		0—完全不能拧开瓶盖 1—能一手固定瓶身，另一手沿着瓶盖转圈，但并不能拧开 2—能一手固定瓶身，另一手拧开瓶盖
22. 拧上瓶盖	给儿童一个带旋钮盖子的小瓶子，把盖子拧下来，让其将盖子拧上		0—完全不能拧上瓶盖 1—能一手固定瓶身，另一手将瓶盖盖上做旋转动作，但拧不上 2—能一手固定瓶身，另一手将瓶盖顺利拧上去
23. 画横线	儿童端坐在桌子边，给予其一张白纸和一支笔。康复治疗师示范在纸上画一条横线。嘱咐儿童在纸的空白处画一条同样的线		0—完全不能画横线 1—能画横线，但起点与终点的连线与水平线夹角大于10° 2—能画横线，起点与终点的连线与水平线夹角小于10°
24. 画竖线	儿童端坐在桌子边，给予其一张白纸和一支笔。康复治疗师示范在纸上画一条竖线。嘱咐儿童在纸的空白处画一条同样的线		0—完全不能画竖线 1—能画竖线，但起点与终点的连线与垂直线夹角大于10° 2—能画竖线，起点与终点的连线与垂直线夹角小于10°
25. 两点连线	儿童端坐在桌子边，康复治疗师与儿童面对面坐着。康复治疗师在一张白纸上画四个圆点，并示范将其中两个圆点（两点相距5cm）用线连接起来。然后让儿童将另外两个圆点连接起来		0—完全不能两点连线 1—能两点连线，但起笔和落笔分别离起始点和终末点超出0.3 cm以上 2—能两点连线，起笔和落笔分别距起始点和终末点都在0.3 cm以内
26. 仿搭积木	康复治疗师与儿童面对面坐着。康复治疗师拿四块积木，将其中三块积木水平并列放置，另外一块积木叠在最边上那块积木的上面搭出小车的形状。然后给儿童另外四块积木，嘱咐其仿搭出同样的形状		0—完全不能仿搭积木 1—能仿搭积木轮廓，但每两块积木之间最大错位距离大于0.5 cm 2—能仿搭积木轮廓，每两块积木之间最大错位距离小于0.5 cm

项目	操作方法	示意图	评分标准
27. 使用夹子（左手）	康复治疗师与儿童面对面坐着。康复治疗师左手拿夹子，右手拿纸板，将夹子夹在纸板上。然后嘱咐儿童做同样的动作		0—完全不能使用夹子 1—能右手拿纸板，左手打开夹子往纸板上夹，但不能在6 s内完成 2—能右手拿纸板，左手打开夹子在6 s内夹在纸板上
28. 使用夹子（右手）	康复治疗师与儿童面对面坐着。康复治疗师右手拿夹子，左手拿纸板，将夹子夹在纸板上。然后嘱咐儿童做同样的动作		0—完全不能使用夹子 1—能左手拿纸板，右手打开夹子往纸板上夹，但不能在6 s内完成 2—能左手拿纸板，右手打开夹子在6 s内夹在纸板上
29. 解开扣子	康复治疗师与儿童面对面坐着。康复治疗师示范将扣衣板上的一个扣子解开，然后嘱咐儿童将另一个扣子解开		0—完全不能解开扣子 1—能试图去解开扣子，但不能在10 s内完成 2—能在10 s内解开扣子
30. 扣上扣子	康复治疗师与儿童面对面坐着。康复治疗师示范将扣衣板上的一个扣子扣上，然后嘱咐儿童将另一个扣子扣上		0—完全不能扣上扣子 1—能试图去扣上扣子，但不能在10 s内完成 2—能在10 s内扣上扣子
31. 使用橡皮擦	儿童端坐在桌子边。康复治疗师用铅笔在白纸上写两个一模一样的汉字，然后示范用橡皮擦掉其中一字。嘱咐儿童用橡皮将另一个字擦掉		0—完全不能使用橡皮擦 1—能使用橡皮擦，但不能将字擦干净 2—能使用橡皮擦将字基本擦干净
32. 描写数字	儿童端坐在桌子边。康复治疗师用粗彩笔写下阿拉伯数字1—9。然后给儿童另外一个颜色的彩笔让其在康复治疗师写的数字上描写同样的字		0—完全不能描写数字 1—能描写数字1—9，但大部分地方超出临摹数字 2—能基本规整地描写完数字1—9

续表

项目	操作方法	示意图	评分标准
33. 使用剪刀	儿童端坐在桌子边。康复治疗师给儿童一张白纸和一把安全剪刀，让其剪纸。康复治疗师可示范		0—完全不能使用剪刀 1—能一只手持纸张，另一只手握剪刀，尝试剪纸但未成功 2—能一只手持纸张，另一只手握剪刀，双手配合地剪纸
34. 剪正方形	康复治疗师在一张白纸上用粗彩笔画两个边长为5 cm的正方形，然后拿普通剪刀沿着其中一个正方形的边将其剪下来。嘱咐儿童将另外一个正方形剪下来		0—完全不能剪正方形 1—能尝试使用剪刀沿着正方形的边剪纸，但多处超出线内或线外 2—能使用剪刀沿着正方形的边，基本规整地剪下正方形
35. 绳子打结	儿童端坐在桌子边。康复治疗师将一根绳子的中间固定，然后示范将绳子两端交叉打一个结。嘱咐儿童做同样的动作将绳子打一个结		0—完全不能将绳子打结 1—能将绳子两端交叉，但并不能成功打结 2—能顺利交叉绳子两端，并成功打结
36. 系鞋带	儿童端坐在桌子边。康复治疗师拿系鞋带训练工具，示范将鞋带先打一个结，然后将鞋带系出蝴蝶结状。嘱咐儿童做同样的动作		0—完全不能系鞋带 1—能成功将鞋带打结，但不能系成蝴蝶结状 2—能先将鞋带打结，并系成蝴蝶结状
37. 写简单汉字	儿童端坐在桌子边。康复治疗师在本子的田字格里写下"田""风""水""手"四个汉字。然后将本子给儿童，嘱咐其在下面的田字格里分别写上上四个汉字		0—完全不能写汉字 1—能写简单汉字，但有一个或以上的字超出方格 2—能写简单汉字，基本规整，没有超出方格

表 4-3-3　精细运动专项筛查记录表

项目	追视		伸手抓物				推、拉、拔、插、折								抛、接、拍球			穿珠、拧、搭			
题号	1	2	3	4	5	6	7	8	9	10	11	12	13	14	15	16	17	19	21	22	26

项目	操作物品						执笔画写								总分	总分百分比	备注:
题号	18	20	27	28	29	30	31	33	34	35	36	23	24	25	32	37	
得分																	$\Sigma =$ (Q1—Q37)　$\Sigma =$ (Q1—Q37)/74

结果判定：
0≤总分百分比≤35%，表明绝大部分动作均不能完成
35%＜总分百分比≤60%，表明大部分动作不能完成
60%＜总分百分比≤85%，表明部分动作不能完成
85%＜总分百分比≤100%，表明大部分动作能完成

如果哪一项未得到满分 2 分，根据该年龄段应该掌握的精细运动，给予以下建议。

（1）视觉追踪（水平方向）：建议进行水平方向视觉追踪的训练。如拿儿童感兴趣能发出声音或光亮的玩具进行水平方向的移动，吸引儿童进行视觉追踪。过程中注意儿童眼球的转动。

（2）视觉追踪（垂直方向）：建议进行垂直方向视觉追踪的训练。如拿儿童感兴趣能发出声音或光亮的玩具进行垂直方向的移动，吸引儿童进行视觉追踪。过程中注意儿童眼球的转动。

（3）伸手向前抓物（左手）：建议进行左手伸手抓物的训练。可按照将物品放进儿童左手中让其抓物、将物品放在距离手 5—10 cm 的位置诱导其向前伸手、将物品放在距离儿童 10—25 cm 的位置诱导其向前伸手的顺序进行训练。过程中注意提醒儿童视线看着物品。

（4）伸手向前抓物（右手）：建议进行右手伸手抓物的训练。可按照将物品放进儿童右手中让其抓物、将物品放在距离手 5—10 cm 的位置诱导其向前伸手、将物品放在距离儿童 10—25 cm 的位置诱导其向前伸手的顺序进行训练。过程中注意提醒儿童视线看着物品。

（5）伸手过身体中线抓物（左手）：建议进行左手伸手过身体中线抓物的训练。可按照固定儿童右手，将物品放在身体中线略微偏右边的位置让儿童伸左手去抓物品、增加物体离身体中线的距离让儿童伸左手抓物的顺序进行训练。过程中注意提醒儿童视线看着物品。

（6）伸手过身体中线抓物（右手）：建议进行右手伸手过身体中线抓物的训练。可按照固定儿童左手，将物品放在身体中线略微偏左边的位置让儿童伸右手去抓物品、增加物体离身体中线的距离让儿童伸右手抓物的顺序进行训练。过程中注意提醒儿童视线看着物品。

（7）推玩具小汽车（左手）：建议进行左手向前推的训练。如放在儿童身体左边一

个小玩具车，让其左手向前推。过程中注意儿童左上肢肘关节的伸展，而不是身体前后摇摆。

（8）推玩具小汽车（右手）：建议进行右手向前推的训练。如放在儿童身体右边一个小玩具车，让其右手向前推。过程中注意儿童右上肢肘关节的伸展，而不是身体前后摇摆。

（9）拉动玩具（左手）：建议进行左手向后拉的训练。如放在儿童身体左边一个绑着绳子的小玩具车，让其左手拿绳子向后拉玩具车。过程中注意儿童左上肢肘关节的屈曲，而不是身体前后摇摆。

（10）拉动玩具（右手）：建议进行右手向后拉的训练。如放在儿童身体右边一个绑着绳子的小玩具车，让其右手拿绳子向后拉玩具车。过程中注意儿童右上肢肘关节的屈曲，而不是身体前后摇摆。

（11）插木钉（左手）：建议进行左手插木钉的训练，增强儿童手眼协调。如将木钉放进儿童身体左边的篮子里，让儿童左手拿木钉然后放进身体前方的木钉板孔中。过程中注意让儿童视线追随左手的动作。

（12）插木钉（右手）：建议进行右手插木钉的训练，增强儿童手眼协调。如将木钉放进儿童身体右边的篮子里，让儿童右手拿木钉然后放进身体前方的木钉板孔中。过程中注意让儿童视线追随右手的动作。

（13）对折纸：建议进行对折纸的训练。如给儿童一张纸，让其双手配合将纸折成两半，并用手压出折痕。可按照随意折、完全对折的顺序进行训练。

（14）拔下笔帽：建议进行双手配合的力量训练，如拔下笔帽。给儿童一支带笔帽的笔，让儿童双手配合一手握笔杆，一手握笔帽将其拔下来。可按照笔帽的松紧程度从松到紧进行有难度梯度的训练。

（15）抛球：建议进行双手抛球的训练。如儿童双手抱球，上扬过头顶，然后双上肢用力将球向前方抛出。可按照抛大号球、中号球、小号球的顺序进行训练，并逐渐增加抛出球的落地距离来增加难度。

（16）接球：建议进行双手接球的训练。如康复治疗师与儿童面对面，将球抛向儿童。可按照接软布球、大号球、中号球、小号球的顺序进行训练，并逐渐增加康复治疗师与儿童之间的距离来增加难度。

（17）拍皮球：建议进行拍皮球的训练。可按照双手拍大号球，单手拍大号球、中号球、小号球的顺序进行训练。

（18）使用调羹：建议进行使用调羹的训练。可按照一手拿空纸杯，一手拿装了珠子的纸杯，拿装了珠子纸杯的手前臂旋前将珠子倒进空纸杯中，拿调羹舀沙土、水、珠子等的顺序进行训练。

（19）穿珠子：建议进行手眼协调和双手交替运动的训练，如穿珠子。可按照用竹签穿糖葫芦、用硬头绳穿大珠子、用软细绳穿小珠子的顺序进行训练。穿珠子的过程中注意双手交替穿（如左手拿珠子，右手拿绳子，穿上后双手交替为右手拿珠子，左手拿绳子）。

（20）将钱币放进存钱罐：建议进行手眼协调、上肢控制的训练，如将钱币放进存钱罐。可按照将塑料钱币、金属钱币放进不同开口大小的罐子里进行不同难易程度的训练。

（21）拧开瓶盖：建议进行双手配合、操作简单物品的训练，如拧开瓶盖。给儿童带有瓶盖的瓶子，让其一手固定瓶身，另一手前三指逆时针方向将瓶盖拧开。可按照瓶盖从小到大的顺序进行不同难易程度的训练。

（22）拧上瓶盖：建议进行双手配合、操作简单物品的训练，如拧上瓶盖。给儿童带有瓶盖的瓶子，康复治疗师将盖子拧开，让儿童一手固定瓶身，另一手前三指顺时针方向将瓶盖拧上。可按照瓶盖从小到大的顺序进行不同难易程度的训练。

（23）画横线：建议进行握笔及画横线的训练。给儿童一支笔，让其在纸上画横线，可按照由宽到窄的横向空行内画横线的顺序进行训练。注意刚开始时可给儿童使用较粗的笔，或者带有握笔器的笔，使用正确的握笔姿势。

（24）画竖线：建议进行握笔及画竖线的训练。给儿童一支笔，让其在纸上画竖线，可按照由宽到窄的纵向空行内画竖线的顺序进行训练。注意刚开始时可给儿童使用较粗的笔，或者带有握笔器的笔，使用正确的握笔姿势。

（25）两点连线：建议进行手眼协调及简单握笔书写的训练，如两点连线。可按照连距离很近的两点、距离很远的两点、成斜向的两点的顺序进行训练。

（26）仿搭积木：建议进行空间视觉及双手配合的训练，如仿搭积木。可按照康复治疗师示范，儿童仿搭水平摆放的不同形状（或颜色）的积木、叠高带磁石的积木、叠高较大的积木、叠高较小的积木、将积木仿搭成类似火车形状的顺序进行训练。

（27）使用夹子（左手）：建议进行左手对指力量的训练，如使用夹子。可按照右手拿纸板，左手前三指打开夹子，将夹子夹在纸板上；右手拿纸板，左手前两指打开夹子，将夹子夹在纸板上的顺序进行训练。注意训练过程中逐渐增加夹子的力度来循序渐进增加难度。

（28）使用夹子（右手）：建议进行右手对指力量的训练，如使用夹子。可按照左手拿纸板，右手前三指打开夹子，将夹子夹在纸板上；左手拿纸板，右手前两指打开夹子，将夹子夹在纸板上的顺序进行训练。注意训练过程中逐渐增加夹子的力度来循序渐进增加难度。

（29）解开扣子：建议进行双手交替、操作物品的训练，如解开扣子。可按照解开放在桌子上的衣服的扣子、解开穿在自己身上的衣服的扣子的顺序进行训练。训练过程中可按照扣子的不同大小进行不同难易程度的训练。

（30）扣上扣子：建议进行双手交替、操作物品的训练，如扣上扣子。可按照扣上放在桌子上的衣服的扣子、扣上穿在自己身上的衣服的扣子的顺序进行训练。训练过程中可按照扣子的不同大小进行不同难易程度的训练。

（31）使用橡皮擦：建议进行双手配合、使用文具的训练，如使用橡皮擦。给儿童一张写有铅笔字的纸，让其一手固定纸张，一手拿橡皮擦擦纸张上的铅笔字。可按照铅笔字颜色由浅到深、字号由小到大的顺序进行不同难易程度的训练。

（32）描写数字：建议进行简单握笔书写的训练，如描写数字。可按照描写数字1—9粗大字体、中等字体、小号字体的顺序进行训练，然后让儿童试着自己看数字在一边写。

（33）使用剪刀：建议进行操作工具的训练，如使用剪刀。可按照手握剪刀练习开合训练、拿剪刀剪纸的随意部位、拿剪刀剪直线、拿剪刀剪圆形的顺序进行训练。

（34）剪正方形：建议进行精细操作工具的训练，如剪正方形。可按照剪粗边框、中等粗细边框、细边框的正方形的顺序进行训练。训练过程中在正方形的转角处注意提醒儿童转动纸张的方向。

（35）绳子打结：建议进行双手配合的训练，如绳子打结。固定绳子中间部分，让儿童两手分别拿绳子两端交叉打结。可按照康复治疗师将绳子交叉后让儿童双手拉绳子两端、儿童自己交叉绳子打结的顺序进行训练。

（36）系鞋带：建议进行系鞋带的训练。先将鞋带两端打结，然后先系其中一根鞋带，在其基础上再系另外一根，最后系成蝴蝶结样。如果单手操控能力尚可的儿童，可先将鞋带两端打结，然后将两根鞋带弯成两个兔耳朵的样子，再将两个"兔耳朵"打结。

（37）写简单汉字：建议进行写简单汉字的训练。可按照描写方框里的简单汉字、在空白处仿写简单的汉字、在方框内仿写简单的汉字，方框从大到小的顺序进行不同难易程度的训练。

三、香港学前儿童小肌肉发展评估（HK-PFMDA）

（一）简介

香港学前儿童小肌肉发展评估（Hong Kong Preschool Fine Motor Developmental Assessment，HK-PFMDA）是香港协康会组织编撰的评估员手册及工具套，于2009年6月出版，并成为首套中文编写的标准化评估工具。其出版后获得了业界认同及广泛采用，促进了评估的标准化及本土化。使用该量表时，评估人员能比较有效地识别儿童小肌肉发展上的困难，从而有针对性地制订训练目标及计划，改善儿童在生活自理、游戏及学习上的表现。

香港学前儿童小肌肉发展评估适用于0—72个月的学前儿童，共有87个评估项目，评估一次耗时30—40分钟。

（二）评估流程

香港学前儿童小肌肉发展评估的使用流程为：完成标准化评估—检视评估表—问题辨识—目标订立—训练活动设计。

使用该量表时，首先需设定评估的起点及完结：选好对应年龄的评估项目起点，向上连续评5个项目，全部为满分2分便可停止，前面未评估项目均为2分；然后继续向下评估，如果连续出现5个0分，便可停止评估，后面的项目都按0分计算。在一般情况下，进行香港学前儿童小肌肉发展评估需要30—40分钟。在评估有发展障碍的儿童时，所需时间可能更长。假如因儿童注意力不集中、情绪不稳定等未能一次性完成评估，则可分为数次进行，但建议于一周内完成评估。

评估完成后，需重复翻阅评估记录表，留意一下各项：一是是否有"2"分分差的得分，有未达标的素质需要巩固；二是"1"分项目之间是否有共同因素（小肌肉发展基础元素）影响儿童的表现；三是"0"分项目是否合适开始训练；四是其他观察项目记录表内是否有其他小肌肉元素需要留意。

（三）评估内容

1. 年龄组别

由于 0—3 岁的小肌肉发展项目较多，首三年是每半年划分一个年龄组别，而 3—6 岁则以每一年划分一个年龄组别。因此，整套评估共分为 9 个年龄组别：① 0—6 个月；② 7—12 个月；③ 13—18 个月；④ 19—24 个月；⑤ 25—30 个月；⑥ 31—36 个月；⑦ 37—48 个月；⑧ 49—60 个月；⑨ 61—72 个月。

2. 评估组成部分

评估涵盖三大部分，共有 87 个评估项目。

基本手部技巧（Basic Hand Skills）：视觉追踪及接收、伸展、抓握、放物和基本手部操作技巧。

手部操作技巧（Manipulative Skills）：双手配合运用、手指灵活性、手眼协调和物件操作等技巧。

写前技巧（Pre-writing Skills）：执笔、手眼协调和仿画等技巧。

3. 评估结果的解释

评估员可根据儿童的原始总分，参考 Rasch 模型的直线性分数、年龄组别百分位及年龄参照转换表解释儿童的评估结果。

四、精细运动功能评估量表（FMFM）

（一）简介

复旦大学附属儿科医院康复中心制定的脑瘫儿童精细运动功能评估量表（Fine Motor Function Measure Scale, FMFM）采用 Rasch 分析法建立，条目设置合理、等级评分点多，而且属于等距量表，可以合理判断脑瘫儿童及运动发育落后的儿童的精细运动功能水平。[1] 精细运动功能评估量表主要测试 0—3 岁脑瘫儿童的精细运动能力，包括视觉追踪、上肢关节活动能力、抓握能力、操作能力、手眼协调能力等项目的测试。

精细运动功能评估量表对肩、肘、腕关节的活动范围制定了较多的评估项目。感觉系统发育状况对精细运动起着决定性作用，其中视觉感知占主导地位，感觉系统存在障碍的儿童或不能处于很好的觉醒状态，或运动动机形成不良，这些均会导致精细运动发

---

① 郑樱 . FMFM 在小儿脑性瘫痪评估中的应用 [D]. 太原：山西医科大学，2010.

育障碍，为此精细运动功能评估量表设立了较多的视觉感知方面的项目，而且在其他项目中，儿童一旦表现出运动动机时，就会适当给分，这样既能区分出儿童之间能力的差别，同时也希望由此来促进训练人员在训练过程中更多地关注儿童的动机形成。

（二）量表的组成及工具

精细运动功能评估量表分为五个方面，共计61项，包括视觉追踪（5项）、上肢关节活动能力（9项）、抓握能力（10项）、操作能力（13项）、手眼协调（24项）。儿童精细运动评估操作箱内有红球1个、水杯与勺子1副、书本1册、正方体积木12粒、量角器与直尺各1把、串珠与细绳若干、白纸与笔若干、穿衣纽扣1组、立方体积木1组、玩具1件、含盖塑料瓶与小珠子若干、摇铃1个、安全剪刀1把、木钉板1套、网球1个。

（三）评分标准与要求

精细运动功能评估量表采用0、1、2、3四级评分法，原始分满分为183分，通过查表可以得出具有等距特性的精细运动能力分值，得分范围在0—100分之间。评估由指定康复治疗师或医师进行，环境设定为安静、独立、采光较好的房间，室温控制在20℃—30℃，儿童衣服为1—2层，时间约为30分钟。

（四）具体评估项目

精细运动功能评估量表的具体评估项目见表4-3-4。

表4-3-4　精细运动功能评估量表（FMFM）

A 区　视觉追踪（5项）

A01 项　视觉追踪摇铃　　　　　　　　　　　　　　　　　　　　　**难度值 11.56**
辅助物　摇铃
方　法　置儿童于仰卧位，站在儿童的脚边正对儿童，将摇铃放在距儿童鼻子30 cm的正中处，吸引儿童的注意，接着将摇铃以90°弧线缓慢从正中移向一侧（近水平位），再移回中间并按以上步骤测试另一侧。
评　分　0—儿童眼睛不注视摇铃
　　　　1—儿童眼睛注视摇铃未跟踪
　　　　2—儿童目光追踪，从中间追踪至每一侧，一侧或两侧小于90°
　　　　3—儿童目光追踪，两侧均可达90°

A02 项　听觉追踪　　　　　　　　　　　　　　　　　　　　　　　**难度值 12.29**
辅助物　摇铃
方　法　安静环境中，置儿童于仰卧位，在不给儿童看到摇铃的情况下，将摇铃放在距儿童耳部30 cm处，接着摇动摇铃，观察儿童的反应。
评　分　0—儿童没有反应
　　　　1—儿童有反应，但不转动头部
　　　　2—儿童转动头部但没有找到声源
　　　　3—儿童转动头部后用眼睛找到声源

A03 项	视觉追踪——右侧至左侧	难度值 13.34

辅助物　网球

方　法　儿童在扶持下坐着，面向桌子，检查者用网球吸引儿童注意，然后一边在桌上把网球从儿童右侧滚向其
　　　　左侧，一边说"来，看着球"

评　分　0—儿童不看网球

　　　　1—儿童看网球，但视觉未追踪至中线

　　　　2—儿童视觉追踪至中线

　　　　3—儿童视觉追踪过中线

A04 项	视觉追踪——左侧至右侧	难度值 13.34

辅助物　网球

方　法　儿童在扶持下坐着，面向桌子，检查者用网球吸引儿童注意，然后一边在桌上把网球从儿童左侧滚向其
　　　　右侧，一边说"来，看着球"

评　分　0—儿童不看网球

　　　　1—儿童看网球，但视觉未追踪至中线

　　　　2—儿童视觉追踪至中线

　　　　3—儿童视觉追踪过中线

A05 项	视觉垂直追踪	难度值 17.11

辅助物　网球

方　法　儿童在扶持下取坐位，将网球置于儿童头部上方 10 cm 处吸引其注意，然后说"看着球"，接着将网球放
　　　　开让其自由落至桌上，观察儿童的反应

评　分　0—儿童不看网球

　　　　1—儿童看网球，但视觉未追踪

　　　　2—儿童视觉追踪网球，但未至桌面

　　　　3—儿童视觉追踪至桌面

B 区　　上肢关节活动能力（9 项）

B01 项	伸手臂	难度值 24.36

辅助物　摇铃

方　法　置儿童于仰卧位，将一摇铃放在距儿童胸上 30 cm 处，吸引其注意，然后说"来拿摇铃"

评　分　0—儿童的手保持原位或原来的动作

　　　　1—儿童试图将手伸向摇铃

　　　　2—儿童曲肘向摇铃伸出手臂

　　　　3—儿童伸直手臂向摇铃

B02 项	接近中线	难度值 26.19

辅助物　悬吊玩具

方　法　置儿童于仰卧位，将一玩具悬于儿童胸部上方 30 cm 处，嘱儿童抓取玩具

评　分　0—儿童没有移动手

　　　　1—儿童至少移动一只手，但未移到身体中线附近

　　　　2—儿童至少有一只手移至身体中线附近 10 cm 内

　　　　3—儿童双手能够移至中线

B03 项	抓握摇铃	难度值 26.61

辅助物　摇铃

方　法　检查者坐在桌前，抱儿童于膝上面对桌子，将摇铃置于桌面距儿童的手 10 cm 处，然后说"去拿摇铃"

评　分　0—儿童的手不伸向摇铃或保持原来动作

　　　　1—儿童试图将手臂伸向摇铃，但未触及

　　　　2—儿童触摸摇铃，但未抓住

　　　　3—儿童抓住摇铃

B04 项 伸手抓纸	**难度值 30.80**

辅助物 一张 20 cm×30 cm 的纸

方 法 儿童坐在检查者膝上面对桌子，距儿童的手 10 cm 处放一张纸，然后说"去拿纸"

评 分 0—儿童不伸手

1—儿童伸手试图去拿纸，但未触及纸

2—儿童触摸纸

3—儿童把纸拉过来拿在手上或把纸弄皱拿在手上

B05 项 双手合握	**难度值 36.42**

辅助物 一块小方木

方 法 检查者坐在桌前，抱儿童于膝上面对桌子，将一方木放在儿童手中，然后说"玩方木"，嘱其双手玩方木

评 分 0—儿童不握方木

1—儿童单手握方木

2—儿童双手合握住方木达 1—14 s

3—儿童双手合握住方木达 15 s

B06 项 打开书	**难度值 43.17**

辅助物 一本封面及内文纸张较厚的书

方 法 儿童面对桌子坐在检查者腿上，或儿童坐在一个安全的地方，把书放在桌上，然后说"把书打开"

评 分 0—儿童不碰书

1—儿童拍打书

2—儿童试图翻开书

3—儿童翻开书

B07 项 倒小丸	**难度值 46.86**

辅助物 一个没有盖子装有小丸的瓶子

方 法 儿童面对桌子坐在检查者腿上，或儿童坐在一个安全的地方，给儿童一个装有小丸的瓶子，嘱儿童倒出小丸，必要时可做示范

评 分 0—儿童不握瓶子

1—儿童仅握住瓶子

2—儿童尝试倒出小丸

3—儿童倒转瓶子，倒出小丸

B08 项 手碰自己部位	**难度值 49.07**

方 法 儿童面对桌子坐在检查者腿上，或儿童坐在一个安全的地方，嘱儿童用手依次去触自己身体部位，包括鼻—耳—头顶

评 分 0—儿童不触及

1—儿童仅触及鼻

2—儿童触及鼻与耳

3—儿童全部触及

B09 项 画线	**难度值 52.66**

辅助物 一支笔和一张纸

方 法 儿童面对桌子坐在检查者腿上，或儿童坐在一个安全的地方，示范用一支笔在纸上画两条约 3 cm 长的垂直线（垂直线是指偏移度小于 20° 的直线），放纸和笔在儿童的边上，让其跟着做

评 分 0—儿童不握笔

1—儿童仅用笔接触纸

2—儿童画出一条长度小于 3 cm 的线

3—儿童至少画出一条长度大于 3 cm 的垂直线

C 区 抓握能力（10 项）

C01 项 抓握方木   难度值 35.05

辅助物 方木

方 法 检查者坐在桌前，抱儿童于膝上面对桌子，将方木放于儿童能够触及处，吸引其注意方木，说"来拿积木"，然后
观察儿童拿取的姿势

评 分 0—儿童不抓方木

1—儿童用整个手掌抓方木

2—儿童用小指和手掌抓起方木

3—儿童用小指、无名指和手掌或用拇指、食指和中指抓住方木

C02 项 双手同时各握一块方木   难度值 37.52

辅助物 两块方木

方 法 检查者坐在桌前，抱儿童于膝上面对桌子，将一块方木放在桌上，说"来拿方木"。待儿童拿起方木后，再放另一
块方木于桌上，说"再拿这一块方木"

评 分 0—儿童不拿方木

1—儿童仅拿起一块方木

2—儿童双手各拿起一块方木，但持续时间小于 5 s

3—儿童双手各拿起一块方木，且持续时间大于 5 s

C03 项 抓小丸   难度值 39.50

辅助物 两粒小丸

方 法 检查者坐在桌前，抱儿童于膝上面对桌子，将两粒小丸一起放于桌上儿童能够触及处，说"去拿小丸"

评 分 0—儿童未触及小丸

1—儿童触摸小丸

2—儿童用手指将一粒小丸拢向自己并抓起

3—儿童用手指立刻将两粒小丸拢向自己并抓住

C04 项 弄皱纸   难度值 39.62

辅助物 一张 20 cm×30 cm 的纸，裁成两半

方 法 检查者坐在桌前，抱儿童于膝上面对桌子，将半张纸放在桌子上，说"看我把纸弄皱"。示范：检查者
用一只手把纸弄皱，然后在距儿童手 10 cm 处放另半张纸，说"像我这样做"

评 分 0—儿童不触及纸

1—儿童触及或拉纸

2—儿童用手指揉皱纸，弄皱面积小于 50%

3—儿童用手掌弄皱纸（一只手或两只手），弄皱面积大于 50%

C05 项 抓握方木   难度值 42.04

辅助物 一块方木

方 法 检查者坐在桌前，抱儿童于膝上面对桌子，在桌上距儿童手 10 cm 处放一块方木，说"来拿方木"。观
察儿童抓方木的姿势

评 分 0—儿童没抓起方木

1—儿童用整个手掌抓方木

2—儿童用拇指、食指、中指和掌根抓方木（方木与手掌之间无可视空间）

3—儿童用拇指、食指及中指抓方木，方木与手掌间有可视空隙

C06 项 放开方木   难度值 42.42

辅助物 一块方木

方 法 儿童面对桌子坐在检查者腿上，将一块方木放在儿童能够触及处，说"把方木拿给我"。检查者的手放
在儿童手的下方 15 cm 处

评 分 0—儿童没拿起方木

1—儿童抓握方木不放

2—儿童将方木扔到桌上

3—儿童将方木扔或放在检查者的手上

C07 项	单手握两块方木	难度值 45.91

辅助物　两块方木

方　法　检查者坐在桌前，抱儿童于膝上面对桌子，把两块方木放在一起，先示范用一只手同时抓两块方木，再把方木放回桌面上，说"像我这样做"

评　分　0—儿童不抓方木

1—儿童仅抓一块方木

2—儿童用一只手抓两块方木，持续时间小于 3 s

3—儿童用一只手抓两块方木，持续时间 3 s 以上

C08 项	抓小丸	难度值 46.10

辅助物　两粒小丸

方　法　检查者坐在桌前，抱儿童于膝上面对桌子，将两粒小丸一起放于桌上儿童能够触及处，说"去拿小丸"

评　分　0—儿童没拿起小丸

1—儿童用手指将一粒小丸拢向自己并抓起

2—儿童用拇指、食指抓起一粒小丸

3—儿童用拇指对着弯曲食指的边缘把两粒小丸拢向自己并抓起，或以关节伸直拇指、食指指腹相对的方式抓起

C09 项	抓笔	难度值 47.42

辅助物　一支笔和一张纸（20 cm×30 cm）

方　法　检查者坐在桌前，抱儿童于膝上面对桌子，或儿童坐在一个安全的地方，面对桌子。将纸和笔放在儿童的手边，吸引其注意，然后说"来，画画"。观察儿童抓笔的姿势

评　分　0—儿童没能抓笔

1—儿童能抓笔，笔尖不朝向纸

2—儿童用拇指和小指抓笔，笔尖朝向纸

3—儿童用拇指及食指抓笔，笔尖朝向纸，其余三个手指围绕在笔的上面部分

C10 项	前三指抓方木	难度值 47.84

辅助物　一块方木

方　法　检查者坐在桌前，抱儿童于膝上面对桌子，吸引其注意方木，然后将方木放于距儿童手 10 cm 处的桌上，说"拿方木"。观察儿童抓取时手指的姿势

评　分　0—儿童不抓方木

1—儿童用整个手抓方木

2—儿童拇指、食指抓方木，方木与手掌之间无空隙，接触点靠近方木两边（手、腕、手臂不离开桌面）

3—儿童以拇指与食指、中指指腹相对的方式抓方木，方木与手掌间有可视空隙，接触点靠近方木顶端（手、腕、手臂离开桌面）

D 区　操作能力（13 项）

D01 项	移动小木桩	难度值 38.32

辅助物　一块插有三根小木桩的木钉板

方　法　检查者坐在桌前，抱儿童于膝上面对桌子，或儿童坐在一个安全的地方，面对桌子。将一块插有三根小木桩的木钉板放在儿童面前，检查者指着小木桩对儿童说"把小木钉拿出来"

评　分　0—儿童不碰小木桩

1—儿童触及小木桩

2—儿童拿起一至两根小木桩

3—儿童拿起三根小木桩

D02 项	**方木递交**	**难度值 39.47**
辅助物	两块方木	
方　法	检查者坐在桌前,抱儿童于膝上,或儿童坐在一个安全的地方,面对桌子。将一块方木放在儿童右(左)手中,另一块方木放桌上,靠近儿童的右(左)手,离其左(右)手较远。检查者指着另一块方木对儿童说"再拿这一块方木"	
评　分	0—儿童不抓方木 1—儿童仅用一只手抓方木 2—儿童将方木递交于左(右)手,但未抓取另一块方木 3—儿童将方木递交于左(右)手,再用右(左)手抓取方木	
D03 项	**敲击杯子**	**难度值 40.18**
辅助物	一只杯子	
方　法	检查者坐在桌前,抱儿童于膝上,或儿童坐在一个安全的地方,面对桌子。示范:用手握着杯子吸引其注意,然后在桌上敲击杯子3次,接着将杯子放在桌上,说"像我这样敲杯子"	
评　分	0—儿童不拿杯子 1—儿童拿并举起杯子但未敲击 2—儿童敲击杯子1—2次 3—儿童敲击杯子3次	
D04 项	**连接方木**	**难度值 40.89**
辅助物	2块方木	
方　法	检查者坐在桌前,抱儿童于膝上,将一块方木放在儿童的左手中,将另一块方木放在靠近儿童右手的地方,说"将那块也拿起来,然后把它们连起来"。必要的时候可以示范	
评　分	0—儿童未握住方木 1—儿童只握住一块方木 2—儿童双手各拿起一块方木,但未把它们在中线处连起来 3—儿童双手各拿起一块方木,并在中线附近将两块方木连起来	
D05 项	**拍手**	**难度值 42.21**
方　法	儿童面对桌子坐在检查者腿上,示范:检查者边拍手,边对儿童说"拍拍手"	
评　分	0—儿童双手不能合拢 1—儿童将双手合拢 2—儿童拍手1—2次,手指伸直 3—儿童拍手3次,手指伸直	
D06 项	**伸向第三块方木**	**难度值 45.10**
辅助物	三块方木	
方　法	检查者坐在桌前,抱儿童于膝上,或儿童坐在一个安全的地方,面对桌子。在儿童的每个手中各放一块方木,当儿童握住方木3 s后,将第三块方木放在桌上,说"再拿这块,手中的方木不要放掉"	
评　分	0—儿童不看第三块方木 1—儿童看着第三块方木 2—儿童手伸向第三块方木,但手中的方木脱落 3—儿童手伸向第三块方木,同时手中仍握住原来的两块方木	
D07 项	**用勺子敲击**	**难度值 50.60**
辅助物	一把勺子和一只杯子	
方　法	检查者坐在桌前,抱儿童于膝上,或儿童坐在一个安全的地方,面对桌子。检查者拿起杯子吸引儿童注意,示范:将勺子以水平方向敲击杯子3次,然后把勺子和杯子放在桌上,对儿童说"你来敲杯子"	
评　分	0—儿童不抓或仅触摸勺子 1—儿童仅抓勺子 2—儿童以垂直或斜的方向用勺子敲击杯子 3—儿童以水平方向用勺子敲击杯子	

D08 项	拧开瓶盖	难度值 52.19
辅助物	一个盖有瓶盖的瓶子和两粒小丸	
方 法	检查者坐在桌前，抱儿童于膝上，或儿童坐在一个安全的地方，面对桌子。在儿童注视下检查者把两粒小丸放入瓶子，拧好瓶盖，然后把瓶子递给儿童，说"把小丸拿出来"	
评 分	0—儿童仅拿起瓶子	
	1—儿童摇动瓶子	
	2—儿童试图拧开瓶盖	
	3—儿童拧开瓶盖	

D09 项	逐页翻书	难度值 53.23
辅助物	一本由厚封面和厚纸订成的书	
方 法	检查者坐在桌前，抱儿童于膝上，或儿童坐在一个安全的地方，面对桌子。把书放在儿童的面前，说"一页一页翻书"	
评 分	0—儿童没打开书	
	1—儿童仅打开书	
	2—儿童逐页翻两页或一次将两张或更厚的纸一起翻过	
	3—儿童翻三页，每次翻一页	

D10 项	剪开纸	难度值 61.55
辅助物	一把钝头剪刀和两张纸	
方 法	检查者坐在桌前，抱儿童于膝上，或儿童坐在一个安全的地方，面对桌子。以儿童看得清的姿势示范：从一张纸的边上剪一下，重复3次，将剪刀和另一纸放在儿童面前的桌上，对儿童说"你来剪"	
评 分	0—儿童不触及纸和剪刀	
	1—儿童接触纸和剪刀	
	2—儿童打开剪刀试图剪纸	
	3—儿童剪开纸	

D11 项	把纸剪成两半	难度值 70.71
辅助物	两张 20 cm×25 cm 的纸、一把钝头剪刀	
方 法	检查者坐在桌前，抱儿童于膝上，或儿童坐在一个安全的地方，面对桌子。以儿童看得清的姿势示范：将一张纸从中间一剪为二，给儿童另一张纸和剪刀，让其学着剪纸	
评 分	0—儿童不剪纸	
	1—儿童乱剪纸	
	2—儿童只将纸剪开 3/4 或更多但未完全剪开	
	3—儿童把纸剪成两半	

D12 项	解开纽扣	难度值 76.03
辅助物	一条带有三粒纽扣的纽扣带	
方 法	检查者示范将三粒纽扣解开，然后将系好纽扣的纽扣带放在儿童面前的桌上，检查者指着纽扣带说"系上所有纽扣，越快越好"	
评 分	0—儿童仅拿起纽扣带	
	1—儿童解开一至两粒纽扣	
	2—儿童在 ≥ 21 s 内解开三粒纽扣	
	3—儿童在 ≤ 20 s 内解开三粒纽扣	

D13 项	在线条之间涂色	难度值 79.26
辅助物	一支笔和一张预先画有两条平行线的纸	
方 法	放一支笔和一张纸在儿童面前的桌上，用食指先后沿两条线移动，并说"在两条线之间涂满颜色，不要涂出线"	
评 分	0—儿童乱涂	
	1—儿童涂色超过边线 4 次	
	2—儿童涂色涂满两线间 3/4 空间，超过边线不大于 4 次	
	3—儿童涂色涂满两线间 3/4 空间，超过边线不大于 2 次	

E 区　手眼协调（24 项）

E01 项　手指触摸小丸　　　　　　　　　　　　　　　　　　　　　　　　　　　　　　难度值 35.81

辅助物　一粒小丸

方　法　检查者坐在桌前，抱儿童于膝上，面对桌子。将一粒小丸放在桌上儿童可及处，说"来拿小丸"

评　分　0—儿童不向小丸伸手

　　　　1—儿童向小丸伸手，但未触及

　　　　2—儿童用手掌触及小丸或仅触及小丸周围的桌面（1 cm 范围内）

　　　　3—儿童用手指触及小丸

E02 项　手指戳洞　　　　　　　　　　　　　　　　　　　　　　　　　　　　　　　难度值 39.82

辅助物　一块木钉板

方　法　儿童坐在检查者腿上，或儿童坐在一个安全的地方，面对桌子。将一块木钉板放在儿童面前，示范：将
食指戳入木钉板洞中，然后对儿童说"你来戳洞洞"

评　分　0—儿童不触摸木钉板

　　　　1—儿童仅触摸木钉板附近的桌子或钉板

　　　　2—儿童仅将手指放在洞内外 0.5 cm 的范围内

　　　　3—儿童将手指伸到洞底

E03 项　将七块方木放入杯中　　　　　　　　　　　　　　　　　　　　　　　　　　难度值 46.06

辅助物　七块方木和一个杯子

方　法　检查者坐在桌前，抱儿童于膝上，或儿童坐在一个安全的地方，面对桌子。将七块方木放在儿童和杯子之间，
示范：把一至两块方木放入杯中，然后取出放回原处。检查者边指方木，边指杯子，对儿童说"把方木放进去"

评　分　0—儿童没有把方木放入杯中

　　　　1—儿童将一至三块方木放入杯中

　　　　2—儿童将四至六块方木放入杯中

　　　　3—儿童将七块方木放入杯中

E04 项　将小丸放入瓶中　　　　　　　　　　　　　　　　　　　　　　　　　　　　难度值 46.17

辅助物　四粒小丸和一个无盖小瓶

方　法　检查者坐在桌前，抱儿童于膝上，或儿童坐在一个安全的地方，面对桌子。在儿童面前的桌上放一个无
盖的空瓶和四粒小丸，示范：捡起一粒小丸放入瓶中，然后对儿童说"像我这样把小丸放到瓶子里去"

评　分　0—儿童没有捡起小丸

　　　　1—儿童捡起一粒小丸，但未伸向瓶子

　　　　2—儿童试图将一粒小丸放入瓶中

　　　　3—儿童将一粒小丸放入瓶中

E05 项　放小木桩　　　　　　　　　　　　　　　　　　　　　　　　　　　　　　　难度值 47.28

辅助物　一块木钉板和三根小木桩

方　法　检查者坐在桌前，抱儿童于膝上，或儿童坐在一个安全的地方，面对桌子。将木钉板放在儿童面前，把三根小木
桩放在儿童和木钉板之间，示范：在儿童的注视下，把一根小木桩插入木钉板中，然后取出木桩放回原处，对
儿童说"来插棍棍"

评　分　0—儿童不拿小木桩

　　　　1—儿童仅拿起小木桩，但未插入木钉板中

　　　　2—儿童把一至两根小木桩插入木钉板中

　　　　3—儿童把三根小木桩插入木钉板中

E06 项 **四块方木搭高楼** 难度值 52.92

辅助物 四块方木

方 法 检查者坐在桌前，抱儿童于膝上，或儿童坐在一个安全的地方，面对桌子。示范：在儿童的注视下将四块方木一块一块整齐地堆叠起来，保留 3 s 后推倒，然后对儿童说"像我这样搭高楼"

评 分 0—儿童抓起一块方木

1—儿童堆叠二块方木

2—儿童堆叠三块方木

3—儿童堆叠四块方木

E07 项 **放形状** 难度值 53.67

辅助物 一块形板和三块不同形状的形状块

方 法 检查者坐在桌前，抱儿童于膝上，或儿童坐在一个安全的地方，面对桌子。将形板放于儿童面前的桌上，将三块形状块放在儿童和形板之间，每个形状块放在应插入位置的下方。检查者先指形状块，再指应插入的地方，对儿童说"把形状块放进去"

评 分 0—儿童未放对形状块

1—儿童放对一块形状块

2—儿童放对二块形状块

3—儿童放对三块形状块

E08 项 **搭七块方木的高楼** 难度值 60.12

辅助物 七块方木

方 法 检查者坐在桌前，抱儿童于膝上，或儿童坐在一个安全的地方，面对桌子。示范：将七块方木一块一块整齐地堆叠起来造高楼，保留 3 s 后推倒，然后对儿童说"像我一样搭高楼"

评 分 0—儿童堆叠四块方木

1—儿童堆叠五块方木

2—儿童堆叠六块方木

3—儿童堆叠七块方木

E09 项 **搭火车** 难度值 62.18

辅助物 八块方木

方 法 检查者坐在桌前，抱儿童于膝上，或儿童坐在一个安全的地方，面对桌子。放四块方木在桌上，示范：检查者抬高手以便儿童仔细观察，在底层将三块方木排成一行，再将第 4 块方木放在底层的第一块方木上，然后推动"火车"并发出火车开动的声音，接着将"火车"放在儿童可以看到但不能触及的地方，放另外四块方木在儿童面前，说"像我一样搭一辆火车"

评 分 0—儿童乱放方木

1—儿童把两块方木排成一行

2—儿童将三块方木排成一行，但第四块方木未放对地方

3—儿童将三块方木排成一行，将第四块方木放在第一块方木上面（如示范样）

E10 项 **穿珠子** 难度值 63.81

辅助物 六粒方珠和一条线

方 法 示范穿两粒珠子，然后交于儿童，让其照着做

评 分 0—穿一粒以下珠子

1—穿两粒珠子

2—穿三粒珠子

3—穿四粒珠子

E11 项　模仿画垂线	**难度值 64.36**

辅助物　一支笔和一张纸（20 cm×30 cm）

方　法　检查者坐在桌前，抱儿童于膝上，或儿童坐在一个安全的地方，面对桌子。示范：用一支笔在纸上画两条（约 5 cm 长）垂线，然后把纸和笔放在儿童面前，说"像我这样画竖线"

评　分　0—儿童未拿起笔，或笔尖不朝向纸

　　　　1—儿童仅用笔接触纸

　　　　2—儿童画出线，但偏移 20° 或长度＜3 cm

　　　　3—儿童画一条约 5 cm 长的垂线，偏移 ≤ 20°

E12 项　模仿画横线	**难度值 65.11**

辅助物　一支笔和一张纸（20 cm×30 cm）

方　法　检查者坐在桌前，抱儿童于膝上，或儿童坐在一个安全的地方，面对桌子。示范：用一支笔在纸上画两条（约 5 cm 长）横线，把另一张纸和笔放在儿童面前，说"像我这样画横线"

评　分　0—儿童没能画出线

　　　　1—儿童画的线长度＜5 cm 或偏移 >45°

　　　　2—儿童画一条 5 cm 长的横线，偏移在 21—45° 之内

　　　　3—儿童画一条 5 cm 长的横线，偏移＜21°

E13 项　快速放小丸	**难度值 66.36**

辅助物　一个无盖小瓶和十粒小丸

方　法　将一个无盖小瓶和十粒小丸放在儿童面前的桌上，对儿童说"把它们全部放进去，每次一粒，越快越好"

评　分　0—儿童没有放入小丸

　　　　1—儿童在 60 s 内放一至三粒小丸

　　　　2—儿童在 31—60 s 内放五至十粒小丸

　　　　3—儿童在 30 s 内放十粒小丸

E14 项　穿线	**难度值 68.53**

辅助物　一块带六个孔的细长纸板和一条细长带子

方　法　给儿童看纸板上的六个孔，示范：将带子自上而下穿过第一个孔，从下而上穿过第二个孔，再向下穿过第三个孔。然后让儿童仔细观察，学着穿线

评　分　0—儿童没能穿过一个孔

　　　　1—儿童正确地穿了一个孔

　　　　2—儿童正确地穿了两个孔

　　　　3—儿童正确地穿了三个孔

E15 项　临摹"十"字	**难度值 70.65**

辅助物　一支笔、一张纸（20 cm×30 cm）和一张画有"十"字的卡片

方　法　把一张纸和一支笔放在儿童面前的桌上，给儿童展示卡片上的"十"字，然后把卡片放在桌上儿童可清晰看到的地方。检查者边指卡片上的"十"字，边对儿童说"你来画一个十字，与这个一模一样"

评　分　0—儿童没有画线或仅画出一条线

　　　　1—儿童画两条不相交的线

　　　　2—儿童画两条相交的线，偏离垂直 >20°

　　　　3—儿童画两条相交的线，偏离垂直 <20°

E16 项	描线	难度值 72.32

辅助物 一支笔和一张印有 12 cm 长、0.5 cm 宽描红线的纸

方　法 把纸放在儿童面前并使描红线保持水平，给儿童一支笔，检查者手指描红线并对儿童说"沿这根线描，尽量别画出去"

评　分 0—儿童乱画

1—儿童描线时偏离超过 4 次

2—儿童描线时偏离 3—4 次，但均不超过 1.2 cm

3—儿童描线时偏离不超过 2 次，且每次不超过 1.2 cm

E17 项	搭楼梯	难度值 73.30

辅助物 六块方木

方　法 在儿童可看清的范围内示范搭楼梯，保留 15 s，然后推倒，将六块方木放于儿童面前，说"像我一样做"

评　分 0—儿童没有搭成楼梯

1—儿童部分搭成楼梯

2—儿童搭成楼梯状，但方木间有空隙或未排成直线

3—儿童像示范样搭楼梯

E18 项	临摹长短均等的"十"字	难度值 74.09

辅助物 一支笔、一张纸（20 cm×30 cm）和一张画有"十"字的卡片

方　法 把一张纸和一支笔放在儿童面前的桌上，给儿童展示卡片上的"十"字，然后把卡片放在桌上儿童可清晰看到的地方。检查者边指卡片上的"十"字，边说"就像这样画两条正中交叉的线，两边长度要一样"

评　分 0—儿童画两条不相交的线

1—儿童画两条相交线，偏离垂直 >20°，以交点分割的四条线段长度相差 >0.5 cm

2—儿童画两条相交线，偏离垂直 <20°，以交点分割的四条线段长度相差 >0.5 cm

3—儿童画两条相交线，偏离垂直 <20°，以交点分割的四条线段长度相差 <0.5 cm

E19 项	搭金字塔	难度值 75.78

辅助物 十二块方木

方　法 放六块方木在儿童面前的桌上，示范用六块方木搭成金字塔，保留模型，在儿童面前放另 6 块方木，嘱儿童按模型搭金字塔

评　分 0—儿童没有搭成金字塔的结构

1—儿童部分搭成金字塔的结构

2—儿童搭成金字塔，但方木在有的地方相碰或未排成直线

3—儿童搭成金字塔（如示范样）

E20 项	两点连线	难度值 76.87

辅助物 一支笔和一张预先画有两点的纸

方　法 将纸放在儿童面前，将笔递给儿童，同时手先指一个点，再指另一个点，对儿童说"从这一点到那一点画一条直线"

评　分 0—儿童没有将两点连起来

1—儿童连线偏离水平 >1.2 cm

2—儿童连线偏离水平 0.6—1.2 cm

3—儿童连线偏离水平 <0.6 cm

E21 项	临摹画正方形	难度值 77.97

辅助物 一支笔、一张纸（20 cm×30 cm）和一张画有正方形的卡片

方　法 把纸和笔放在儿童面前的桌上，给儿童看卡片上的正方形，然后把卡片放在桌上，对儿童说"画个正方形"

评　分 0—儿童乱画

1—儿童所画的正方形偏离大于 30°或有两个角未封闭

2—儿童所画的正方形线条偏离水平或垂直线 16°—30°，或有一个角未封闭

3—儿童所画的正方形线条较直，水平或垂直的偏移 <15°，四个角封闭

E22 项 剪圆形	**难度值 79.58**

辅助物 一张画有圆圈的纸和一把钝头剪刀

方　法 把纸和剪刀给儿童，用食指沿圆圈移动并对儿童说"剪这条线，别剪出去"

评　分 0—儿童乱剪

　　　　1—儿童在离线 1.2 cm 的范围外剪下圆圈

　　　　2—儿童在离线 0.6—1.2 cm 的范围内剪下 1/4—3/4 的圆圈

　　　　3—儿童在离线<0.6 cm 的范围内剪下 3/4 的圆圈

E23 项 折纸	**难度值 80.32**

辅助物 两张纸（20 cm×30 cm），其中一张已对折成两次

方　法 向儿童出示对折两次的纸，并放在桌上使儿童能注意。给儿童另一张纸，让其仿折，并且嘱其注意边对齐

评　分 0—儿童将纸两折，二次距离均>1.2 cm

　　　　1—儿童将纸两折，一次距在 0.3—1.2 cm，一次距离>1.2 cm

　　　　2—儿童将纸两折，两边平行，二次距离均在 0.3—1.2 cm 之间

　　　　3—儿童将纸两折，两边平行，两次距离均<0.3 cm

E24 项 剪正方形	**难度值 80.43**

辅助物 一张预先画好正方形的纸、一把钝头剪刀

方　法 把纸和剪刀给儿童，检查者边用食指沿正方形边框移动，边嘱儿童"剪这条线，别剪出去"

评　分 0—儿童乱剪

　　　　1—儿童在离线 1.2 cm 范围外剪下正方形

　　　　2—儿童在离线 0.6—1.2 cm 范围内剪下正方形

　　　　3—儿童在离线 0.6 cm 范围内剪下正方形

五、Peabody 运动发育评定量表（精细运动部分）

（一）评估内容

我们已在第四章第二节介绍了 Peabody 运动发育评定量表第 2 版的粗大运动部分，这里介绍精细运动部分。如前所述，Peabody 运动发育评定量表第 2 版主要测试 0—6 岁儿童的运动技能，包括反射、姿势、移动、实物操作、抓握及视觉运动整合 6 个分测验。其中，抓握及视觉运动整合主要用于精细运动功能的评估：抓握分测验包含 26 项，评估儿童用手的能力，由用一只手抓握物体开始发展到控制性使用双手手指的动作；视觉运动整合分测验包含 72 项，评估儿童应用视知觉技能执行复杂的手眼协调任务的能力，如堆积木、模仿绘画、伸手抓握一个物体等。这两项分测验主要用来评估婴幼儿运用手指、手以及一定程度上运用上臂来抓握物体、搭积木、画图和操作物体的能力。精细运动测试可在 20—30 分钟内完成，其结果用精细运动发育商（Fine Motor Quotient, FMQ）表示。

（二）分数计算

综合发育商是 Peabody 运动发育评定量表第 2 版能够给出的最可靠的分数，通过把不同分测验的标准分相加，然后进行转换，分别得出粗大运动发育商（GMQ）、精细

运动发育商（FMQ）以及总体运动发育商（Total Motor Quotient，TMQ）。上一节中我们介绍过，粗大运动发育商是由测试大肌肉系统应用功能的几个分测验的分数进行综合分析后得出的，反映应用大肌肉系统对环境变化进行反应的能力、不需要移动时维持姿势的能力、从一个地点转移到另外一个地点的能力，以及抓、扔和踢球的能力。12个月以下婴儿的粗大运动发育商由反射、姿势和移动3个分测验综合得出，而12个月及以上儿童的粗大运动发育商由姿势、移动和实物操作3个分测验综合得出。精细运动发育商由两个测试小肌肉系统应用功能的分测验综合分析得出，主要测试儿童精细运动的发育水平，也就是说，儿童运用手指、手和一部分手臂来抓物体、搭积木、画图以及控制物体的能力。总体运动发育商则是由所有的粗大运动分测验及精细运动分测验共同综合分析得出的。因此，这些发育商可以在不同的人群之间进行比较，是衡量被检查者总体功能水平的指标，而总体运动发育商可能是评估总体运动发育水平的最好指标。

（三）作用

Peabody运动发育评定量表第2版可以全面评估儿童的运动功能，帮助医生和康复治疗师对运动落后儿童各能区的发育水平进行准确评估，其配套方案对提高这些儿童的运动技能效果显著，而且易学易用，对评估疗效、制订康复计划、降低医疗成本有着非常重要的意义，值得推广使用。

目前，Peabody运动发育评定量表第2版在国际上已经得到非常广泛的应用，总体来说有五个方面的用途。一是其结果可以用于评价一名儿童相对于同龄儿童的运动技能水平；二是粗大运动发育商和精细运动发育商可以进行相互比较，从而判断一名儿童的粗大运动和精细运动的发育水平是否有差异；三是应用Peabody运动发育评定量表第2版可以对每一个个体的运动技能同时进行定量和定性分析，儿童的运动技能缺陷能够被识别出来并且转换到个体的训练目标中去，所以Peabody运动发育评定量表第2版对教育和干预治疗是很有价值的；四是可以用于评价一名儿童的运动技能进步情况，收集的定量信息可以让测试者在不同的领域进行比较；五是作为研究工具很有价值，因为其评分可以用于研究不同类型儿童的运动发育水平，以及不同干预措施对运动技能发育的影响。

5

第五章

神经肌肉骨骼（基础运动）评估

儿童神经肌肉骨骼评估是临床决策中的重要组成部分，是制定正确的康复治疗原则、计划和具体实施方案的前提和基础。康复的目的是最大限度地恢复功能，因此儿童基础运动评估成为儿童运动康复治疗计划的首要工作步骤。儿童神经肌肉骨骼评估主要包括人体形态、关节活动度、肌力、肌张力、平衡功能、协调功能和步态的评定。

人体形态的评估

一、概述

（一）定义

人体形态是指人体最直观的外部表现。人体形态学测量（anthropometric measurement）是指测定身体整体与局部的长度、围度、周长、距离和容积。根据年龄、性别、发育状况的不同，个体差异较大，人体身体形态也各有差异，并会受到外界影响。

（二）人体形态的评估内容

1. 身体姿势的评估

身体姿势（posture）是指身体各部在空间的相对位置，反映人体骨骼、肌肉、内脏器官、神经系统等各组织间的力学关系。正确的身体姿势应具备的条件为：具有能使机体处于稳定状态的力学条件，肌肉为维持正常姿势所承受的负荷不大，不妨碍内脏器官功能，表现出人体的美感和良好的精神面貌。由于性别、年龄、身体状况、文化背景、性格、病理等影响因素不同，每个人都有自己特定的身体姿势。

2. 体格的评估

（1）身高（长）。

身高是骨骼发育情况的主要指标。测量时，被检查者应保持头正、颈直、挺胸、收腹、双下肢伸直，两足尖打开约 30°—40°。

（2）体重。

可以通过体重的变化为身体的发育、营养、萎缩、消耗的状态提供依据。目前国际上通用的客观指标为体重指数（BMI），单位是 kg/m^2，正常范围是 $18.5\ kg/m^2$—$24\ kg/m^2$，一般体重指数大于 $24kg/m^2$

为超重，大于 28kg/m² 为肥胖。

对于儿童来说，也可参考以下公式推断，如果超过标准体重 20% 为肥胖。7—12 岁：标准体重（kg）= 年龄 ×2 + 8。13—16 岁：标准体重（kg）=［身高（cm）-100］×0.9。

对于成年人来说，按照世界卫生组织（WHO）推荐的计算方法[①]，男性标准体重=［身高（cm）-80］×70%，女性标准体重=［身高（cm）-70］×60%。标准体重正负 10% 为正常；正负 10%—20% 为体重过重或过轻；正负 20% 以上为肥胖或体重不足，其中超过标准体重 21%—30% 为轻度肥胖，31%—50% 为中度肥胖，50% 以上为重度肥胖。

（3）周径。

包括胸围、腹围、臀围和四肢周径。康复治疗师用皮尺进行测量，皮尺不可倾斜。测量时，皮尺围绕肢体及躯干的松紧度应以在皮肤上可稍移动为宜。

上肢测量常用部位为：肘横纹上方数厘米处测周径（上臂），肘横纹下方数厘米处测周径（前臂）。下肢测量常用部位为：髌骨上方数厘米处测周径（大腿），髌骨下方数厘米处测周径（小腿）。

（4）肢体长度。

使用皮尺测量肢体长度，测量时取四肢左右对称的自然伸展位，骨盆无倾斜。

3. 体型的评估

成年人的体型一般分为以下三种。

瘦长型（无力型）：身高体瘦，肌肉少，脖子细长。肩膀窄下垂，胸廓扁平，上腹角（两侧肋骨之间形成的夹角）< 90°。瘦长型的人容易出现内脏下垂的问题。

矮胖型（超力型）：与瘦长型相反。体格粗壮，颈粗短，面红，肩平，胸廓宽阔，上腹角> 90°。矮胖型的人容易患高血压、高脂血症。

均匀型（正力型）：身体各部分结构匀称适中，上腹角 90° 左右。普通人多为此体型。

二、身体姿势的评估

（一）定义

身体姿势指身体各部在空间的相对位置，它反映人体骨骼、肌肉、内脏器官、神经系统等各组织间的力学关系。

（二）正常姿势及其评估

1. 正常姿势

包括静态姿势和动态姿势。静态姿势表现为站立、跪位、坐位和卧位等相对静止的状态；动态姿势是指活动中的各种姿势，如行走姿势、运动姿势、劳动姿势和舞蹈姿势等。

---

① WHO. Physical Status: The Use and Interpretation of Anthropometry: Report of a World Health Organization (WHO) Expert Committee［R］. Geneva, Switzerland: World Health Organization, 1995.

2. 影响因素

姿势的表现受到性别、年龄、身体状况、文化背景及性格等因素的影响，同时也受到各种病理因素的影响。

3. 静态姿势—站立姿势的评估

（1）前面观：双眼应平视前方，两侧耳屏上缘和眶下缘中点应处同一水平面上，左、右髂前上棘应处同一水平面。

（2）后面观：头后枕部、脊柱和两足跟夹缝线都应处于一条垂直线上；与脊柱相邻的两肩和两侧髂嵴，对称地处于垂直脊柱的水平线上。

（3）侧面观：从侧向看，耳屏、肩峰、股骨大转子、膝、踝应五点一线，位于一条垂直线上。同时可见脊柱的 4 个正常生理弯曲，即向前凸的颈曲、向后凸的胸曲、向前凸的腰曲和向后凸的骶曲。颈曲和腰曲最大，胸曲次之，骶曲最小。

三、身高和体重的测量

（一）身高（长）

1. 定义

身高是指头部、脊柱与下肢长度的总和。多数 3 岁以下儿童立位测量不易准确，应仰卧位测量，故又称为身长。

2. 增长规律

年龄越小，身高增长越快，婴儿期和青春期为两个高峰。出生时身高平均为 50cm，男婴较女婴略长。出生后第一年增长最快，约为 25cm，第二年身高增长速度减慢，2 岁时身高约为 85cm；2 岁以后每年增长约 5—7cm。1 岁时身高约为出生时的 1.5 倍，4 岁时约为 2 倍，13—14 岁时约为 3 倍。[①]青春期身高的增长明显加速，男孩平均增长 28cm，每年可增长 7—9cm；女孩平均增长 25cm，每年可增长 6—8cm。

（二）体重

1. 定义

体重即人体的重量，是描述人体横向发育的指标。

2. 增长规律

随年龄的增加，儿童体重的增长逐渐减慢。出生后第一年是体重增长最快的时期。被检查者不穿鞋，尽量去除大部分衣物，站立在体重秤上，读出体重数，以千克（kg）表示。

---

① 身高的正常增长规律 [J]. 农村实用科技信息,1996（5）:32.

体重是衡量儿童体格发育和营养状况最重要的指标。我国正常新生儿的平均出生体重为 3.20—3.30kg，一般男婴比女婴重 100g。儿童体重的增长为非等速增长，评价时应以个体儿童自己体重的变化为依据，不可用"公式"或人群均数当作标准值。可参考以下公式（表 5-1-1）推断，如果超过标准体重 20% 则为肥胖。

表 5-1-1　儿童标准体重、身高估算方式

年龄	体重（kg）	年龄	身高（cm）
3—12 月	［年龄（月）＋9］／2	12 月	75
1—6 岁	年龄（岁）×2＋8	2—12 岁	年龄（岁）×6＋77
7—12 岁	［年龄（岁）×7－5］／2		

四、肢体长度与围度的测量

（一）体表标志

人体体表标志如图 5-1-1 所示。

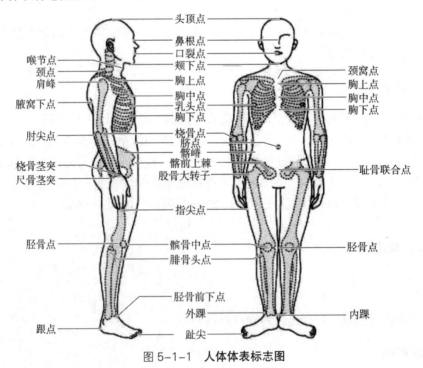

图 5-1-1　人体体表标志图

1. 头及躯干常用标志点

头顶点——头顶最高点。
颈点——第七颈椎棘突后端的中心点。

胸中点——双侧第四胸肋关节连线与胸骨中心线的交点。

肩胛骨下角点——肩胛骨下角最下缘点，胸围测量背面的固定点。

脐点——腹围测量时的基准点。

腰点——第五腰椎棘突后端的中心点。

2. 上肢常用标志点

肩峰——肩胛冈最外侧的中心点。

肱骨内上髁、外上髁——肱骨远端两侧突起。

鹰嘴——尺骨上端膨大突起，屈肘时形成明显突起。

桡骨茎突——桡骨远端手腕背内侧最尖端点。

尺骨茎突——尺骨远端手腕背内侧最尖端点。

桡尺茎突中间点——桡骨茎突与尺骨茎突连线的中点。

指尖点——手指指间顶端点。

3. 下肢常用标志点

髂嵴——髂骨最高突点。

髂前上棘——髂嵴前端圆形突起。

股骨大转子——髂嵴下一掌宽浅凹处。

股骨内上髁——股骨远端内侧明显突起。

股骨外上髁——股骨远端外侧明显突起。

膝关节外侧关节间隙——股骨外上髁下缘膝关节线。

内踝——胫骨远端内侧隆突。

外踝——腓骨远端外侧隆突。

趾尖——足趾尖的顶点。

（二）肢体长度的测量

1. 上肢长度的测量

（1）上肢长。

测量体位：坐位或站位，上肢在体侧自然下垂，肘关节伸展，前臂旋后，腕关节中立位。

测量点：从肩峰外侧端到桡骨茎突或中指尖的距离（图5-1-2）。

（2）上臂长。

测量体位：坐位或站位，上肢在体侧自然下垂，肘关节伸展，前臂旋后，腕关节中立位。

测量点：从肩峰外侧端到肱骨外上髁的距离（图5-1-3）。

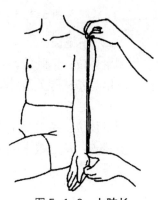

图 5-1-2　上肢长

（3）前臂长。

测量体位：坐位或站位，上肢在体侧自然下垂，肘关节伸展，前臂旋后，腕关节中立位。

测量点：从肱骨外上髁到桡骨茎突（图5-1-4）。

（4）手长。

测量体位：手指伸展位。

测量点：从桡骨茎突与尺骨茎突连线的中点到中指尖的距离（图5-1-5）。

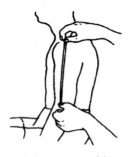 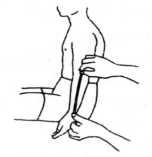 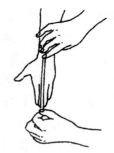

图5-1-3　上臂长　　　　　图5-1-4　前臂长　　　　图5-1-5　手长

2. 下肢长度的测量

（1）下肢长。

测量体位：仰卧位，骨盆水平位，下肢伸展，髋关节中立位。

测量点：从髂前上棘到内踝的最短距离，或从股骨大转子到外踝的距离（图5-1-6）。

（2）大腿长。

测量体位：仰卧位，骨盆水平位，下肢伸展，髋关节中立位。

测量点：从股骨大转子到膝关节外侧关节间隙的距离（图5-1-7）。

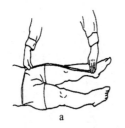 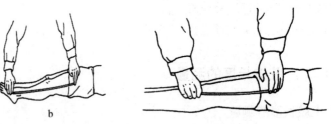

图5-1-6　下肢长　　　　　　　图5-1-7　大腿长

（3）小腿长。

测量体位：仰卧位，骨盆水平位，下肢伸展，髋关节中立位。

测量点：从膝关节外侧关节间隙到外踝的距离（图5-1-8）。

（4）足长。

测量体位：踝关节呈中立位。

测量点：从足跟末端到第二趾末端的距离（图5-1-9）。

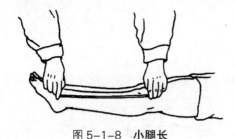

图 5-1-8 小腿长

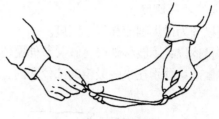

图 5-1-9 足长

（三）身体围度（周径）的测量

1.四肢围度的测量

（1）上臂围度。

① 肘伸展位。

测量体位：上肢在体侧自然下垂，肘关节伸展。

测量点：在上臂的中部、肱二头肌最膨隆部测量围度（图 5-1-10）。

② 肘屈曲位。

测量体位：上肢在体侧自然下垂，肘关节用力屈曲。

测量点：同肘伸展位（图 5-1-11）。

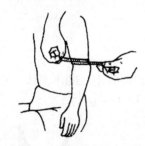

图 5-1-10 肘伸展位上臂围度

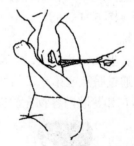

图 5-1-11 肘屈曲位上臂围度

（2）前臂围度。

① 前臂最大围度。

测量体位：前臂在体侧自然下垂。

测量点：在前臂近端最膨隆部测量围度（图 5-1-12）。

② 前臂最小围度。

测量体位：前臂在体侧自然下垂。

测量点：在前臂远端最细部位测量围度。

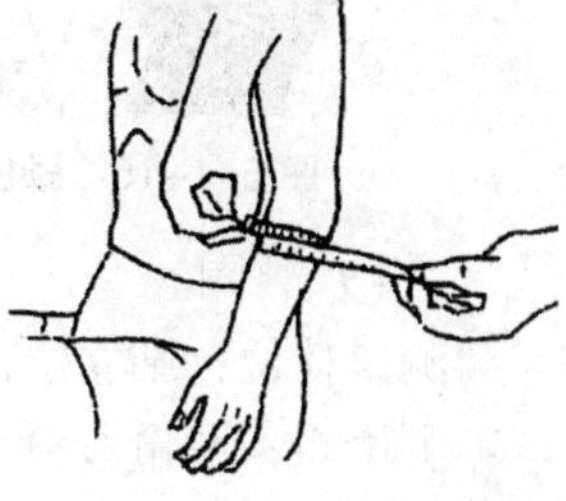

（3）大腿围度。

测量体位：下肢稍外展，膝关节伸展位。

图 5-1-12 前臂最大围度

测量点：分别从髌骨上缘起向大腿中段隔 6、8、10、12cm 处测量围度，在记录测量结果时应注明测量的具体部位（图 5-1-13）。

（4）小腿围度。

可以分为最大围度和最小围度。

测量体位：下肢稍外展，膝关节伸展位。

测量点：分别在小腿最粗的部位和内、外踝最细的部位测量围度（图 5-1-14）。

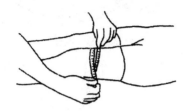 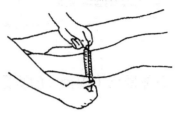

图 5-1-13　大腿围度　　　　　　　　图 5-1-14　小腿围度

2. 躯干围度测量

（1）颈围。

测量体位：坐位或站立位，上肢在体侧自然下垂。

测量点：通过喉结处测量颈部的围度，应注意软尺与地面平行（图 5-1-15）。

（2）胸围。

测量体位：坐位或站立位，上肢在体侧自然下垂。

测量点：通过胸中点和肩胛骨下角点，绕胸一周。测量应在被检查者平静呼气末和吸气末时进行（图 5-1-16）。

（3）腹围。

测量体位：坐位或站立位，上肢在体侧自然下垂。

测量点：通过脐点或第十二肋骨的下缘和髂前上棘连线中点的水平线。测量腹围时，应考虑消化器官和膀胱内容物充盈程度对结果的影响（图 5-1-17）。

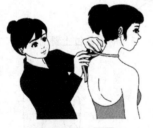 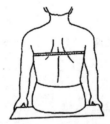 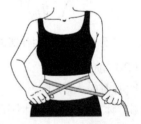

图 5-1-15　颈围　　　　　图 5-1-16　胸围　　　　　图 5-1-17　腹围

（4）臀围。

测量体位：站立位，上肢在体侧自然下垂。

测量点：测量股骨大转子与髂前上棘连线中间上臀部的最粗部分（图 5-1-18）。

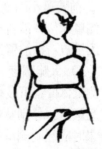

图 5-1-18　臀围

关节活动度的评估

一、概述

（一）定义

关节是指两块或两块以上骨之间的连接部分，典型的关节应包括关节面及关节软骨、关节囊、关节腔等。关节活动度（Range of Motion，ROM）是指一个关节从起始端至终末端的正常运动范围（即运动弧）。关节活动度可以分为主动关节活动度（AROM）和被动关节活动度（PROM）。主动关节活动度是由肌肉的主动收缩产生的，被动关节活动度则完全由外力的作用产生，没有肌肉随意收缩的关节活动度。检查时先检查主动关节活动度，再检查被动关节活动度。关节活动度是衡量一个关节运动量的尺度。关节活动的范围分为全范围、外侧范围、中间范围和内侧范围。

（二）关节运动的类型

1. 根据运动的动力来源划分

（1）主动运动。

主动运动是指患者主动以肌肉收缩形式完成的运动。运动时既不需要助力，也不用克服外来阻力。

（2）被动运动。

被动运动是指由康复治疗师帮助患者进行活动的运动。通过适当的关节被动运动，可保持肌肉的生理长度和张力，保持关节的正常活动范围。

（3）主动助力运动。

主动助力运动是指在外力的辅助下，通过患者主动收缩肌肉来完成的运动或动作。辅助力量由康复治疗师、患者的健肢提供，也可利用器械、引力或水的浮力来帮助完成。

2. 根据运动的范围划分

（1）生理运动。

生理运动是指关节在生理范围内的运动，可以完成所有的关节运动形式，如屈、伸、内收、外展等。

（2）附属运动。

附属运动是指关节在解剖结构允许范围内进行的运动，不能主动完成，只能被动完成。

（三）影响关节活动度的因素

1. 关节面的面积大小

关节面的面积越大，关节活动度的范围越大。

2. 关节囊的厚薄与松紧度

关节囊薄而松弛，关节的活动度较大。

3. 关节韧带的多少与强弱

关节韧带多而强，则活动的幅度就小。

4. 关节周围肌肉或软组织的伸展性和弹性状况

关节周围肌肉或软组织的伸展性和弹性越大，关节的活动范围越大。

（四）引起关节活动度异常的原因

1. 关节本身原因

骨关节炎、类风湿性关节炎、关节内骨折或关节脱位、软骨的损伤、关节内积血或积液、先天性关节畸形等关节本身的疾病或损伤均可引起疼痛、肌肉痉挛或软组织粘连，导致关节活动度减小。

2. 关节外的因素

肌肉痉挛，周围软组织损伤、粘连、疼痛和瘢痕及软组织挛缩、骨折、肌肉无力等关节外的疾病均可导致关节活动度减小，周围神经损伤也会引起关节活动度减小。中枢神经损伤早期导致关节活动度增大，痉挛期则导致关节活动度明显减小。

（五）关节活动度测量的注意事项

关节活动度测量的常用工具为通用量角器、手部关节活动测量用具、方盘量角器、带刻度的尺子以及电子测角器等。关节活动度测量结果记录主要包括以下几项内容：关节的名称和左右，关节僵硬、强直或挛缩的位置，主动关节活动度和被动关节活动度，测量时的体位，测量过程中运动的方向及有无误差。关节活动度的测量应遵循以下原则：第一，测量者应掌握正常关节活动度的平均值、关节的运动方向以及测量时肢体的摆放位置。第二，关节的测量方式并不适合所有患者，如患者处于关节急性炎症期以及关节内骨折未做处理等。第三，正常的关节活动度因人而异。第四，康复治疗师应注意检查和询问患者的既往史，确定患者是否有其他引起关节受限的疾病。进行关节活动度的测量时，应该了解注意事项以及适应证和禁忌证。

1. 注意事项

一是确定起始位置。二是同一患者应由专人测量，每次均取相同位置，两侧对比。三是当主动运动和被动运动不一致时，应以关节被动运动范围为准，或同时记录。四是关节运动范围测量后，应对数据进行分析。五是注意排除邻近关节的互相影响或补偿。

2. 适应证

当关节水肿、疼痛，肌肉痉挛、短缩，关节囊及周围组织的炎症及粘连、皮肤瘢痕等影响关节的运动功能时，均需进行 ROM 测量。ROM 测量是关节炎症、痛风、脱位、骨折、截肢、关节周围软组织损伤以及继发性损害患者的必查项目。

3. 禁忌证

关节脱位或骨折未愈合，肌腱、韧带、肌肉术后早期，骨化性肌炎等。

二、关节活动度的评估内容

（一）头颈

1. 前屈

体位：端坐位，颈椎无旋转及侧屈。
关节角度尺摆放：
- 固定臂：与地面垂直。
- 移动臂：外耳道与鼻尖的连线。
- 轴心：外耳道的中点。

运动方式：在矢状面完成屈曲运动。检查者左手将被检查者头后部向前下方屈曲，同时控制其胸部，防止胸腰椎的代偿性屈曲。参考值范围：0°—45°（图 5-2-1）。

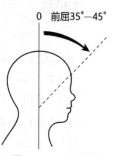

图 5-2-1　颈前屈

2. 后伸

体位：端坐位，颈椎无旋转及侧屈。

关节角度尺摆放：

· 固定臂：与地面垂直。

· 移动臂：外耳道与鼻尖的连线。

· 轴心：外耳道的中点。

运动方式：在矢状面完成颈部后伸运动。检查者右手扶持被检查者下颏部，左手扶持后头部，防止颈椎的旋转与侧屈。参考值范围：0°—45°（图5-2-2）。

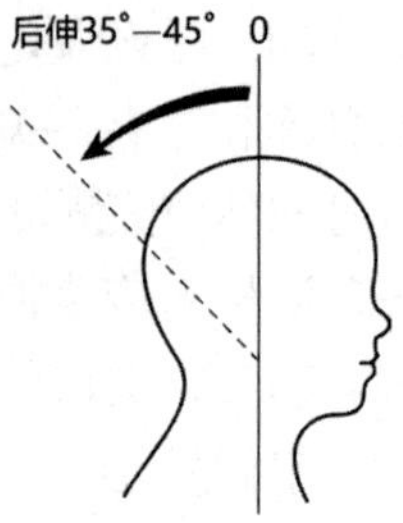

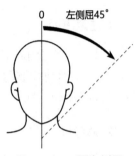

图 5-2-2　颈后伸

3. 左侧屈

体位：端坐位，颈椎无屈曲、伸展及旋转。

关节角度尺摆放：

· 固定臂：沿胸椎棘突与地面垂直。

· 移动臂：头顶中点与第七颈椎棘突连线。

· 轴心：与第七颈椎棘突一致。

运动方式：在冠状面头向左侧屈运动。被检查者双肩保持水平，防止胸腰椎代偿性侧屈。参考值范围：0°—45°（图5-2-3）。右侧屈方法相同。

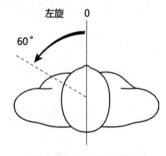

图 5-2-3　颈左侧屈

4. 左侧旋转

体位：端坐位，颈部无屈曲、伸展及侧屈。

关节角度尺摆放：

· 固定臂：与两侧肩峰连线平行。

· 移动臂：头顶中点与鼻尖连线一致。

· 轴心：头顶中心点。

运动方式：在水平面向左侧运动。被检查者双肩保持中立位，防止躯干代偿性旋转。参考值范围：0°—60°（图5-2-4）。右侧旋转方法相同。

图 5-2-4　颈左侧旋转

（二）躯干

1. 前屈

体位：立位，胸、腰椎无侧屈及旋转。

关节角度尺摆放：

· 固定臂：第五腰椎棘突的垂直线。

· 移动臂：第七颈椎棘突与第五腰椎棘突连线的平行线。

· 轴心：第五腰椎棘突。

运动方式：矢状面前屈运动。检查时应注意固定骨盆，防止髋关节屈曲。参考值范围：0°—80°。

2. 后伸

体位：立位，胸、腰椎无屈曲及旋转。

关节角度尺摆放：

·固定臂：第五腰椎棘突的垂直线。

·移动臂：第七颈椎棘突与第五腰椎棘突连线的平行线。

·轴心：第五腰椎棘突。

运动方式：矢状面做躯干后伸运动。检查时应注意固定骨盆，防止髋关节屈曲。参考值范围：0°—30°（图5-2-5）。

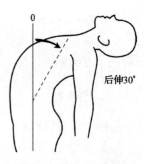

图 5-2-5 躯干后伸

3. 左侧屈

体位：立位，颈椎、胸椎、腰椎无屈曲、后伸及旋转。

关节角度尺摆放：

·固定臂：髂后上棘连线中点的垂直线。

·移动臂：第七颈椎棘突与第五腰椎棘突连线。

·轴心：第五腰椎棘突。

运动方式：在冠状面向左侧屈运动。检查时应注意固定骨盆，防止向侧方倾斜。参考值范围：0°—35°（图5-2-6）。右侧屈方法相同。

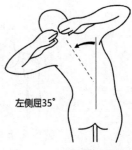

图 5-2-6 躯干左侧屈

4. 左旋

体位：端坐位。使用无靠背的椅子。颈椎、胸椎、腰椎无屈曲、伸展、侧屈。

关节角度尺摆放：

·固定臂：双侧髂嵴上缘连线的平行线。

·移动臂：双侧肩峰连线的平行线。

·轴心：头顶部中点。

运动方式：在水平面完成最大限度的胸腰椎向左旋

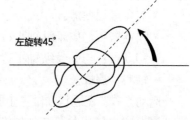

图 5-2-7 躯干向左旋转

转运动。检查者双手置于被检查者骨盆的髂前上棘，固定骨盆，防止其旋转。参考值范围：0°—45°（图5-2-7）。右旋方法相同。

（三）肩关节（以左肩为例）

1. 屈曲

体位：端坐位，肩关节无外展、内收、旋转，前臂中立位，手掌朝向体侧。

关节角度尺摆放：

·固定臂：腋中线。

· 移动臂：肱骨长轴。

· 轴心：肩峰。

运动方式：在矢状面上肢向前上方运动。参考值范围：0°—180°（图5-2-8）。右肩关节方法相同。

2. 后伸

体位：端坐位。

关节角度尺摆放：同屈曲。

运动方式：在矢状面左上肢向后上方运动。参考值范围：0°—60°（图5-2-9）。

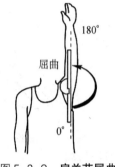

图5-2-8　肩关节屈曲

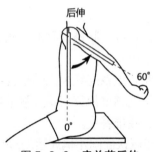

图5-2-9　肩关节后伸

3. 外展

体位：端坐位。肩关节无外展、内收、旋转，前臂中立位，手掌朝向体侧。

关节角度尺摆放：

· 固定臂：与躯干纵轴平行。

· 移动臂：与肱骨纵轴平行。

· 轴心：肩峰。

运动方式：在冠状面做左上肢外展运动，外展至90°时，掌心翻至向上使肩关节充分外旋后，上肢继续外展运动。检查时应防止脊柱侧屈。参考值范围：0°—180°（图5-2-10）。

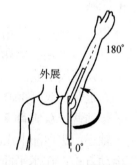

图5-2-10　肩关节外展

4. 水平外展

体位：端坐位，肩关节屈曲90°，内旋。

关节角度尺摆放：

· 固定臂：垂直于躯干。

· 移动臂：肱骨长轴。

· 轴心：肩峰顶部。

运动方式：在水平面上做右上肢水平外展运动。检查时应固定双肩，防止脊柱旋转。参考值范围：0°—30°（图5-2-11）。

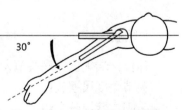

图5-2-11　肩关节水平外展

5. 水平内收

体位：端坐位，左肩关节外展 90°，内旋。

关节角度尺摆放：

· 固定臂：与肱骨长轴平行并与躯干垂直（呈水平位）。

· 移动臂：肱骨长轴。

· 轴心：肩峰顶部。

运动方式：左上肢沿垂直轴在水平面上做跨中线运动。检查时应固定双肩，防止脊柱旋转。参考值范围：0°—135°（图 5-2-12）。

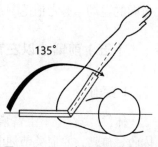

图 5-2-12 肩关节水平内收

6. 外旋、内旋

体位：端坐位，左肩关节外展 90°，肘关节屈曲 90°，前臂旋前并与地面平等。仰卧位与俯卧位均可。

关节角度尺摆放：

· 固定臂：通过肘关节，与冠状面垂直的线。

· 移动臂：尺骨。

· 轴心：尺骨鹰嘴。

运动方式：外旋，左前臂在矢状面上沿冠状轴向头部方向运动。内旋，左前臂在矢状面上向下肢的方向运动。测量时应固定肩胛骨，防止出现肩胛骨下角下撤，内收。参考值范围：0°—90°（图 5-2-13）。

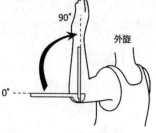

图 5-2-13 肩关节外旋

（四）肘关节（以左肘为例）

1. 屈曲

体位：端坐位，左上肢紧靠躯干，肘关节伸展，前臂解剖中立位。

关节角度尺摆放

· 固定臂：与肱骨纵轴平行，指向尺骨鹰嘴。

· 移动臂：与桡骨纵轴平行，指向桡骨茎突。

· 轴心：肱骨外上髁。

运动方式：在矢状面上左前臂沿冠状轴从前方做接近肱骨方向的运动。参考值范围：0°—150°（图 5-2-14）。

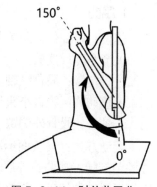

图 5-2-14 肘关节屈曲

2. 伸展

体位：端坐位，左上肢紧靠躯干，肘关节伸展，前臂解剖中立位。

关节角度尺摆放：同肘关节屈曲。

运动方式：在矢状面上左前臂沿冠状轴从前方做远离肱骨方向的运动。参考值范围：0°（图5-2-15）。

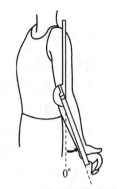

图5-2-15 肘关节伸展

（五）前臂（以左臂为例）

1. 旋前

体位：端坐位，上臂紧靠躯干，肩关节无屈曲、伸展、外展、内收、旋转，左肘关节屈曲90°，前臂呈中立位。

关节角度尺摆放：

· 固定臂：与地面垂直（与肱骨长轴平行）。

· 移动臂：桡骨茎突与尺骨茎突的连线（掌侧面）。

· 轴心：尺骨茎突的外侧。

运动方式：在水平面上做左拇指向内侧、手掌向下的运动。上臂靠躯干，防止肩关节代偿。参考值范围：0°—80°（图5-2-16）。

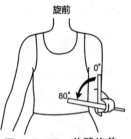

图5-2-16 前臂旋前

2. 旋后

体位：同旋前。

关节角度尺摆放：同旋前。

运动方式：在水平面上做左拇指向外侧、手掌向上的运动。参考值范围：0°—80°（图5-2-17）。

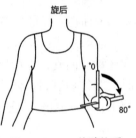

图5-2-17 前臂旋后

（六）膝关节（以左膝为例）

1. 屈曲

体位：俯卧位，髋关节无内收、外展、屈曲、伸展及旋转。

关节角度尺摆放：

· 固定臂：股骨纵轴。

· 移动臂：腓骨小头与外踝连线。

· 轴心：股骨外侧踝。

运动方式：矢状面运动。检查者一手固定左大腿，防止髋关节旋转、屈曲、外展；另一手扶持踝关节上方，完成足跟靠近臀部的运动。参考值范围：0°—135°（图5-2-18）。

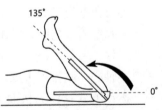

图5-2-18 膝关节屈曲

2. 伸展

体位：同屈曲。

关节角度尺摆放：同屈曲。

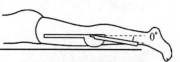

图5-2-19 膝关节伸展

运动方式：在矢状面上完成左足跟远离臀部方向的运动。检查时应固定大腿，防止髋关节出现旋转、屈曲、外展的代偿动作。参考值范围：0°（图5-2-19）。

（七）髋关节

1. 屈曲

体位：仰卧位，躯干无侧弯，髋关节无内收、外展、内旋、外旋。

关节角度尺摆放：

· 固定臂：通过股骨大转子，与躯干腋中线平行。

· 移动臂：股骨纵轴。

· 轴心：股骨大转子。

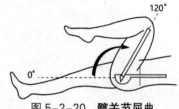

图5-2-20 髋关节屈曲

运动方式：在矢状面上先完成左膝关节伸展的抬腿动作，然后做膝关节屈曲、抬腿动作。检查者一手放在骨盆上，一手扶持屈曲的膝关节做被动的屈曲，髋关节屈曲时当出现骨盆后倾即为运动终末。参考值范围：0°—120°（图5-2-20）。

2. 伸展

体位：俯卧位，躯干无侧弯，髋关节无内收、外展、内旋、外旋，膝关节伸展位，双足放在诊查床缘外。

关节角度尺摆放：同屈曲。

运动方式：在矢面状上做左髋关节伸展运动。检查时应固定骨盆，防止出现前倾和旋转。参考值范围：0°—30°（图5-2-21）。

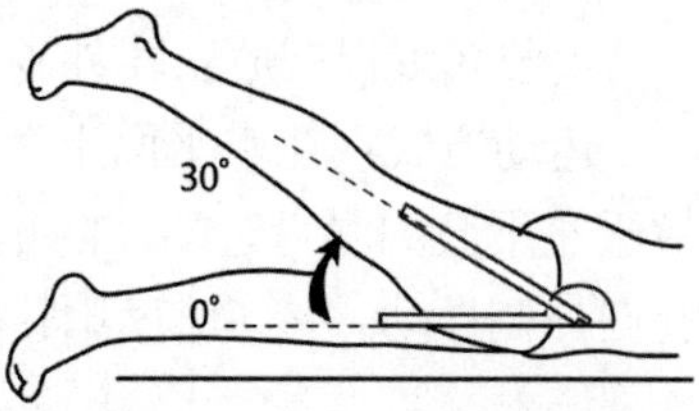

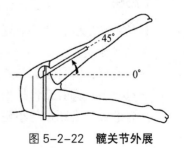

图5-2-21 髋关节伸展

3. 外展

体位：仰卧位，髋关节无屈曲、伸展、旋转，膝关节伸展位。

关节角度尺摆放：

· 固定臂：两侧髂前上棘连线。

· 移动臂：股骨纵轴（髂前上棘与髌骨中心连线）。

· 轴心：髂前上棘。

运动方式：在冠状面上做左髋关节外展的运动。参考值范围：0°—45°（图5-2-22）。

图5-2-22 髋关节外展

4. 内收

体位：仰卧位，左髋关节无屈曲、伸展、旋转，膝关节伸展位，右下肢呈外展位。

关节角度尺摆放：

· 固定臂：两侧髂前上棘连线。

· 移动臂：股骨纵轴（髂前上棘与髌骨中心连线）。

· 轴心：髂前上棘。

运动方式：在冠状面上做左下肢内收的运动。参考值范围：0°—30°。

5. 外旋

体位：端坐位，髋关节屈曲90°，无外展及内收；膝关节屈曲90°置于诊查床边缘。将毛巾卷成圆筒状，置于股骨远端（也可取仰卧位、俯卧位）。双手固定于诊查床边缘。

关节角度尺摆放：

· 固定臂：通过髌骨中心的垂线与地面垂直。

· 移动臂：胫骨纵轴。

· 轴心：髌骨中心。

运动方式：在水平面上做左髋外旋运动。检查者一手置于左下肢的股骨远端，防止髋关节屈曲和外展；另一手置于踝关节上方，将小腿向内侧摆动。参考值范围：0°—45°（图5-2-23）。

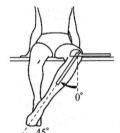

图5-2-23　髋关节外旋

6. 内旋

体位：同外旋。

关节角度尺摆放：同外旋。

运动方式：在水平面上做左髋关节内旋运动。检查者一手置于左下肢的股骨远端，防止髋关节屈曲和内收；另一手使小腿向外侧摆动。参考值范围：0°—45°（图5-2-24）。

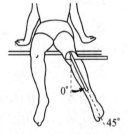

图5-2-24　髋关节内旋

（八）踝关节

1. 跖屈

体位：端坐位，膝关节屈曲90°，踝无内翻及外翻。

关节角度尺摆放：

· 固定臂：腓骨小头与外踝的连线（腓骨外侧中线）。

· 移动臂：第五跖骨长轴。

· 轴心：第五跖骨与小腿纵轴延长线在足底的交点（外踝下方大约1.5cm处）。

运动方式：在矢状面上完成左足跖屈的运动。检查者一手固定小腿远端，防止膝关节、髋关节出现代偿动作；另一手向下方正直按压被检侧的足背使其跖屈，但不得对足趾产生压力和出现内翻、外翻。参考值范围：0°—50°（图5-2-25）。

2. 背屈

体位：端坐位，膝关节屈曲90°，踝无内翻及外翻。

关节角度尺摆放：

·固定臂：腓骨小头与外踝的连线（腓骨外侧中线）。

·移动臂：第五跖骨长轴。

·轴心：第五跖骨与小腿纵轴延长线在足底的交点。

运动方式：在矢状面上完成背屈运动。检查者左手固定小腿远端，右手托着足底向上推，施被动手法时应避免推按足趾，以免造成腓肠肌、比目鱼肌的抵抗，同时应注意不得出现膝关节和髋关节的代偿动作。参考值范围：0°—20°（图5-2-26）。

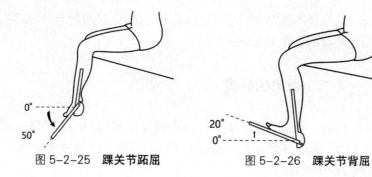

图 5-2-25　踝关节跖屈　　　　图 5-2-26　踝关节背屈

肌力的评估

一、概述

（一）定义

肌力是指肌肉收缩时产生的最大力量，以肌肉最大兴奋（最大收缩时）所能负荷的重量来表示。

（二）肌肉的分类

任何一个动作都不是一块肌肉就能完成的，而是通过一组肌群共同作用完成的。根据运动中作用的不同，可将骨骼肌分为原动肌、拮抗肌、固定肌和中和肌。

1. 原动肌

原动肌是指直接完成动作的肌群，分为主动肌和副动肌。例如，参与屈肘运动的肌肉有肱二头肌、肱肌、肱桡肌、桡侧腕屈肌、旋前圆肌，其中主动肌为肱二头肌和肱肌，其余为副动肌。

2. 拮抗肌

拮抗肌是指与原动肌作用相反的肌肉，如屈肘运动中的肱三头肌。原动肌与拮抗肌随动作的变化而变化。

3. 固定肌

固定肌肉定点所附着的骨骼，以防止产生不必要的动作，协同原动肌发挥对肢体运动的动力作用，参加这种固定作用的肌群称为固定肌。

4. 中和肌

若原动肌对动点骨有多种功能，为了有效地发挥其中的某种功能，就需要某些肌肉来抵消不必要的功能，这些用来抑制原动肌多余功能的肌肉称为中和肌。

（三） 肌肉收缩的类型

1. 等张收缩

等张收缩是肌肉收缩时肌纤维张力基本不变，肌纤维长度发生改变，从而产生关节活动的收缩方式。根据肌肉起止部位的活动方向，可分为向心性收缩和离心性收缩。向心性收缩时，肌纤维长度变短，肌肉起止点相互靠近；离心性收缩时，肌纤维长度变长，肌肉起止点相互远离。

2. 等长收缩

肌肉收缩时，肌纤维长度没有改变，也不产生关节活动，肌纤维收缩的做功表现为肌张力增高。常见于对抗较重阻力的活动中。

3. 等速收缩

肌肉收缩时，带动的关节运动速度是由仪器设定不变的。等速收缩需要高度精准的仪器，在生活中不常见。

（四） 影响肌力的因素

1. 肌肉的生理横断面

生理横断面即肌肉内各纤维束的横断面之和。横断面越小，肌纤维越长，肌力越小，但收缩幅度越大。

2. 肌肉的初长度

肌肉的初长度即为收缩前长度。在生理限度内，肌肉在收缩前被牵拉至适宜长度，初长度愈长，则收缩时肌力愈大。当肌肉被牵拉至静息长度的 1.2 倍时肌力较大。

3. 运动神经元和肌肉的募集

一个运动神经元连通所支配的肌纤维，称为一个运动单位。同时投入收缩的运动单位数量越大，肌力也越大。

4. 肌纤维走向与肌腱长轴的关系

羽状肌斜向走向汇聚于肌腹中央的肌腱。羽状连接的肌纤维越多，成角越大，因此容易产生较大的肌力。

5. 中枢神经系统调节功能的协调性

通过三种方式对肌力产生影响：① 使参加工作的运动单位尽可能多地做到同步收

缩；②调节更多原动肌参加收缩工作；③调节拮抗肌适当的放松。

6. 杠杆效率

肌肉收缩产生的实际力矩受杠杆效率的影响，因此力臂长度的改变可影响肌力的大小。

7. 肌纤维类型

肌力的大小由肌肉中白肌纤维的数量决定。

8. 肌收缩类型

离心性收缩过程中产生肌力最大，其次为等长收缩，最小为向心性收缩。

9. 年龄与性别

肌力在 20 岁左右达到峰值，之后衰退，55 岁后衰退加快。就性别而言，男性肌力强于女性。

二、肌力评估的内容

（一）肌力评估的手段

1. 徒手肌力检查

徒手肌力检查（MMT）是检查者用自己的双手、经验和判断力对被检查者的肌力进行的评定操作。常以 Lovett 分级法作为徒手肌力检查的评定标准（表 5-3-1）。

表 5-3-1　Lovett 分级法评定标准

级别	名称	标准	相当于正常的百分比 / %
0	零（Zero, Z）	无肌肉收缩	0
1	微弱（Trace, T）	有轻微收缩，但不能引起关节活动	10
2	差（Poor, P）	在减重状态下能做关节全范围活动	25
3	尚可（Fair, F）	能抗重力做关节全范围运动，但不能抗阻力	50
4	良好（Good, G）	能抗重力以及一定阻力做关节全范围运动	75
5	正常（Normal, N）	能抗重力以及充分阻力做关节全范围运动	100

2. 握力计检查

握力计用于测量使用者的最大握力值兼计算握持次数。其原理是胡克定律：在弹性限度内，弹簧形变量（x）与作用力（F）成正比，为 F=kx。测量时两脚自然分开，直立，两臂自然下垂，一手持握力计全力紧握，握力计显示数字即为握力值；握两次，取最大值。目前常用的有电子握力计和弹簧握力计。

3. 仪器检查

等速肌力测试仪是一种利用仪器设备进行肌力评定的客观方法。不适用于小龄儿童。目前临床上使用的等速仪器有 Biodex、Cybex、Kin-con 和 Lido 等不同种类，其功能基本相似。以 Biodex 和 Cybex 最为常用。进行躯干肌测试时，Biodex 仪器要求被检查者取坐位，躯干固定腰部进行屈伸运动；Cybex 仪器要求被检查者取站立位，躯干固定腰部进行屈伸。在测试模式下，预先设定一个运动速度，当开始运动后，系统将根据运动中肌力的大小变化，顺应性产生相应的对抗阻力，肌肉收缩力量越大，则阻力越大，测试结果可靠，可客观记录。

等速测试报告中，分别列出了屈伸活动时腰背肌和腹肌的肌力指标。最常用的分析指标包括峰值力矩（Peak Torque，PT）、峰力矩体重比（Peak Torque / Body Weight，PT / BW）、总功（Total Work，TW）、爆发力（Time to Peak Torque，TPT）、做功疲劳度（Work Fatigue，WF）、屈伸肌比值（Flexion / Extension，F / E）等，由此来反映腰背肌和腹肌的肌力、肌肉爆发力、肌肉耐力及屈伸肌平衡性。等速测试前需要输入被检查者的年龄、体重等信息，并设定腰部屈伸的角度。评估等速肌力测试的结果时，需考虑被检查者的性别、劳累程度、腰部疼痛强度、躯下肌肌肉横截面积等。[1]

（二）肌力评估的适应证与禁忌证

1. 适应证

（1）骨科伤病患者：截肢、骨折、关节炎、手外伤、烧伤等。

（2）原发性肌病：肌源性功能损害和关节源性肌萎缩。

（3）下运动神经元损伤：确定神经损害范围及程度（周围神经损伤、多发性神经炎、脊髓损伤等）。

2. 禁忌证

（1）局部炎症、关节腔积液、关节不稳、急性扭伤。

（2）局部剧烈疼痛。

（3）严重的心脏病或高血压。[2]

（三）人体主要肌力的评估内容

1. 头颈

（1）前屈。

---

[1] 王勇丽，张宏，张国辉，等 . 等速测试系统在下背痛评定中的研究进展 [J]. 中华物理医学与康复杂志，2012，34（8）:624-626.

[2] 戴红，姜贵云 . 康复医学 [M].3 版 . 北京：北京大学医学出版社，2013.

① 检查方法。

体位：仰卧位（5—3、1—0级），侧卧位（2级）。

手法：固定被检查者双肩，令其完成颈部前屈运动。检查者用两个手指在前额部施加抵抗（图5-3-1）。

② 评级。

5级：能充分对抗前额部阻力完成颈前屈全关节活动范围运动。

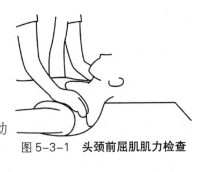

图5-3-1 头颈前屈肌肌力检查

4级：仅能对抗部分阻力完成以上动作。

3级：解除阻力，能克服重力的影响，完成颈前屈全关节活动范围运动。

2级：侧卧位，检查者托住被检查者头部，使头的纵轴与脊柱平行，可全关节活动范围屈颈运动。

1级：无屈颈动作出现，仅能触及胸锁乳突肌的收缩。

0级：触及不到胸锁乳突肌的收缩。

（2）后伸。

① 检查方法。

体位：俯卧位（5—3、1—0级），侧卧位（2级）。

手法：头伸出检查台前端，双上肢置于体侧。检查者一手置于被检查者的头后部，向下方施加阻力；另一手置于下颌部予以保护（图5-3-2）。

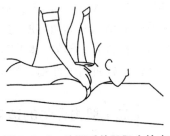

图5-3-2 头颈后伸肌肌力检查

② 评级。

5级：能充分对抗施于头部的阻力完成颈后伸的全关节活动范围运动。

4级：仅能对抗中等程度阻力完成以上运动。

3级：解除阻力，能克服重力的影响，完成颈后伸的全关节活动范围运动。

2级：侧卧位，检查者托住被检查者头部，使头的纵轴与脊柱平行，可全关节活动范围颈部后伸运动。

1级：检查者一手支撑被检查者头部令其完成后伸运动，另一手触摸第七颈椎与枕骨间的肌群，可触及肌肉收缩。

0级：触及不到颈后部肌肉收缩。

（3）侧屈（以左侧为例）。

① 检查方法。

体位：右侧卧位（5—3级），仰卧位（2—0级）。

手法：检查者一手固定被检查者左侧肩部，另一手施加阻力于左耳后上方对应头部，嘱被检查者完成头部向左侧屈运动（图5-3-3）。

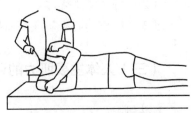

图5-3-3 头颈侧屈肌肌力检查

② 评级。

5级：能充分对抗阻力，完成颈部左侧屈全关节活动范围运动。

4级：仅能对抗部分阻力完成以上运动。

3级：解除阻力，能克服重力的影响，完成颈部左侧屈全关节活动范围运动。

2级：仰卧位，检查者双手托住被检查者头枕部，去除重力下让其完成颈部左侧屈的全关节活动范围运动。

1级：仰卧位，嘱被检查者做颈部左侧屈，检查者一手触及被检查者左侧颈部，可触及肌肉收缩。

0级：触及不到左侧颈部肌肉收缩。

（4）旋转（以左侧为例）。

① 检查方法。

体位：侧卧位（5—3级），仰卧位（2—0级）。

手法：被检查者头转向左侧。检查者一手施加相反方向的阻力于左侧耳前方以对抗此动作（图5-3-4）。

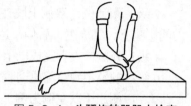

图 5-3-4 头颈旋转肌肌力检查

② 评级。

5级：能充分对抗阻力，完成颈部左侧旋转全关节活动范围运动。

4级：仅能对抗部分阻力完成以上动作。

3级：解除阻力，能克服重力的影响，完成颈部左侧旋转全关节活动范围运动。

2级：头置于检查台上，嘱其完成向左转头运动，能完成部分运动。

1级：嘱被检者做颈部左侧屈，仅能触及胸锁乳突肌的收缩。

0级：触及不到胸锁乳突肌收缩。

2. 躯干

（1）前屈。

① 检查方法。

体位：仰卧位（5—3、1—0级），侧卧位（2级）。

手法：固定被检查者双下肢，被检查者双上肢抱于胸前，检查者施加阻力于胸骨柄，嘱其完成躯干前屈运动（图5-3-5）。

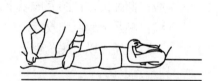

图 5-3-5 躯干前屈肌肌力检查

② 评级。

5级：能充分对抗阻力，完成躯干前屈全关节活动范围运动。

4级：仅能对抗部分阻力完成以上动作。

3级：解除阻力，能克服重力的影响，完成躯干前屈全关节活动范围运动。

2级：侧卧位，完成躯干前屈全关节活动范围运动。

1级：仰卧位，嘱被检查者做躯干前屈动作，仅能触及腹肌的收缩。

0级：触及不到腹肌收缩。

（2）后伸。

① 检查方法。

体位：俯卧位（5—3、1—0级），侧卧位（2级），双手置于后背部。

手法：检查者固定骨盆和双下肢，一手在后背上部施加阻力。嘱被检查者完成躯干后伸运动（图5-3-6）。

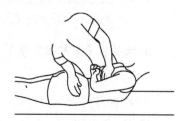

图 5-3-6 躯干后伸肌肌力检查

② 评级。

5 级：能充分克服阻力，完成躯干后伸全关节活动范围运动。

4 级：仅能对抗部分阻力完成以上运动。

3 级：解除阻力，能克服重力的影响，完成躯干后伸全关节活动范围运动。

2 级：侧卧位，双侧上肢在胸前交叉抱肩，固定被检查者骨盆和双下肢，在解除重力的影响下，完成躯干后伸，达全关节活动范围运动。

1 级：嘱被检查者完成以上运动的同时触诊其脊柱两侧，可触及背部肌肉收缩。

0 级：触及不到背部肌肉收缩。

（3）侧屈（以左侧为例）。

① 检查方法。

体位：右侧卧位（5—3 级），仰卧位（2—0 级）。双手在胸前交叉。

手法：检查者固定骨盆和双下肢，一手施加阻力于左肩。嘱被检查者完成躯干左侧屈曲运动（图 5-3-7）。

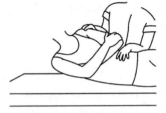

图 5-3-7　躯干侧屈肌肌力检查

② 评级。

5 级：能充分对抗阻力完成躯干左侧屈全关节活动范围运动。

4 级：仅能对抗部分阻力完成以上运动。

3 级：解除阻力，能克服重力的影响，完成躯干左侧屈全关节活动范围运动。

2 级：仰卧位，在解除重力的影响下，躯干左侧屈达全关节活动范围运动。

1 级：仰卧位，试图完成以上运动时触诊其竖脊肌，可触及肌肉收缩。

0 级：触及不到肌肉收缩。

（4）旋转（以左侧为例）。

① 检查方法。

体位：仰卧位（5—0 级）。双手交叉置于头后部。

手法：检查者固定被检查者骨盆及双下肢，嘱其右肘向左膝方向运动，胸廓向左侧旋转（图 5-3-8）。

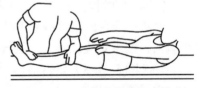

图 5-3-8　躯干旋转肌肌力检查

② 评级。

5 级：能充分对抗阻力，完成躯干左旋全关节活动范围运动。

4 级：仅能对抗部分阻力完成以上运动。

3 级：解除阻力，能克服重力的影响，完成躯干左侧旋全关节活动范围运动。

2 级：完成以上动作时肩胛骨下角不能离开台面，但可以观察到胸廓的凹陷。

1 级：试图完成以上运动时同时触诊其左侧腹外斜肌，可触及肌肉收缩。

0 级：触及不到肌肉收缩。

3. 肩关节（以左肩为例）

（1）屈曲。

① 检查方法。

体位：端坐位（5—3、1—0 级），右侧卧位（2 级）。上肢自然下垂，肘关节轻度屈曲，前臂呈旋前位。

手法：检查者一手固定被检查者肩胛骨，另一手在左肘关节处施加阻力，嘱其完成肩关节前屈运动（图5-3-9）。

② 评级。

5级：能充分对抗阻力，完成左肩关节前屈全关节活动范围运动。

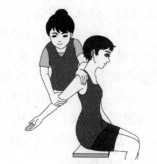

图5-3-9 肩关节屈曲肌力检查

4级：仅能对抗部分阻力完成以上运动。

3级：解除阻力，能克服重力的影响，完成左肩关节前屈全关节活动范围运动。

2级：右侧卧位，左腋下置一光滑平板，在解除重力的影响下完成左肩关节前屈全关节活动范围运动。

1级：坐位，试图做肩关节前屈运动时，触诊左肩关节三角肌前部，可触及肌肉收缩。

0级：触及不到肌肉收缩。

（2）后伸。

① 检查方法。

体位：端坐位（5—3、1—0级），右侧卧位（2级）。上肢自然下垂，肘关节轻度屈曲，前臂呈旋前位。

手法：检查者一手固定被检查者肩胛骨，另一手于肘关节处施加阻力，嘱其完成肩关节后伸运动（图5-3-10）。

② 评级。

5级：能充分对抗阻力，完成左肩关节后伸全关节活动范围运动。

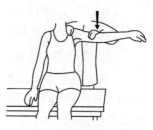

图5-3-10 肩关节后伸肌力检查

4级：仅能对抗部分阻力完成以上运动。

3级：解除阻力，能克服重力的影响，完成左肩关节后伸全关节活动范围运动。

2级：右侧卧位，左腋下置一光滑平板，在解除重力的影响下完成左肩关节前屈全关节活动范围运动。

1级：坐位，试图完成左肩关节后伸运动时同时触诊三角肌后部及肩胛骨下缘的大圆肌，可触及肌肉收缩。

0级：触及不到肌肉收缩。

（3）外展。

① 检查方法。

体位：端坐位（5—3级），仰卧位（2—0级）。上肢自然下垂，肘关节轻度屈曲，手掌面向体侧。

手法：检查者一手固定被检查者肩胛骨，另一手在肘关节附近施加阻力，嘱其完成左肩关节外展运动（图5-3-11）。

图5-3-11 肩关节外展
肌力检查

② 评级。

5级：能充分对抗阻力，完成左肩关节外展90°。

4级：能对抗部分阻力完成以上运动。

3级：解除阻力，能克服重力的影响，完成左肩关节外展90°。

2 级：仰卧位，解除肢体重力的影响，左上肢能沿光滑台面滑动完成 90° 外展。

1 级：仰卧位，做左肩外展运动，触诊三角肌中部、冈上肌，可触及肌肉收缩。

0 级：触及不到肌肉收缩。

（4）水平外展。

① 检查方法。

体位：俯卧位（5—3 级），端坐位（2—0 级）。

手法：俯卧位，肩关节 90° 外展，左上臂置于台面，前臂于台面边缘处下垂。嘱被检查者上臂尽力上抬做水平位外展，检查者一手固定肩胛骨，另一手于肘关节近端施加阻力（肘关节不得伸展）（图 5-3-12）。

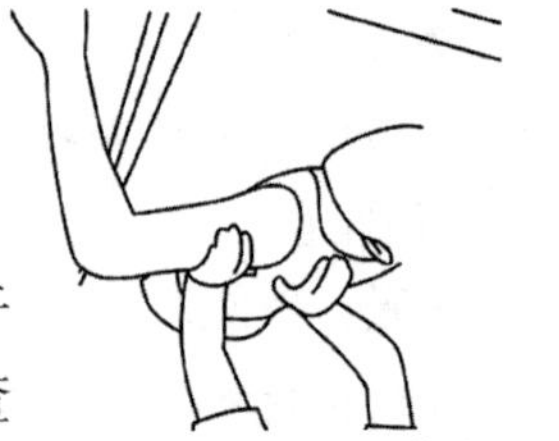

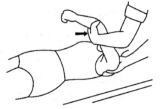
图 5-3-12　肩关节水平外展肌力检查

② 评级。

5 级：能充分对抗阻力完成左肩关节水平位外展的全关节活动范围运动。

4 级：仅能对抗部分阻力完成以上动作。

3 级：解除阻力，能克服重力影响，完成以上动作的全关节活动范围运动。

2 级：坐位，左上肢 90° 外展，置于光滑台面，肘关节轻度屈曲。检查者固定被检查者肩胛骨，令其完成沿台面滑动的水平外展运动，可达到全关节活动范围。

1 级：检查者固定被检查者左肩于水平位，令其做肩关节水平外展动作，同时触诊三角肌后部纤维，可触及肌肉收缩。

0 级：触及不到肌肉收缩。

（5）水平内收。

① 检查方法。

体位：仰卧位（5—3 级），端坐位（2—0 级），左肩关节呈水平位，90° 外展，肘关节屈曲 90°。

手法：检查者一手固定被检查者躯干，另一手于其左肘关节内侧施加阻力，同时嘱被检侧上肢尽力水平内收（图 5-3-13）。

图 5-3-13　肩关节水平内收肌力检查

② 评级。

5 级：能充分对抗阻力完成左肩关节水平内收的全关节活动范围运动。

4 级：仅能对抗部分阻力完成以上动作。

3 级：解除阻力，能克服肢体重力影响，从左肩关节外展 90° 内收至上臂与台面垂直。

2 级：端坐位，被检查者左肩关节 90° 外展置于台面上（台面与腋窝同高），肘关节屈曲 90°。检查者固定其躯干并嘱其上肢在台面上滑动，能完成水平位内收的全关节活动范围运动。

1 级：端坐位，做水平内收运动时，检查者触诊被检查者胸大肌起止点附着部，可触及肌肉收缩。

0 级：触及不到肌肉收缩。

（6）外旋。

① 检查方法。

体位：仰卧位（5—0 级）。

手法：左肩关节外展 90°，上臂置于台面，前臂置于床边自然下垂。检查者一手固定被检查者肩胛骨，另一手握住其左腕关节近端并施加阻力。令被检侧前臂用力向前上方抬起以完成肩关节外旋（图 5-3-14）。

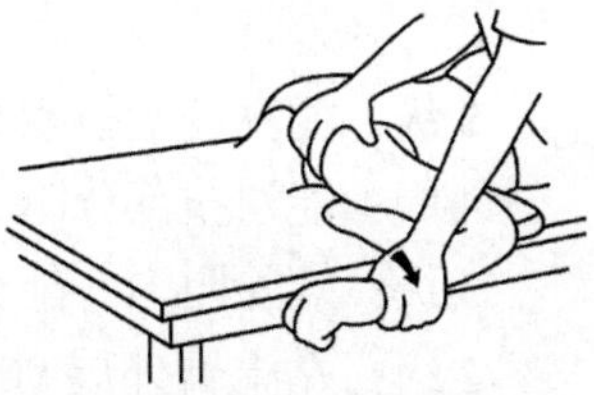

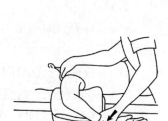

图 5-3-14　肩关节外旋肌力检查

② 评级。

5 级：能充分对抗阻力完成左肩关节外旋的全关节活动范围运动。

4 级：仅能对抗部分阻力完成以上动作。

3 级：解除阻力，能克服重力的影响，完成全关节活动范围运动。

2 级：被检查者左上肢在台面边缘处自然下垂，取内旋位，检查者固定其肩胛骨，能完成外旋的全关节活动范围运动。

1 级：做外旋运动的同时，触诊肩胛骨外侧缘的小圆肌及冈下窝中的冈下肌，可触及肌肉收缩。

0 级：触及不到肌肉收缩。

（7）内旋。

① 检查方法。

体位：俯卧位（5—0 级）。

手法：俯卧位，左上臂 90° 外展置于台面，前臂在台面边缘处自然下垂。检查者一手固定被检查者肩胛骨，另一手握其左腕关节近端并施加阻力。令被检侧前臂向后、上方摆动（抬起）以完成肩关节的内旋（图 5-3-15）。

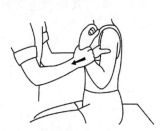

图 5-3-15　肩关节内旋肌力检查

② 评级。

5 级：能充分对抗阻力，完成左肩关节内旋的最大活动范围运动。

4 级：仅能对抗部分阻力完成以上动作。

3 级：解除阻力，能克服重力的影响，完成左肩关节内旋的全关节活动范围的运动。

2 级：整个左上肢于台面边缘处自然下垂，置于外旋位。检查者固定被检查者肩胛骨，能完成肩关节内旋的全关节活动范围运动。

1 级：做肩关节内旋运动，触诊腋窝深部的肩胛下肌，可触及有肌肉收缩。

0 级：触及不到肌肉收缩。

4. 肘关节（以左侧为例）

（1）屈曲。

① 检查方法。

体位：端坐位（5—3 级），仰卧位（2—0 级）。

手法：端坐位，两上肢自然下垂于体侧，左前臂旋后，掌心朝前。检查者一手固定被检查者上臂，另一手于腕关节近端施加阻力（图 5-3-16）。

图 5-3-16　肘关节屈曲肌力检查

② 评级。

5 级：能充分对抗阻力完成左肘关节屈曲的全关节活动范围运动。

4 级：能对抗部分阻力完成以上动作。

3 级：解除阻力，能克服重力的影响，完成肘关节屈曲的全关节活动范围运动。

2 级：左上臂外展 90° 置于外旋位。检查者固定被检查者上臂，嘱其前臂在台面上滑动，完成肘关节屈曲的全关节活动范围运动。

1 级：嘱被检查者左肘关节做屈曲动作时触诊肘关节前方，可触及肌肉收缩。

0 级：触及不到肌肉收缩。

（2）伸展。

① 检查方法。

体位：仰卧位（5—3 级），端坐位（2—0 级）。

手法：仰卧位，左肩关节屈曲 90°，肘关节屈曲。检查者固定被检查者上臂，嘱其尽力伸肘，同时检查者于腕关节近端施加阻力（图 5-3-17）。

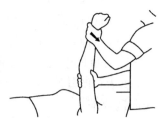

图 5-3-17　肘关节伸展
肌力检查

② 评级。

5 级：能充分对抗阻力完成左肘关节伸展的全关节活动范围运动。

4 级：仅能对抗部分阻力完成以上动作。

3 级：解除阻力，能克服重力的影响，完成肘关节伸展的全关节活动范围运动。

2 级：坐位，上肢 90° 外展（台面与腋窝同高），肘关节屈曲 45° 置于光滑的台面上，检查者嘱被检查者前臂在台面上滑动，能完成肘关节伸展的全关节活动范围运动。

1 级：做肘关节伸展运动时，检查者一手置于被检查者前臂下方支撑上肢，另一手在鹰嘴近端触诊肱三头肌腱，施加阻力，可触及肌肉收缩。

0 级：触及不到肌肉收缩。

（3）旋前。

① 检查方法。

体位：端坐位（5—0 级）。

手法：端坐位，双侧上肢于体侧自然下垂，左肘关节屈曲 90°，前臂置于旋后位，手指自然放松。检查者一手固定被检查者上臂，令其尽力完成掌心向下的旋转运动，同时另一手对其桡骨远端掌侧及尺骨背侧施以阻力（图 5-3-18）。

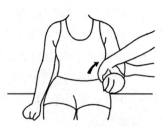

图 5-3-18　肘关节旋前
肌力检查

② 评级。

5 级：能充分对抗阻力，完成左前臂旋前的全关节活动范围运动。

4 级：能对抗部分阻力完成以上动作。

3 级：解除阻力，能完成前臂旋前的全关节活动范围运动。

2 级：解除阻力，仅能完成部分关节活动范围运动。

1级：做前臂旋前动作的同时，于前臂掌侧远端 1/3 处，肱骨内髁至桡骨外缘，触诊旋前圆肌，可触及肌肉收缩。

0级：触及不到肌肉收缩。

（4）旋后。

① 检查方法。

体位：端坐位（5—0 级）。

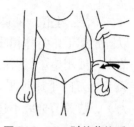

手法：端坐位，上肢于体侧自然下垂，左肘关节屈曲 90°，前臂置于旋前位，手指自然放松。检查者一手托住被检查者肘关节，另一手对其前臂远端桡骨背侧及尺骨掌侧施以阻力（图 5-3-19）。

图 5-3-19 肘关节旋后肌力检查

② 评级。

5级：能充分对抗阻力，完成左前臂旋后的全关节活动范围运动。

4级：能对抗部分阻力完成以上动作。

3级：解除阻力，能克服自身重力，完成前臂旋后的全关节活动范围运动。

2级：解除阻力，仅能完成部分运动。

1级：做前臂旋后运动，同时在前臂背侧的桡骨头下方触诊旋后肌（腕掌关节屈曲可与伸肌群相区别），在肘关节前下方触诊肱二头肌腱，可触及肌肉收缩。

0级：触及不到肌肉收缩。

5. 膝关节（以左侧为例）

（1）屈曲。

① 检查方法。

体位：俯卧位（5—3 级、1—0 级），右侧卧位（2 级）。

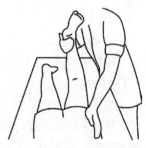

手法：俯卧位，双下肢伸展，足伸出检查台外。左膝关节屈曲 45°。检查者一手固定于被检查者左大腿后方屈膝肌腱的上方，另一手置于踝关节处施加阻力，令被检查者完成膝关节屈曲运动（图 5-3-20）。

图 5-3-20 膝关节屈曲肌力检查

② 评级。

5级：能充分对抗阻力完成左膝关节屈曲约 90°，并维持其体位。

4级：能对抗部分阻力完成以上运动，并维持其体位。

3级：解除阻力，能克服重力的影响完成以上运动，并维持其体位。

2级：右侧卧位，右下肢位于下方呈屈曲，检查者双手托起左下肢离开台面，解除肢体重力的影响，可完成膝关节全关节活动范围运动。

1级：支撑左小腿，使膝关节稍屈曲。嘱其完成屈膝运动，同时触诊大腿后侧膝关节附近肌肉，可触及肌肉收缩。

0级：触及不到肌肉收缩。

（2）伸展。

① 检查方法。

体位：坐位（5—3级），右侧卧位（2级），仰卧位（1—0级）。

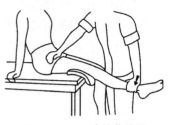

手法：坐位，小腿自然下垂，双手握住检查台台面边缘以固定躯干，身体稍后倾。检查者一手垫在被检查者左膝关节下方或用垫子代替以保持大腿呈水平位，另一手握住其踝关节上方向下施加阻力（不得对伸展固定的膝关节施加阻力），膝关节伸展不超过0°，嘱其完成伸展膝关节的运动（图5-3-21）。

图 5-3-21　膝关节伸展肌力检查

② 评级。

5级：能充分对抗阻力，完成左膝关节伸展全关节活动范围运动，并能维持其体位。

4级：能对抗部分阻力完成以上运动，并维持其体位。

3级：坐位，解除阻力，能克服重力的影响，完成膝关节伸展的全关节活动范围运动，并能维持其体位。

2级：右侧卧位，右下肢呈屈髋屈膝位，左下肢髋关节伸展膝关节屈曲90°。检查者双手托起被检查者左下肢解除肢体重力影响，可以完成全关节范围的伸膝动作。

1级：仰卧位，嘱被检查者伸展膝关节，同时触诊髌韧带上方，可触及肌肉收缩。

0级：触及不到肌肉收缩。

6. 髋关节（以左侧为例）

（1）屈曲。

① 检查方法。

体位：端坐位（5—3级），右侧卧位（2级），仰卧位（1—0级）。

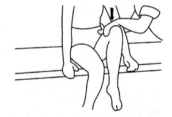

手法：端坐位，小腿自然下垂，两手握住检查台台面边缘以固定躯干。检查者固定被检查者骨盆，在其左膝关节上施加阻力，嘱其最大限度地屈曲髋关节（图5-3-22）。

图 5-3-22　髋关节屈曲肌力检查

② 评级。

5级：能充分对抗阻力，完成左髋关节屈曲的全关节活动范围运动，并维持其体位。

4级：对抗部分阻力完成以上运动，并维持其体位。

3级：解除阻力，能克服重力的影响，完成髋关节屈曲的全关节活动范围运动，并维持屈曲体位。

2级：右侧卧位，右下肢呈屈曲位，左下肢伸直。检查者托起被检查者左下肢解除肢体重力影响，可完成髋关节屈曲全活动范围运动。

1级：仰卧位，检查者托起左小腿，嘱被检查者用力屈髋关节，同时触诊腹股沟上方肌肉，可触及肌肉收缩。

0级：触及不到肌肉收缩。

（2）伸展。

① 检查方法。

体位：俯卧位（5—3级、1—0级），右侧卧位（2级）。

手法：固定骨盆，检查者在被检查者左膝关节近端施以阻力，嘱其尽力伸展髋关节（图5-3-23）。

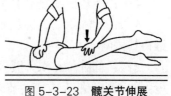

图5-3-23 髋关节伸展
肌力检查

② 评级。

5级：能充分对抗阻力，完成左髋关节伸展全关节活动范围运动，并维持其体位。

4级：能对抗部分阻力完成以上运动。

3级：解除阻力，能克服重力的影响完成髋关节伸展的全关节活动范围运动，并维持其体位。

2级：右侧卧位，右下肢呈屈髋屈膝位。检查者一手固定被检查者骨盆，一手托住左下肢，解除重力影响，能完成髋关节伸展的全关节活动范围运动。

1级：嘱其伸展髋关节，同时触诊臀大肌，可触及肌肉收缩。

0级：触及不到肌肉收缩。

（3）外展。

① 检查方法。

体位：右侧卧位（5—3级），仰卧位（2—0级）。

手法：右侧卧位，右下肢膝关节呈屈曲位。左髋关节轻度过伸展位。检查者一手固定骨盆，嘱被检查者左下肢外展，另一手在膝关节处正直向下施以阻力（图5-3-24）。

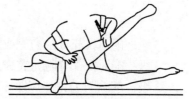

图5-3-24 髋关节外展肌力检查

② 评级。

5级：能充分对抗最大阻力，完成左髋关节外展的全关节活动范围运动。

4级：能对抗部分阻力完成以上运动。

3级：解除阻力，能克服重力的影响，完成髋关节外展的全关节活动范围运动。

2级：仰卧位，检查者一手握住被检查者左踝关节轻轻抬起使其离开台面，另一手放于腘窝处，解除肢体重力的影响，能完成髋关节外展的全关节活动范围运动。

1级：嘱其完成以上动作，同时触诊股骨大转子上方及髂骨外侧臀中肌，可触及肌肉收缩。

0级：触及不到肌肉收缩。

（4）内收。

① 检查方法。

体位：左侧卧位（5—3级），仰卧位（2—0级）。

手法：左侧卧位，右下肢由检查者抬起约呈25°

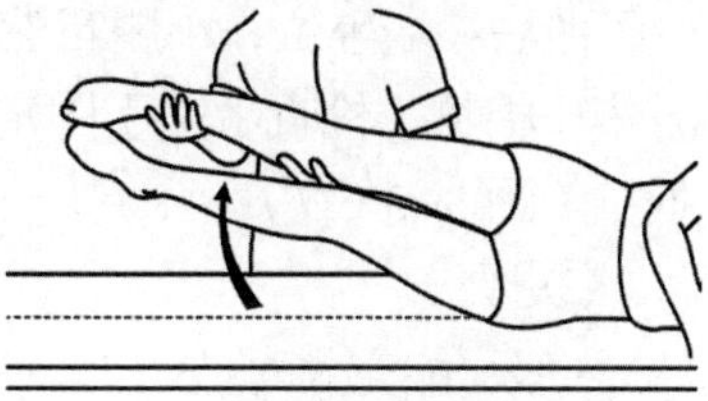

图5-3-25 髋关节内收肌力检查

外展。嘱左下肢内收与右下肢靠拢。同时，检查者另一手在被检查者膝关节上方施加阻力（图5-3-25）。

② 评级。

5级：能充分对抗阻力，完成左髋关节内收全关节活动范围运动，并维持其体位。

4级：能对抗部分阻力完成以上运动，并维持其体位。

3级：解除阻力，能克服重力的影响，完成髋关节内收的全关节活动范围运动，并维持其体位。

2级：仰卧位，双下肢外展约45°。检查者一手轻托被检查者左踝关节，解除肢体重力的影响，能完成髋关节内收的全关节活动范围运动（髋关节不出现旋转）。

1级：嘱左髋关节内收，同时触诊其大腿内侧及耻骨附近肌肉，可触及肌肉收缩。

0级：触及不到肌肉收缩。

（5）外旋。

① 检查方法。

体位：端坐位（5—3级），仰卧位（2—0级）。

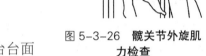

图5-3-26　髋关节外旋肌力检查

手法：端坐位，小腿自然下垂，双手握住检查台台面边缘以固定骨盆，检查者一手固定被检查者左膝关节上方外侧，并向内侧施加抵抗，另一手握住左踝关节上方内侧面，向外侧施加抵抗（图5-3-26）。

② 评级。

5级：能对抗充分阻力完成左髋关节外旋的全关节活动范围运动，并维持其体位。

4级：能对抗部分阻力完成以上运动，并维持其体位。

3级：解除阻力，能克服重力的影响，完成左髋关节外旋的全关节活动范围运动，并维持其体位。

2级：仰卧位，髋关节置于内旋位，检查者固定被检查者骨盆，能完成髋关节外旋并超过中线。

1级：仰卧位，试图做髋关节外旋时，触诊股骨大转子后方皮下深部，可触及肌肉收缩。

0级：触及不到肌肉收缩。

（6）内旋。

① 检查方法。

体位：端坐位（5—3级），仰卧位（2—0级）。

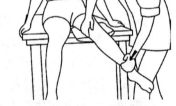

图5-3-27　髋关节内收肌力检查

手法：端坐位，小腿自然下垂，双手握住检查台面边缘以固定骨盆。左下肢大腿下方垫一棉垫，检查者一手固定被检查者膝关节上方（大腿远端内侧面），并向外侧施加抵抗（图5-3-27）。

② 评级。

5级：能充分对抗阻力，完成左髋关节内旋的全关节活动范围运动，并维持其体位。

4级：能对抗部分阻力完成以上运动，并维持其体位。

3级：解除阻力，能克服重力的影响，完成髋关节内旋的全关节活动范围运动，并维持其体位。

2级：仰卧位，左髋关节置于外旋位，能完成髋关节内旋并超过中线。

1级：仰卧位，做髋关节内旋运动时，触诊髂前上棘的
后方及下方、阔筋膜张肌起始部附近、臀小肌（臀中肌及
阔筋膜张肌下方深层）处，可触及肌肉收缩。

0级：触及不到肌肉收缩。

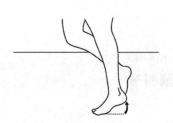

图 5-3-28 踝关节跖屈
肌力检查

7. 踝关节

（1）跖屈。

① 检查方法。

体位：立位（5—3级），俯卧位（2—0级）。

手法：左下肢单腿站立（如需要辅助以维持平衡，可以用一或两个手指按在检查台
上）。膝关节伸展，足尖着地（五趾着地，足跟离开地面）（图5-3-28）。

② 评级。

5级：能足尖着地，然后全脚掌着地，如此连续完成20次并无疲劳感觉。

4级：仅能完成19—10次，动作中间不休息，未表现出疲劳感。

3级：完成正确的抬足跟动作9—1次，动作中间不休息，无疲劳感。

2级：俯卧位，左足伸出检查台外，检查者一手托被检
查者踝关节下方，另一手用手掌于跖骨头处对足底施加抵
抗。能够完成全活动范围的跖屈运动但不能耐受阻力。

1级：俯卧位，嘱被检查者完成跖屈运动，同时触诊腓
肠肌、比目鱼肌及跟腱处，可触及肌肉收缩。

0级：触及不到肌肉收缩。

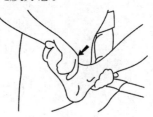

图 5-3-29 踝关节背屈
肌力检查

（2）背屈。

① 检查方法。

体位：端坐位或仰卧位（5—0级）。

手法：端坐位，小腿自然下垂。检查者坐在小凳上，将被检查者左足跟置于腿上。
一手握左小腿后侧嘱其完成背屈，另一手在足内侧及背部施加阻力，足趾不得用力（图
5-3-29）。

② 评级。

5级：能充分对抗阻力，完成左踝关节背屈的全关节活动范围运动。

4级：能对抗部分阻力完成以上运动。

3级：解除阻力，能在抗重力影响下完成踝背屈的全关节活动范围运动。

2级：完成以上运动不充分。

1级：嘱其完成背屈动作，同时触诊踝关节内侧、背侧的胫骨前肌肌腱及小腿前外
侧的肌肉，可触及肌肉收缩。

0级：触及不到肌肉收缩。

肌张力的评估

一、概述

（一）定义

肌张力是指肌肉组织在静息状态下保持一定紧张度的能力，是肌肉的一种不随意的、持续的、微小的收缩。临床上所谓的肌张力，是指医务人员对被检查者的肢体进行被动运动时所感觉到的阻力。

（二）肌张力的分类

1. 正常肌张力分类

正常肌张力可分为静止性肌张力、姿势性肌张力和运动性肌张力。静止性肌张力是指肌肉处于不活动状态下所具有的紧张度。姿势性肌张力是指人体在维持一种姿势时肌肉所产生的张力。运动性肌张力是指肌肉在运动过程中的张力。

2. 肌张力异常分类

肌张力水平可由于神经系统损害而增高或降低，因此肌张力异常分为肌张力减低（迟缓）、肌张力增高（痉挛）和肌张力障碍。肌张力减低（迟缓）是指肌张力低于正常静息水平。肌张力增高（痉挛）是指肌张力高于正常静息水平。肌张力障碍是指肌张力损害或障碍，如齿轮样强直和铅管样强直。

（三）肌张力的特征

正常肌张力的特征包括以下几个方面：一是关节近端的肌肉可以进行有效的同步运动；二是具有完全抵抗肢体重力和外来阻力的运动能力；

三是将肢体被动地置于空间某一位置时，具有保持该姿势不变的能力；四是能够维持原动肌和拮抗肌之间的平衡；五是具有随意使肢体由固定到运动和在运动过程中转换为固定姿势的能力；六是需要时，具有选择性地完成某一肌群协同运动或某一肌肉单独运动的能力；七是被动运动时，具有一定的弹性和轻度的抵抗感。

（四）常见的肌张力异常

1.痉挛

痉挛是肌张力增高的一种形式，是一种由牵张反射高兴奋性所致的，以速度依赖的紧张性牵张反射增强、伴腱反射异常为特征的运动障碍。痉挛的原因为上运动神经元损伤，以部位进行分类，痉挛可分为全身性、区域性和局灶性三种。痉挛的特殊表现为：（1）巴宾斯基反射；（2）折刀样反射；（3）阵挛；（4）去大脑强直和去皮层强直。

2.僵硬

僵硬是主动肌和拮抗肌张力同时增加，各个方向的关节被动活动阻力均增加的现象。僵硬的原因多为锥体外系损伤，帕金森病是僵硬最常见的病因。僵硬表现为齿轮样僵硬或铅管样强直。僵硬的特征为任何方向的关节被动运动，整个 ROM 阻力均增加，相对持续，且不依赖牵张刺激的速度。

3.肌张力障碍

肌张力障碍是一种以张力损害、持续同时伴有扭曲的不自主运动为特征的肌肉运动功能亢进性障碍。导致肌张力障碍的原因有：（1）中枢神经系统病变；（2）遗传因素；（3）神经退行性病变；（4）代谢性疾患；（5）其他，如张力性肌肉奇怪变形或痉挛性倾斜。肌肉收缩可快可慢，且表现为重复、扭曲。

4.肌张力迟缓

肌张力表现降低或缺乏、被动运动时的阻力降低或消失、牵张反射减弱、肢体处于关节频繁的过度伸展而易于移位等现象，称为肌张力迟缓。

二、肌张力评估的内容

（一）正常肌张力的评价标准

正常肌张力的评价标准包括以下几个方面：一是肌肉外观具有特定的形态。二是肌肉应具有中等硬度和一定的弹性。三是近端关节可以进行有效的主动肌和拮抗肌的同时收缩，使关节固定。四是具有完成抗肢体重力及外界阻力的运动能力。五是将肢体被动放在空间某一位置上，突然松手时，肢体有保持肢位不变的能力。六是可以维持主动肌与拮抗肌的平衡。七是具有随意使肢体由固定到运动和在运动过程中变为固定姿势的能力。八是在需要的情况下,具有可以完成某肌群的协同动作,也可以完成某块肌肉的独立的运动功能的能力。

(二)肌张力评估异常

1. 伸展性

缓慢地、被动地伸展和屈曲关节,使其最大的伸张称为伸展性,是婴幼儿常用的体征。

(1)围巾征:握拿儿童的手,像围围巾一样绕着儿童的脖子,如果肌张力低下,手臂就会像围巾一样紧紧地围在脖子上,手臂和脖子之间无空隙。

(2)窗户征:腕关节做掌屈动作时,会和前臂之间产生角度,如果肌张力低下,其角度会变小。未成熟儿较成熟儿角度小,故此征可用于新生儿成熟程度的诊断上。踝关节的背屈度、膝关节的伸展度(腘窝角)也可因肌张力低下而导致角度增大。

(3)腕关节掌屈角:使儿童的腕关节掌屈,测量腕关节和前臂间产生的角度。正常儿童0—3个月时腕关节掌屈角为30°,4—6个月时为45°—60°,7—12个月时为70°—90°,1岁以后为90°。

(4)足背屈角:将儿童足部背屈,测量足与小腿构成的角度。正常标准与腕关节背屈各年龄段角度相同。

(5)腘角:腘窝的角度。检查时儿童仰卧位,使一侧下肢伸展,抬高另一侧下肢,并使膝关节最大限度伸展,测量小腿与大腿后侧面构成的角度,3个月以上的儿童此角度为90°—170°。

(6)股角:儿童仰卧位,两下肢在床面上分开的角度小于70°、大于130°为异常。

2. 被动性

以不同的速度活动各关节时的抵抗称为被动性,以对检查者手的抵抗感觉和肩腕关节钟摆样摆动时的振幅大小来确定。

(1)钟摆运动测定:检测腕关节最容易,持其前臂上下摇动手腕,如果肌张力低下则表现松软,无抵抗,紧张性高时振幅变小,极端紧张时会硬如棒状。

(2)被动性低下。

① 痉挛。痉挛是由于锥体束损伤而引起的牵张反射亢进的一种症状,是痉挛型脑性瘫痪的主要临床症状,临床表现主要为折刀现象,即儿童做被动的、急速的肌肉伸展运动时,开始阻力较大,到最大程度伸展肌肉时阻力突然减弱、消失的现象。摆动运动时,摆动振幅减小、深部腱反射亢进。

② 强直。强直是锥体外系损害的症状,包括以下三种主要表现。

铅管样强直:在运动时,伸肌与屈肌张力同等增强,如同弯铅管一样。

齿轮样强直:在强直性肌张力增强的基础上又伴有震颤,当做被动运动时可出现旋转齿轮顿挫样感觉。

腱反射不亢进:因过于紧张而难以诱发。

③ 肌张力低下（hypotonia）。在抗重力姿势发育中，至少要有足以支持自重的肌力。主要有以下几种表现。

蛙状肢位：由于下肢的重量的关系，在仰卧位上髋关节外展、外旋、屈曲，似青蛙仰卧时的下肢形状，膝关节也成屈曲状态。

W状上肢：由于上肢的重量的关系，在仰卧时肩关节外旋、外展、屈曲，肘关节屈曲。

对折状态：将儿童取坐位时，上肢向前倾倒，胸腹部与大腿相贴，整个身体似成为两折。

外翻扁平足：由于立位时足底肌群及韧带组织弛缓，不能形成足弓，足外缘上浮，形成外翻扁平足。脑性瘫痪痉挛型儿童若再加上小腿三头肌痉挛，及髋关节内收、内旋、距骨向内陷落，拇指外展，也会成为明显的外翻扁平足。

（三）痉挛程度评定

1. 分级

肌张力的痉挛程度按对关节进行被动运动时所感受的阻力来进行分级。常用的分级方法有神经科分级和改良的 Ashworth 痉挛评定标准分级（表 5-4-1、表 5-4-2）。[1]

表 5-4-1　肌张力的神经科分级

分级	表现
0 级	肌张力降低
1 级	肌张力正常
2 级	肌张力稍高，但肢体活动未受限
3 级	肌张力高，肢体活动受限
4 级	肌肉僵硬，肢体被动活动困难或不能

表 5-4-2　改良的 Ashworth 痉挛评定标准分级

级别	评定标准
0 级	无肌张力的增加
Ⅰ 级	肌张力轻微增加，受累部分被动屈伸时，在 ROM 之末时出现突然卡住，然后呈现最小的阻力或释放
Ⅰ＋级	肌张力轻度增加，表现为被动屈伸时，在 ROM 后 50％ 范围内出现突然卡住，然后始终呈现最小的阻力
Ⅱ 级	肌张力较明显地增加，通过 ROM 的大部分时肌张力均较明显地增加，但受累部分仍能较容易地被移动
Ⅲ 级	肌张力严重增加，进行 ROM 检查有困难
Ⅳ 级	僵直，受累部分被动屈伸时呈现僵直状态，不能活动

[1] Bohannon RW, Smith MB. Interrater Reliability of a Modified Ashworth Scale of Muscle Spasticity[J]. Physical Therapy, 1987, 67(2):206-207.

2. 适应证与禁忌证

（1）适应证。

神经病变(如上运动神经元或下运动神经元损伤或疾患)导致的肌张力异常(如增高、降低或波动)，肌肉病变引起的肌肉萎缩或肌力减弱，制动、运动减少或其他原因引起的肌肉失用性改变导致的肌张力改变。

（2）禁忌证。

四肢骨折未做内固定，关节的急性炎症，四肢肌肉急性扭伤等。

平衡功能的评估

一、概述

（一）定义

平衡是指人体在不同环境和情况下维持身体稳定的能力，是完成各项日常生活活动的基本保证，是行走、跑、跳等各种复杂运动的基础。

（二）平衡的分类

1. 静态平衡

静态平衡又称一级平衡，指人体在无外力作用下睁眼和闭眼时维持某姿势稳定的过程。例如，坐位和站位时平衡。

2. 自我动态平衡

自我动态平衡又称二级平衡，指人体在无外力作用下从一种姿势调整到另外一种姿势并保持平衡状态的过程。例如，行走过程的平衡。

3. 他人动态平衡

他人动态平衡又称三级平衡，指人体在外力的作用下（包括加速度和减速度），当身体质心发生改变时，迅速调整质心和姿势，保持身体平衡的过程。例如，在行驶的汽车中行走。

（三）平衡的维持机制

一般认为，普通儿童保持平衡需要感觉输入、中枢整合和运动控制三个环节共同参与、相互作用。而前庭系统、视觉调节系统、身体本体感觉系统、大脑平衡反射调节、小脑共济协调系统以及肌群的力量在人体平衡功能的维持上起到了重要作用。

1. 感觉输入

人体的感觉系统包括视觉、躯体觉、前庭觉。正常情况下，通过这三个系统的传入来感知站立时身体所处的位置和与地球引力及周围环境的关系。因此，正确的感觉输入，特别是躯体、前庭和视觉信息的反馈与负反馈对平衡的维持和调节起到非常重要的作用。

（1）视觉调节系统。

普通儿童在视觉环境静止不动的情况下，视觉系统能准确感受环境中物体的运动以及眼睛和头部的视空间定位。如果躯体感觉受到干扰或破坏，此时身体直立的平衡状态主要是通过视觉系统来维持的。视觉系统通过颈部肌肉的收缩使头部保持向上直立的位置和保持水平视线，让身体保持或恢复到原来的直立位，从而获得新的平衡。如果缺乏或阻断视觉输入，如视觉障碍、闭眼或在黑暗的环境中，此时姿势的稳定性会显著下降。这也是视觉障碍儿童出现平衡能力下降的原因之一。

（2）躯体感觉。

与平衡维持有关的躯体感觉包括皮肤感觉（触觉、压觉）和本体感觉。在维持身体平衡和姿势的过程中，与支撑面相接触的皮肤的触觉、压觉感受器向大脑皮质传递有关体重的分布情况和身体重心的位置；分布于肌肉、关节及肌腱等处的本体感受器，收集随支持面而变化的信息，如面积、硬度、稳定性以及表面平整度等继发空间定位和运动方向的改变，经深感觉传导通路向上传递。普通儿童站立在固定的支撑面上时，足底皮肤的触觉、压力觉和踝关节的本体感觉输入起主导作用；当足底皮肤和下肢本体感觉输入完全消失时，如外周神经病变，人体失去了感受支持面情况的能力，姿势的稳定性就会受到影响，需要其他感觉特别是视觉系统的输入。如果此时闭目站立，由于同时失去了躯体和视觉的感觉输入，身体会倾斜、摇晃并容易摔倒。

（3）前庭系统。

与维持平衡有关的前庭系统中包括两类感受器：其一，为半规管内的壶腹嵴（运动位置感受器），能感受头部在三维空间中的旋转运动角加（减）速度变化而引起的刺激。其二，为前庭迷路内的椭圆囊斑和球囊斑，能感受静止时的地心引力和直线加（减）速度变化而引起的刺激。在躯体感觉和视觉系统正常的情况下，前庭冲动在控制人体重心位置上的作用很小。只有当躯体感觉和视觉信息输入均不存在或输入不准确发生冲突时，前庭系统的感觉输入在维持平衡的过程中才变得至关重要。

2. 中枢整合

当体位或姿势发生变化时，为了判断人体重心的准确位置和支持面情况，中枢神经系统迅速将三种感觉信息进行整合，判断何种感觉所提供的信息是有用的，何种感觉所提供的信息是相互冲突的，从中选择出那些提供准确定位信息的感觉输入，放弃错误的感觉输入。一旦中枢系统发出指令，相应的肌群就会产生运动来应对姿势的变化，建立新的平衡。

3. 运动控制

当平衡发生变化时，人体可以通过以下调节机制或姿势性协同运动模式来应变，包括踝调节、髋调节及跨步调节三种。

（1）踝调节（ankle strategy）。

踝调节是指人体站在一个比较坚固和较大的支持面上，受到一个较小的外界干扰时，以踝关节为轴进行前后转动或摆动来调整身体重心，保持身体的稳定性。

（2）髋调节（hip strategy）。

普通人站立在较小的支持面上（小于双足面积），受到一个较大的外界干扰时，身体重心受到破坏，身体前后摆动幅度增大。为了减少身体摆动，使身体重心重新回到双足，人体通过髋关节的屈伸活动来调整身体重心和保持平衡。

（3）跨步调节（stepping strategy）。

当外力干扰过大，身体的摇动进一步增加，身体重心超出其稳定极限，髋调节机制不能应答平衡的变化时，人体启动跨步调节机制，自动地向用力方向快速跨出或跳跃一步，来重新建立身体重心支撑点，使身体稳定站立在新的支撑面上。

（四）影响平衡的因素

普通儿童开始出现平衡反应的时间大致在以下几个阶段：俯卧位，6个月；仰卧位，7—8个月；坐位，7—8个月；蹲起位，9—12个月；站立位，12—21个月。当身体受到外力作用偏离原支撑点时，上肢和／或下肢伸展或外展，以支持身体防止摔倒，称为保护性伸展反应。普通儿童出现保护性伸展反应的时间大致在以下几个阶段：上肢，4—6个月；下肢，6—9个月。影响平衡的因素包括：一是重心的高低；二是支撑面的大小；三是支撑面的稳定性。一般来说，重心越低、支撑面积越大、支撑面越稳定，平衡就越好；反之亦然。

二、平衡功能评估的内容

脑瘫儿童平衡功能评定的主要方法有：观察法，如Romberg检查法；量表法，如Berg平衡量表（Berg Balance Scale）、Tinnetti量表（Performance-Oriented Assessment of Mobility）及"站起—走"计时测试；仪器评定法，即平衡测试仪评定。其中，前两者属于主观评定，后者属于客观评定。

（一）观察法

观察法是最常用也是最简便的方法，虽然准确度不高，不能量化，但是能对平衡障碍儿童做出粗略的筛查，具有一定的判断价值。

静止状态下，常用Romberg检查法，又称闭目直立检查法。受检者闭目，双脚并拢直立，两手臂向两侧伸直平举与肩平。迷路有病变时，将向患侧偏倒；头部转动时，偏倒的方向随之改变。小脑有病变时，将向患侧或后方偏倒，不随头位的转动而改变偏倒的方向。还可以睁闭眼坐、站，双足靠拢，足跟对足尖站立，单组交替站等。

运动状态下，可以通过在不同条件下行走，包括足跟着地行走、足尖着地行走、直线走、跪走、两手外展行走、走标志物、侧方走、倒退走、绕圈走等检查儿童是否存在平衡功能障碍。

（二）量表法

量表法虽然属于主观评定，不同的康复治疗师测定的结果可能有误差，但由于不需要专门的设备，评定简单且应用方便，临床仍普遍使用。对于儿童信度和效度较好的量表主要有 Berg 平衡量表和 Tinnetti 量表等。

1. Berg 平衡量表

Berg 平衡量表既可以评定被检查者在静态和动态下的平衡功能，也可以用来预测正常情况下摔倒的可能性。Berg 平衡量表有 14 个项目，需要 20 分钟完成，满分 56 分，低于 40 分表明有摔倒的危险。具体评定见表 5-5-1。

表 5-5-1　Berg 平衡量表评价记录表

姓名		性别		年龄		病案号	
临床诊断							
检查序号	检查内容	得分（0—4 分）					
		月　　日		月　　日		月　　日	
1	从坐位站起						
2	无支持站立						
3	无支持坐位						
4	从站立位坐下						
5	转移						
6	闭目站立						
7	双脚并拢站立						
8	上肢向前伸站立并向前移动						
9	从地面拾起物品						
10	转身向后看						
11	转身 360°						
12	将一只脚放在台阶或凳子上						
13	两脚一前一后站立						
14	单脚站立						
总　分							

2. Tinnetti 量表

Tinnetti 量表包括平衡（9项）和步态（8项）两个部分，观测者在观察被检查者完成一系列动作和步行后对其步态表现和平衡功能进行客观评分，评估时间为10—15分钟。平衡满分16分，步态满分12分，总分为28分。低于24分提示有平衡功能障碍，低于19分说明被检查者跌倒的风险性较高。

3. "站起—走"计时测试

被检查者从座椅上站起，向前走3 m，记录折返回来的时间并观察被检查者在行走中的动态平衡。除了记录所用的时间外，对检查过程中的步态及可能会摔倒的危险性按以下标准打分，具体评定内容和标准如下（表5-5-2）。

评分标准：1分，正常；2分，非常轻微异常；3分，轻度异常；4分，中度异常；5分，重度异常。如果被检查者得分3分或以上，则表示有跌倒的危险。

表5-5-2　"站起—走"计时测试

次数	时间（s）	评分	助行器具	备注
1			无 / 单脚拐 / 四脚拐 / 助行架	
2			无 / 单脚拐 / 四脚拐 / 助行架	
3			无 / 单脚拐 / 四脚拐 / 助行架	

4. 注意事项

熟悉所使用的量表和评分标准，严格按照标准评定。评定时注意被检查者的安全，避免发生意外。

（三）仪器评定法

平衡测试仪是近年来国际上发展较快的定量评定平衡能力的一种测试方法，需针对儿童认知水平的高低来决定是否适合选择平衡测试仪测试。其种类包括 Balance Performance Monitor（BPM）[1]、Balance Master、Smart Balance[2]、Equitest[3] 等。平衡测试

---

[1] Haas B M, Whitmarsh T E. Inter- and Intra-tester Reliability of the Balance Performance Monitor in a Non-patient Population.[J]. Physiotherapy Research International : the Journal for Researchers and Clinicians in Physical Therapy, 1998, 3(2).

[2] Fraix Marcel, Gordon Ashlynn, et al. Use of the SMART Balance Master to Quantify the Effects of Osteopathic Manipulative Treatment in Patients with Dizziness.[J]. The Journal of the American Osteopathic Association, 2013, 113(5).

[3] C. Ferber-Viart, E. Ionescu, T. et al. Balance in Healthy Individuals Assessed with Equitest: Maturation and Normative Data for Children and Young Adults[J]. International Journal of Pediatric Otorhinolaryngology, 2007, 71(7).

仪能精确地测量人体重心位置、移动的面积和形态，评定平衡功能障碍或病变的部位和程度，其结果可以保存，不仅可以定量评定平衡功能，还可以明确平衡功能损害的程度和类型，有助于制定治疗和康复措施、评价治疗和康复效果，同时平衡测试仪本身也可以用作平衡训练。因此，临床应用范围广泛。使用平衡测试仪时应注意熟悉操作步骤，严格按照说明书操作。评定中应注意被检查者的安全，避免发生意外。

（四）适应证与禁忌证

1. 适应证

适应证包括中枢神经系统（CNS）损害，如脑外伤、脑血管意外等；前庭功能损害，如耳鼻喉科疾病、各种眩晕症；骨科疾病或损伤，如骨折、截肢等。对平衡功能有特殊要求的人群，如老年人、运动员等，也需要进行平衡功能的评定。

2. 禁忌证

禁忌证包括严重的心肺疾患、下肢骨折未愈合。

协调功能的评估

一、概述

（一）定义

协调（coordination）是指人体产生平衡的、准确的、有控制的运动的能力。正常的随意运动需要有若干肌肉的共同协作运动，当主动肌收缩时，必有拮抗肌松弛、固定肌的支持固定和协同肌的协同收缩，才能准确地完成一个动作，肌肉之间的这种配合运动称为协调运动。协调运动主要表现为产生平衡的、准确的、有控制的运动，同时伴有适当的速度、距离、方向、节奏和肌力。

协调运动的产生需要有功能完整的深感觉、前庭、小脑和锥体外系的参与。协调功能障碍是以笨拙的、不平衡的和不准确的运动为特点的异常运动。协调功能障碍又称为共济失调。

（二）协调功能障碍的分类

1. 小脑共济失调

小脑共济失调的具体表现为：① 辨距不良；② 姿势性震颤；③ 意向性震颤；④ 轮替动作障碍。

2. 基底节共济失调

基底节共济失调的具体表现为：① 静止性震颤；② 运动不能；③ 手足徐动；④ 偏身舞蹈症；⑤ 肌张力障碍。

3. 脊髓后索共济失调

脊髓后索共济失调的具体表现为：① 平衡紊乱；② 步态问题；③ 辨距不良。

（三）协调功能障碍产生的因素

协调功能障碍是由于中枢神经系统不同部位（小脑、基底节、脊髓后索）的病变所致。其中，小脑对协调运动起着重要的作用，每当大脑皮层发出随意运动的命令时，小脑便产生了制动作用。当大脑和小脑发生病变时，四肢协调动作和行走时的身体平衡发生障碍，前庭迷路系统、本体感觉与视觉的异常也可造成协调功能障碍；协调功能障碍还包括不随意运动以及由于肌肉的痉挛、肌肉肌腱挛缩造成的运动异常。

（四）协调功能障碍的常见临床表现

1. 协同不良

协同不良是指在运动中主动肌、协同肌、拮抗肌的协同不佳而导致失去了对躯干、四肢和言语肌的正常控制。

2. 辨距不良

辨距不良是因小脑丧失将来自周围的运动信息和来自大脑的运动命令相比较并发出修正信号的能力而引起的，由于难以判断运动的距离、速度、力量和范围，结果不是越过目标就是达不到目标。

3. 意向震颤

中脑结合臂病变使主动肌和拮抗肌不能协调地完成有目的的动作。手和手指的精细动作受限，越接近目标物，震颤越明显。

4. 失平衡

失平衡常由于小脑、前庭、迷路损害等引起。平衡反应延迟或加重，影响坐、站和走路。

5. 不随意运动

不随意运动是指由于小脑损伤导致的姿势保持或运动中出现不自主的无目的的动作。

（五）协调功能评估的目的、分级和注意事项

1. 目的

明确是否存在协调功能障碍，了解协调功能障碍对粗大、精细运动以及功能活动能力的影响；帮助了解协调功能障碍的程度、类型以及引起协调功能障碍的原因；为康复治疗计划的制订和实施提供依据；监测治疗效果以及下一步康复计划的制订；为儿童选择合适的辅助器具，提高运动的安全性；协助研制协调功能评估的工具和训练的新设备。

2. 分级

根据协调活动的完成情况，可将协调功能分为 5 级。

Ⅰ级：正常完成。

Ⅱ级：轻度残损，能完成活动，但较正常速度和技巧稍有差异。

Ⅲ级：中度残损，能完成活动，但动作慢、笨拙、明显不稳定。

Ⅳ级：重度残损，仅能启动动作，不能完成活动。

Ⅴ级：不能完成活动。

3. 注意事项

在协调功能评估时，应注意以下事项：一是完成动作的时间是否正常；二是运动是否精确、直接、容易反向做；三是加快速度是否影响运动质量；四是进行活动时有无与身体无关的运动；五是不看自己运动时是否影响运动的质量；六是儿童是否很快感到疲劳。

二、协调功能评估的内容

（一）观察法

一是观察儿童在各种姿势和体位下的启动和停止动作是否准确，运动是否平滑、顺畅，有无震颤。如让儿童来回行走，从俯卧位翻身至仰卧位，或从俯卧位起身至侧坐位，然后转为四点跪位、双膝跪位、单膝跪位、立位等。正常协调运动的人群应具有运动方式多样化的特征，具有良好的平衡能力；当固定身体的某一部位时，身体其他部位活动起来是平滑、顺畅的，如不能做到，可视为异常。

二是观察儿童日常生活中的活动是否存在协调功能障碍。

（二）协调试验

协调试验分非平衡性试验与平衡性协调试验两种。

1. 非平衡性试验

非平衡性试验是指评估儿童身体不在直立位时静止和运动的成分。

（1）指鼻试验。

让儿童两肩外展 90°，两肘伸展，用示指指尖指鼻尖。可以改变开始的体位来评估不同运动切面的动作。

（2）指指试验。

儿童手指指评估者的手指，评估者和儿童相对而坐，评估者的示指举在儿童面前；同时让儿童用其示指去指评估者的示指。评估者还可以变化其手指的位置来评估儿童对改变方向、距离和速度而做出反应的能力。让儿童两肩外展 90°，两肘伸展，将两示指在中线相触。

（3）交替指鼻和指指。

让儿童用示指交替指鼻尖和评估者的手指尖。评估者可变换位置来评估儿童对变换距离的应变能力。

（4）对指。

让儿童用拇指指尖连续触及该手的其他指尖，可逐渐加快速度。

（5）团抓。

交替地用力握拳和充分伸展各指，可逐渐加快速度。

（6）前臂旋前／旋后。

上臂紧贴身体，肘屈曲90°，让儿童手掌朝下和朝上交替翻转，可逐渐加快速度。

（7）反弹测验。

儿童于屈肘位，评估者给予足够的徒手阻力，产生肱二头肌的等长收缩，突然去掉阻力，正常时拮抗肌群（肱三头肌）将收缩和阻止肢体的运动，异常时肢体过度反弹，即前臂和拳反击儿童身体。为避免异常时前臂和拳反弹击及儿童头部，应加以保护。

（8）手拍腿。

儿童屈肘，双手同时或分别以手掌、手背交替翻转拍打膝部，速度可逐渐加快。

（9）用足拍打。

儿童坐位、足及地，让其用一足掌在地板上拍打，膝不能抬起，足跟与地板维持接触。

（10）指和过指。

评估者和儿童相对而坐，均水平屈肩90°，肘伸展，伸出示指，示指相触，让儿童充分屈肩，手指指向天花板，然后再回到水平位，使示指再次相触。

（11）足跟至膝、足跟至足趾交替。

儿童仰卧位，让其用对侧的足跟交替触膝和拇趾。

（12）足趾触评估者的手指。

儿童仰卧位，让其用大拇趾触评估者的手指，评估者可变换手指的位置以评估儿童变换方向和判断距离的能力。

（13）跟膝胫试验。

儿童仰卧位，一侧的足跟沿对侧膝向胫骨远端上下滑动。

（14）画圆圈。

让儿童用上肢或下肢在空中画一个想象的圆圈，难度更大的测验是画"8"形图。下肢评估时，儿童可采取仰卧位。

（15）肢体保持试验。

儿童坐位或立位，评估者将其上肢保持在向前水平伸直位，突然松手，观察肢体坠落情况。下肢评估时，儿童仰卧位，将一侧下肢向上屈膝，脚跟着床突然松手，瘫痪的肢体不能自动伸直且向外倾倒，无瘫痪的肢体则呈弹跳式伸直，并能保持足垂直位。

2. 平衡性协调试验

平衡性协调试验评估身体在直立位时的姿势、平衡以及静止和运动的成分。

（1）在一个正常舒适的姿势下站立。

（2）两足并拢站立（窄的支撑面）。

（3）一足在另一足前面站立（即一足的拇趾触另一足的足跟）。

（4）单足站立。

（5）站立时，上肢的位置交替地放在体侧、举过头、置于腰部等。

（6）站立时，突然地打破平衡（在保护儿童的情况下）。

（7）站立位，躯干在前屈和还原到直立零位之间变换。

（8）站立位，躯干两侧侧屈。

（9）行走，将一侧足跟直接置于对侧足趾前。

（10）沿地板上所画的直线行走或行走时将足置于地板上的标记上。

（11）侧向走和退步走。

（12）原地踏步。

（13）变换步行活动的速度，增加速度将夸大协调缺陷。

（14）步行时，突然停下和突然起步。

（15）沿圆圈和变换方向步行。

（16）用足趾和足跟步行。

（17）正常站立姿势，先观察睁眼下平衡，然后闭眼。

（三）注意事项

评估时儿童必须意识清醒。评估前要向儿童说明评估目的和方法，以取得儿童的配合；评估时要注意两侧对比；应注意儿童肢体的肌力，当肌力不足 4 级时，该项检查无意义。

步态的评估

一、概述

步态评估（Gait Analysis，GA）是利用力学原理和人体解剖学、生理学知识对人类行走状态进行对比分析的一种研究方法，包括定性分析和定量分析。

（一）定义

步态是指人体步行时的姿势，包括步行（walking）和跑（running）两种状态。

（二）目的

在临床工作中，对患有神经系统或骨骼肌肉系统疾病而可能影响行走能力的儿童需要进行步态分析，以评定儿童是否存在异常步态以及异常步态的性质和程度，为分析异常步态的原因和矫正异常步态、制订康复治疗方案提供必要的依据，并评定步态矫治的效果。

（三）步行周期

步行周期是行走步态的基本功能单元，承担着支撑相的承重（包括双腿支撑和单腿支撑）和摆动相下肢向前挪动的功能。正常的步行周期及各时相发生过程一般描述如下。

1. 支撑相

支撑相是指在步行中足与地面始终有接触的阶段，支撑相包括单支撑相和双支撑相。

2. 摆动相

摆动相是指在步行中始终与地无接触的阶段，通常指从一侧下肢的足尖离地到同侧足跟着地的阶段，单位为秒（s），一般占一个步行周期的 40%。

（四）正常步态的运动学变化

1. 身体主要部位及关节的活动

（1）骨盆。

骨盆移动可以被认为是重心的移动。正常成人在步行时身体重心的位置在骨盆的正中线上，从下方起男性约为身高的 55%，女性约为身高的 50%。步行时重心的上下移动为正弦曲线，在一个步行周期中出现两次，其振幅约为 4.5cm，最高点是支撑中期，最低点是足跟着地；骨盆的侧方移动也是正弦曲线，在一个步行周期内左、右各出现一次，其振幅约为 3cm，最大移动度是在左、右足处于支撑中期时出现的，在双足支撑期重心位于左、右足中间。

骨盆在水平面内沿垂直轴旋转角度单侧为 4°，双侧为 8°。这种旋转可以减少骨盆的上下移动，最大内旋位发生在足跟着地后期，最大外旋位发生在摆动早期。骨盆在矢状面内沿冠状轴的倾斜运动范围约为 5°，双足支撑相骨盆几乎成水平，支撑中期时处于摆动相的骨盆倾斜角度最大，它可以减少重心的上下移动。在一个步行周期中左右各倾斜一次。

（2）髋关节。

正常步行时髋关节屈伸运动中最大屈曲约为 30°（摆动相中期），最大伸展约为 20°（足跟离地），共约 50° 范围；内收、外展运动中最大外展约为 6°（足跟离地），最大内收约为 4°（足底着地），共约 10° 范围，其运动几乎是直线性变化；内外旋运动中外旋为 4°（从足趾离地到足跟着地的摆动相），内旋为 4°（从足跟着地到足跟离地的摆动相），共约 8° 范围，其运动呈曲轴状，从支撑相到摆动相、摆动相到支撑相过渡时产生急剧变化（图 5-7-1）。

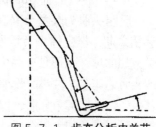

图 5-7-1　步态分析中关节角度的测定

（3）膝关节。

正常步行时膝关节屈伸运动中最大屈曲约为 65°（摆动中期），最大伸展为 0°（足跟着地），共约 65° 范围。在屈伸运动中，可见轻度屈伸与大范围屈伸两次（双重膝作用）。支撑相中足跟着地与足跟离地时膝关节几乎是伸展状态，支撑相的中期可见约 15° 的屈伸。除屈伸运动外，膝关节还有旋转运动，足跟离地时为最大外旋，约为 4°，摆动中期为最大内旋，约为 12°，共约 16° 范围，其顺序为从足跟着地（内旋）到足底着地（内旋），以后外旋直到足跟离地。

（4）踝关节。

正常步行时踝关节的跖屈、背伸运动中，最大背伸发生在足跟离地时，约为 15°，最大跖屈发生在足跟离地时，约为 20°，共约 35° 范围。一个步行周期中有两次跖屈和背伸，尤其在支撑相的驱动期，踝关节从跖屈位急剧变为背伸位。除屈伸运动外，踝关节还有旋转、内外翻运动：踝关节外旋 8°，内旋 2°，共约 10° 范围；外翻 3°，内翻 12°，共约 15° 范围。

2. 参与的主要肌肉活动

步行的动力主要来源于下肢及躯干的肌肉作用。在一个步行周期中，肌肉活动具有保持平衡、吸收震荡、加速、减速和推动肢体运动的功能。

（1）竖脊肌（erector spinae）。

竖脊肌为背部深层肌，作用为使脊柱后伸、头后仰和维持人体于直立姿势。在步行周期站立相初期和末期，竖脊肌活动达到高峰，以确保行走时躯干正直。

（2）臀大肌（gluteus maximus）。

臀大肌为髋关节伸肌，收缩活动始于摆动相末期，并于支撑相即足底全面与地面接触时达到高峰。在摆动相后期臀大肌收缩，其目的在于使向前摆动的大腿减速，约在 85% 步行周期，大腿的运动方向改变为向后，为下一个步行周期做准备。在支撑相，臀大肌起稳定骨盆、控制躯干向前维持髋关节于伸展位的作用。

（3）髂腰肌（iliopsoas）。

髂腰肌为髋关节屈肌，髋关节于足跟离地至足趾离地期间伸展角度达到峰值（10°—15°）。为对抗髋关节伸展，从支撑相中期开始至足趾离地前，髂腰肌呈离心性收缩，最终使髋关节从支撑相末期由伸展转为屈曲。髂腰肌第二次收缩活动始于摆动相初期，使髋关节屈曲，以保证下肢向前摆动。

（4）股四头肌（quadriceps femoris）。

股四头肌为膝关节强有力的伸肌，股直肌还可屈髋关节。股四头肌收缩活动始于摆动相末期，至支撑相负重期达最大值。此时作为膝关节伸肌，产生离心性收缩以控制膝关节屈曲度，从而使支撑中期免于出现因膝关节过度屈曲而跪倒的情况。步行周期中，股四头肌的第二个较小的收缩活动见于足跟离地后，足趾离地后达峰值。此时具有双重作用：其一，作为髋关节屈肌，提拉起下肢进入摆动相；其二，作为膝关节伸肌，通过离心性收缩来限制和控制小腿在摆动相初、中期向后的摆动，从而使下肢向前摆动成为可能。

（5）缝匠肌（sartorius）。

缝匠肌作用为屈髋和屈膝关节，并使已屈的膝关节旋内。在支撑相末期和摆动相初期，作用为屈膝、屈髋，在摆动相末期和支撑相初期，使膝关节旋内。

（6）腘绳肌（hamstring）。

腘绳肌主要收缩活动始于摆动相末期，足跟着地时达到活动高峰并持续到支撑相。在摆动相末期，作为屈膝肌，腘绳肌离心性收缩使小腿向前的摆动减速，以配合臀大肌收缩活动（使大腿向前摆动减速），为足跟着地做准备。足跟着地时及着地后，腘绳肌又作为伸髋肌，协助臀大肌伸髋，同时通过稳定骨盆，防止躯干前倾。

（7）胫前肌（tibialis anterior）。

胫前肌作用为伸踝关节（背屈）、使足内翻。足跟着地时，胫前肌离心性收缩以控制踝关节跖屈度，防止在足放平时出现足前部拍击地面的情况。足趾离地时，胫前肌收缩，再次控制或减少此时踝关节的跖屈度，保证足趾在摆动相能够离开地面，使足离地动作顺利完成。

（8）小腿三头肌（triceps surae）。

小腿三头肌包括腓肠肌和比目鱼肌，作用为屈踝关节和屈膝关节。腓肠肌在行走、跑、跳中提供推动力，而比目鱼肌富含慢性、抗疲劳的红肌纤维，主要和站立时小腿与足之间的稳定有关。在站立相，能固定踝关节和膝关节，以防止身体向前倾斜。

（五）异常步态表现

普通人的行走能力体现了神经系统、肌肉骨骼系统、生理支持系统之间的完美整合以及在功能上相互依赖的关系。任何一个相关的系统损伤导致的运动功能损伤均可能表现为异常步态。引起异常步态的原因包括疼痛、肌力减弱、畸形、感觉障碍、与中枢神经系统损伤有关的肌活动障碍等。常见的异常步态包括臀大肌步态、臀中肌步态、跳跃步态、足下垂、屈髋肌无力、膝过伸等。

1. 臀大肌步态

臀大肌起自髂骨、骶骨、尾骨及骶结节韧带的背面，止于臀肌粗隆和髂胫束。臀大肌的作用为：伸髋关节；牵拉骨盆，使骨盆向后旋转；旋外髋关节；稳定膝关节。

臀大肌劳损产生疼痛，在上坡时更易诱发，特别是向前倾斜时更易诱发；坐骨结节附近疼痛导致坐卧不安，需要不停改变身体姿势；臀大肌劳损也可导致紧张，进而影响髋关节前屈；臀大肌转子滑液囊炎在步行时疼痛加重，休息时减轻。

若臀大肌无力，躯干在整个站立相始终保持后倾，双侧肩关节后撤，形成挺胸凸腹的臀大肌步态。臀大肌肌力减弱，其改由棘旁肌代偿，导致在足跟着地后，为了防止摔倒，棘旁肌收缩将髋关节向后拽，使身体的重力线落在髋关节的后方而将髋关节锁定于伸展位。

2. 臀中肌步态

臀中肌位于臀大肌深面，起于髂嵴外侧，止于股骨大转子，臀中肌的功能为外展和内旋大腿，单足站立时，保证骨盆在水平方向的稳定，维持正常的站立和行走功能。

臀中肌无力时，出现患侧控制骨盆能力下降，健侧骨盆下垂和髋关节向外突出，步行时上体左右摇摆，状如鸭子，故又称为"鸭步"。臀中肌步态行走时表现为Trendelenburg征，即下肢离地侧骨盆下降，躯干向支撑腿侧侧弯。

3. 跳跃步态

跳跃步态常见于痉挛型双瘫儿童，由近端肌群痉挛或挛缩导致。步行过程中，踝关节过度跖屈，膝关节、髋关节屈曲，骨盆前倾和腰椎前凸。骨盆前倾增加是从姿势上适应髋屈曲增加。这是痉挛型双瘫儿童最常见的步态模式，通常伴有杠杆臂综合征问题以及膝关节僵硬步态。

4. 足下垂

胫前肌肌力轻度下降时，儿童在疲劳或快速行走时可出现足前部拍击地面的情况；胫前肌肌力中度下降时，足跟着地时踝关节跖屈控制减弱，足跟着地到足放平动作迅速出现，胫前肌的离心性控制减少，使足前部在足跟着地时可能出现拍击地面的情况。踝关节背屈肌麻痹时，踝关节于整个迈步过程中呈跖屈，表现为足下垂。为了使足尖离地，保证足廓清动作的完成，儿童需要通过抬高患肢进行代偿，其动作犹如跨越门槛，故又称为"跨域步态"。

5. 屈髋肌无力

屈髋肌包括髂腰肌、股直肌、缝匠肌、阔筋膜张肌和耻骨肌等。屈髋肌无力时，可表现为摆动期髋回旋，髋部屈曲、外展；摆动初期骨盆后倾，此时腹肌用来推动摆动的下肢；摆动中期躯干向后倾斜，髋关节被动屈曲，朝向未受影响的支撑下肢。

6. 膝过伸

膝过伸也称为膝反张或"锁膝"现象，即在行走或站立过程中，患侧下肢在支撑相出现膝关节过度伸展（膝伸展角度大于 5°），身体重心后移，患侧髋关节过度屈曲，身体出现后倾趋势的现象。

膝过伸的常见原因为：屈膝肌（腘绳肌）肌力弱；伸肌肌力和屈肌肌力严重不平衡；原始运动模式出现；本体觉减退或消失，前后肌群收缩不协调等。

二、步态分析的内容

目前步态分析系统包括运动学、动力学以及动态肌电图三部分。运动学观测人体运动时的空间位置变化，动力学通过受力板或压力感受器测量行走时地板应力变化，动态肌电图测试分析肌电信号。

通过对这三部分数据的收集及处理，结合运算公式，可以观测到人体在行走中的步态、关节角度以及肌肉的收缩活动。尽管已有越来越多的单位应用表面肌电图和步态分析仪，但临床定性分析仍然是目前最常用的评定手段。

（一）临床定性分析

步态的定性分析是由康复医师或康复治疗师通过肉眼观察儿童行走过程，然后根据所得印象或按照一定的观察项目逐项评定的结果对步态做出结论。

1. 评定内容

步态分析是在详细了解儿童病史和全面体格检查的基础上进行的。

（1）病史。

了解与步态相关的症状，如行走时有无伴随疼痛、持续的时间；通过询问既往史，了解既往有无影响步态的疾病，如骨折、肌肉或神经疾病、肿瘤等。

（2）体检。

体检有助于诊断和鉴别诊断，分析步态异常的原因。

（3）观察。

由康复医师或康复治疗师通过目测，观察儿童的行走过程，然后根据所得的印象或逐项评定结果，做出步态分析的结果。

观察场地：测试场地内光线要充足，面积至少 6 m×8 m，让儿童尽可能少穿衣服，以便做清晰的观察。

观察内容：运动对称性、协调性、步幅、步速、骨盆的运动、重心的转移、上下肢的摆动等，头、肩的位置，髋、膝、踝关节的稳定性，足跟着地、足尖离地时足的状况，疼痛，疲劳，儿童的鞋等。

观察程序：嘱儿童以自然和习惯的姿势与速度在测试场地来回步行数次，检查者从前方、后方和侧方反复观察，分别观察支撑相和摆动相，注意两侧对比观察。

2. 常用的方法

（1）四期分析法。

在步态分析中最常用的是步行时相四期分析法，即两个双支撑相、一个单支撑相、一个摆动相。健全人平地行走时理想状态是左右对称的，两个双支撑相大致相等，约各占步行周期 12% 的时间；支撑相约占步行周期 60%—62%（包括双支撑相）的时间，摆动相约占步行周期 38%—40% 的时间。各时相的长短与步行速度直接有关。行走快时，双支撑相减小；跑时，双支撑相消失，为"0"。当一腿有疾患时，由于患腿往往不能负重，倾向于健侧负重，故患侧支撑相所占时间相对减少，健侧支撑相所占时间相对增加。

（2）RLA 八分法。

RLA 八分法是由美国加州 Rancho Los Amigos 康复医院的步态分析实验室提出的。它在传统步态时相分期的基础上，利用步态分析棍图处理技术全面、系统阐述了视觉观察分析技术，如在一个步行周期中求出八个典型动作姿位点，即支撑前期（initial contact）、支撑初期（loading response）、支撑中期（mid stance）、支撑末期（terminal stance）、摆动前期（pre swing）、摆动初期（initial swing）、摆动中期（mid swing）和摆动末期（terminal swing）。

图片
RLA 八分法

（二）临床定量分析

步态的定量分析是指通过器械或专门的设备获得的客观数据对步态进行分析的方法。所用的器械或设备可以非常简单，如卷尺、秒表、量角器等测量工具以及能留下足印的设备；也可以较为复杂，如利用电子角度计、肌电图、录像、高速摄影甚至步态分析仪等设备，通过运动学参数、动力学参数、肌电活动参数及能量参数进行步态的定量分析。

1. 评价步态参数

（1）足印分析法。

足印分析法是步态分析最早期和简易的方法之一。儿童足底涂上墨水，走过白纸，纸上留下印记便可测量足迹。通过这种方法，能够获得步长、步幅、步行周期、步频、步速、步宽和足偏角。

（2）吸水纸法。

这种方法可以穿鞋测试，儿童依从性强。在步道上铺三层纸，下层为具有防水能力纸，中层为含水的潮湿纸，上层为吸水的纸巾。儿童从纸上走过，形成清晰的湿足印。用记号笔描出上层吸水纸的足印，晾干后即可测量。

（3）鞋跟绑缚标记笔法。

这种方法需要用搭扣将两支水性笔分别绑在鞋跟处，调整记号笔以便足跟着地时能够准确定位。

2. 步态分析系统

步态分析系统通常由摄像系统、测力台、肌电遥测系统和计算机处理系统四部分组成。

（1）摄像系统。

在同一空间、分布在不同位置的一组带有红外线发射源的红外摄像机，以及能粘贴在待测部位（一般为关节部位）的红外反光标记点。

（2）测力台。

用以测量行走时地面支撑反应力。

（3）肌电遥测系统。

用以观察动态肌电图。

（4）计算机处理系统。

调控以上三组装置同步运行并对观察结果进行分析处理的计算机及其外围设备。

3. 足底压力系统

足底压力步态分析仪是计算机化测量人站立或行走中足底接触面压力分布的系统。它以直观、形象的二维、三维彩色图像实时显示压力分布区轮廓和各种数据。与传统的测量方法相比，它是一种经济、高效、精确、快速、直观、方便的足底压力分布测量工具。

4. 测量参数

（1）步长。

行走时左右足跟或足尖先后着地时两点间的纵向直线距离。步长与身高呈正比，身高越低，步长越短。正常参考范围：男性为 78±6 cm，女性为 62±5 cm。

（2）跨步长。

又称步幅，指同一侧足跟前后连续两次着地点间的纵向直线距离，相当于左、右两个步长相加。正常参考范围：男性为 160 cm 左右，女性为 137 cm 左右。

（3）步宽。

指左、右两足间的横向距离，通常以足跟中点为测量点。步宽越窄，步行的稳定性越差。正常在 8±3.5 cm 左右。

（4）足偏角。

指贯穿一侧足底的中心线与前进方向所成的夹角。一般足偏角约为 6.7°—6.8°。

（5）步长时间。

指一足着地至对侧足着地的平均时间，是周期时间的一半，约为 0.5 s。

（6）周期时间。

指每一个步行周期所花的时间。正常参考范围：男性为 1.06±0.09 s，女性为 1.03±0.08 s。

（7）步频。

指单位时间内行走的步数。通常以每分钟行走的步数来表示，即步／分钟。正常参考范围：男性为 113±9 步／分钟，女性为 117±9 步／分钟。

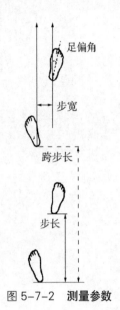

图 5-7-2 测量参数

训练篇

TRAINING ARTICLES

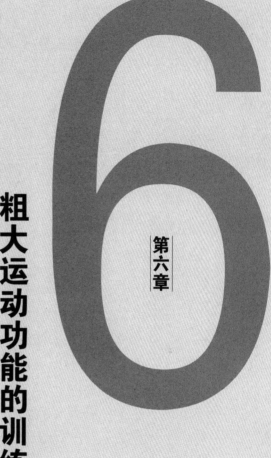

第六章

粗大运动功能的训练

粗大运动功能训练是特殊儿童运动功能康复训练的重要组成部分。粗大运动功能训练是根据粗大运动的发育规律，利用各种运动训练方法来对儿童进行针对性训练，以抑制异常姿势，促进正常运动发育，改善儿童功能，为儿童的全面康复奠定良好基础。

概　　述

儿童发生脑损伤后，主要表现为运动功能的障碍，儿童不能在一定的月龄完成抬头、坐、翻身、爬、站、走等动作，并且由于代偿而表现出异常姿势。

粗大运动训练的目的是促进儿童身心的正常发育，通过各种运动功能的训练促进正常运动、姿势的发育；强制性地抑制异常的姿势和运动；减少神经损伤，增强肌力，防止继发性损伤的发生，以改善功能结果；为他们生活自理、参与各项活动奠定基础，从而达至全面康复的目的。

粗大运动功能训练是特殊儿童运动功能康复的重要部分，主要包括非移位练习、移位练习、平衡能力练习三方面内容。其中，非移位练习主要包括头部控制、坐、站，移位练习主要包括翻身、爬、翻滚、走、上下楼梯、蹲、跳跃、跑等，平衡能力练习主要包括下肢稳定性运动和平衡运动。

一、粗大运动功能训练的基本理论

脑受损后，原始反射持续存在，肌张力的改变造成许多异常、复杂的姿势和运动，粗大运动功能训练的理论基础是通过抑制异常姿势和运动模式，促通正常姿势和运动模式的建立。同时，强调训练必须从多方面着手，要从全人发育障碍的角度出发，按照儿童生长发育的规律进行广泛长期治疗。①

（一）正常儿童粗大运动的发育规律

遵循 2 个月抬头，4 个月翻身，6 个月独立坐，8 个月会爬，9 个月扶东西站，12 个月会走的发育规律。

---

① 李晓捷 . 儿童康复学 [M]. 北京：人民卫生出版社，2018.

（二）正常儿童的基本动作能力

基本动作能力是工作或活动中对身体的基本要求，包括伸直肘关节、屈曲髋关节、抓握及放手、固定身体的某一部分来活动另一部分、在身体的中线内活动等基本动作。

正常儿童在相应月龄时能完成以下基本动作：4—5个月，能抓到自己的脚，伸直上肢，弯曲髋关节，固定身体的某一部分，活动其他部分，在身体的中线内活动；6—8个月，能坐起来并保持坐姿，肘伸直，用双手支撑，髋屈曲；9—10个月，能用手和脚支撑自己，准备站起，肘伸直，髋屈曲；12个月左右，能独立行走。

（三）异常的运动模式与姿势

1. 异常模式

异常的运动模式包括以下几种：四肢、躯干的左右不对称，不能在身体的中线内活动；有某种固定的异常模式运动；抵抗重力的运动困难，如抬头、坐起等；有联合反应，做分离运动困难，不能做到固定身体的某一部分而随意地活动身体的其他部分；发育不均衡，如上肢和下肢、左侧和右侧；肌肉的张力不正常，如紧张、松弛、活动时肌张力发生变化；6个月以上儿童原始反射残存。

2. 异常姿势

仰卧位：头、肩和两上肢过度伸展，向后压，两腿伸直交叉，起身很困难。

俯卧位：头和两肩紧贴着床，上肢和手压在身下，无法抬头，不能用手臂支撑上身。

站立位：痉挛型双瘫儿童身体前屈，上肢屈曲，两腿内收、内旋，难以平衡；偏瘫儿童身体不对称，重心在健侧，上肢屈曲；手足徐动型儿童两上肢向前伸，髋关节过度伸展。

二、粗大运动功能训练的适应证及禁忌证

（一）适应证

中枢神经系统损伤（包括儿童脑性瘫痪、脊髓损伤、脑外伤、脑血管意外及脑炎后遗症等）、发育性运动协调障碍、精神发育迟滞、运动发育迟缓、唐氏综合征等遗传性疾病等。

（二）禁忌证

儿童存在癫痫无法控制、高热感染、严重心肺疾病等。

三、粗大运动功能训练的注意事项

　　粗大运动功能训练的注意事项包括如下几点：一是按从上到下的顺序进行；二是按从易到难的原则进行；三是在促进正常运动发育的同时抑制异常姿势和运动；四是保持正确姿势的训练很重要；五是促进左右对称的姿势和运动；六是诱发、强化固定的运动反应；七是纠正异常姿势要贯穿在日常生活中；八是训练前需缓解有关肌肉的紧张。

粗大运动功能训练的具体方法

一、头部控制训练

头部控制是儿童维持坐位和进行各项运动的基础。正常儿童神经反射发育在 1—2 个月时，俯卧位的迷路性调整反应和视觉性调整反应即为阳性。此时儿童可在俯卧位的状态下抬头并维持在 45°。如儿童以上两种反应呈阴性，应对其进行俯卧位视觉调整反应易化训练。

（一）头部的发育与条件

如出生后 3 个月，出现头倾斜，过度背屈的情况多为颈肌无力。头部稳定需要以下条件：脊柱的对称性伸展，体轴回旋，上肢的支撑，保护性伸展仰卧、俯卧与坐位的平衡反应，从仰卧位到坐位到四爬位的变换，髋关节 90° 屈曲，拥抱反射消失。

（二）头部控制训练的目的

头部控制训练旨在为促进翻身运动完成与躯干控制打下良好基础。

（三）头部控制训练的意义

抬头与头部控制能力是儿童运动发育的基础。儿童在做各种姿势运动时，都是以头部直立为前提的。不能控制头部的儿童难以完成其他大动作。

（四）头部控制训练的方法

课件
"躲猫猫"
游戏

头部控制训练是指在被动训练的基础上，强调以游戏的形式促进儿童主动运动的训练，提高儿童的参与性。

1. 抑制头背屈

促进儿童的头颈进行屈曲运动。建议进行抱球姿势模式、仰卧位抬头的训练。可让儿童自主进行"躲猫猫"等游戏完成主动运动强化训练。

"躲猫猫"游戏（图6-2-1）：

对儿童说：听到"咚咚咚"的脚步声后，我们和小猴子做一样的动作，把自己藏起来。儿童仰卧位或下蹲位，根据儿童的情况进行"仰卧位抱膝""仰卧位抱膝抬头""下蹲抱膝低头"等动作，康复治疗师／家长可自主设置动作持续的时间以增加游戏难度。

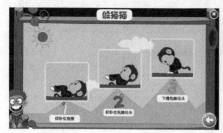 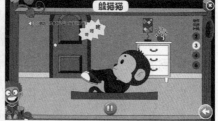

图6-2-1 "躲猫猫"游戏界面

2. 促进脊柱伸展

进行全身伸展模式、上肢外展外旋上举模式的训练。可让儿童自主进行"摘桃子"等游戏完成主动运动强化训练。

"摘桃子"游戏（图6-2-2）：

对儿童说：秋天到了，树上结了好多的桃子，我们和小猴子一起来摘桃子吧。根据儿童的情况，可选择辅助坐位、独立坐位和站立位下进行上肢外展外旋上举来"摘桃子"的训练。康复治疗师／家长可用绳子吊着玩具"桃子"在儿童头部前上方，通过设置"摘桃子"的个数提高难度，让儿童来完成游戏。

课件
"摘桃子"
游戏

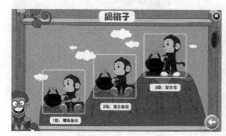 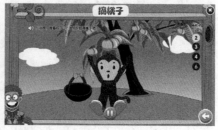

图6-2-2 "摘桃子"游戏界面

3. 促进体轴回旋

进行体轴回旋模式（翻身）、坐位被动回旋的训练，康复治疗师／家长推儿童双肩使其左右旋转。可让儿童自主进行"做操"等游戏完成主动运动强化训练。

"做操"游戏（图6-2-3）：

对儿童说：小朋友们，我们和小猴子一起来做操锻炼身体吧。让儿童仰卧位，髋关节屈曲，双下肢伸直，双脚支撑在墙面上，双下肢向左和向右摆动，带动上身的转动，进行体轴回旋的主动训练。康复治疗师/家长可自主设置身体转动的次数以增加游戏难度。

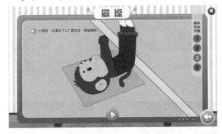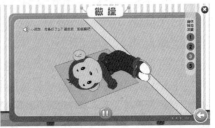

图 6-2-3　"做操"游戏界面

4. 促进肘支撑，促进抬头

儿童俯卧位下双上肢的支撑负重能力训练是爬行训练的基础。可让儿童自主进行"找星星"等游戏完成主动运动强化训练。儿童上肢支撑能力严重障碍时，可采用楔形垫或 Bobath 球辅助。

"找星星"游戏（图 6-2-4）：

对儿童说：窗外有好多小星星，一闪一闪的，真漂亮，我们和小猴子一起来数一数吧。儿童俯卧位，进行肘支撑、手支撑位下抬头和头部旋转运动，完成脊柱伸展的强化训练。康复治疗师/家长可自主设置转头的次数以增加游戏难度。

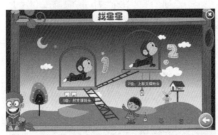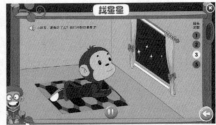

图 6-2-4　"找星星"游戏界面

5. 仰卧位抬头

促进儿童仰卧位下的抬头能力，增加颈部肌肉力量，增强头部控制能力。可让儿童自主进行"吃糖果"等游戏完成主动运动强化训练。

"吃糖果"游戏（图 6-2-5）：

对儿童说：节日来了，我们和小猴子一起吃糖果吧。让儿童仰卧位躺在楔形垫上，头部悬空，康复治疗师/家长用绳子吊着一颗糖果在儿童头部上方，让儿童抬头用嘴巴去碰触糖果。康复治疗师/家长可自主设置动作的个数以增加游戏难度。

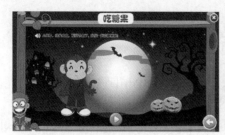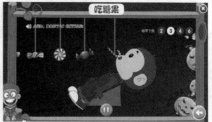

图 6-2-5　"吃糖果"游戏界面

二、翻身坐起训练

翻身训练是整体移动身体的第一步，有助于提高躯干肌肉的力量，是爬行、坐等动作的基础，对婴幼儿的运动发育有着重大意义。翻身训练建立了稳定的躯干核心肌群力量，有助于坐位时保持躯干的直立。

（一）翻身坐起的发育与条件

3—6 个月为婴幼儿翻身的发育期，此阶段应给婴幼儿丰富的环境条件和刺激，促进其翻身动作的形成。

1. 翻身坐起的条件

翻身坐起的条件包括以下几点：躯干直立反射出现，紧张性颈反射（TNR）、紧张性迷路反射（TLR）等原始反射消失，膝关节屈曲，躯干回旋运动，肘关节、膝关节的支撑等。

2. 翻身发育过程

翻身发育过程包括以下四个方面。

颈立直反射动作：主要见于新生儿，是在拥抱反射与颈立直反射支配下，由于肌紧张分布差造成的头背屈。

角弓反张：翻身动作从肩向一侧回旋开始，按脊柱伸展，头背屈呈角弓反张，多只能翻至侧卧位。

自动翻身：属皮质下支配，多无目的性，以骨盆带抬高，躯干屈曲开始，可完成整个翻身动作。

有目的翻身：在皮质的支配下有目的性翻身，肩与骨盆可同时向一侧回旋，并可成四爬位或坐位，动作可灵活调节。

（二）翻身坐起训练的目的

翻身坐起训练的目的在于促进躯体回旋运动完成，促使紧张性颈反射与紧张性迷路反射消失。

（三）翻身坐起训练的意义

只有翻身运动完成，躯干立直反射才能出现，髋膝关节的屈曲和支持动作才能完成，翻身也为坐位平衡打下基础。

坐位的发育：7—8个月可以坐，不会坐指坐位发育停滞在扶腰坐以前的阶段或出现跪坐、坐位后倾、硬直伸腿坐等异常姿势。

坐的条件：以上肢将身体支起到坐位高度，从四爬位独自进行体轴回旋，坐位平衡反射出现，躯干肌群的连锁反应。

（四）翻身坐起训练的方法

1. 仰卧位上肢带动下肢翻身

儿童取仰卧位，主要通过体轴回旋模式来完成，训练者用双手分别握住儿童两臂上举过头，将两臂左右交叉，从而带动身体向两侧转身。可让儿童自主进行"包春卷"等游戏完成主动运动强化训练。

"包春卷"游戏（图6-2-6）：

课件
"包春卷"
游戏

对儿童说：我们和小猴子一起玩"包春卷"的游戏吧。儿童仰卧在一个圆形的小包被上，右上肢上举放在头右侧，左手拉包被的一边，向右侧转动到身体右侧，带动躯干和下肢向右侧转动翻身。同样的方法向左侧翻身。康复治疗师/家长可自主设置翻身的次数以增加游戏难度。

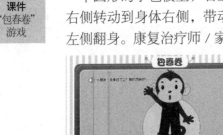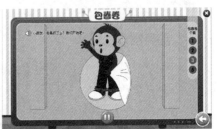

图6-2-6 "包春卷"游戏界面

2. 仰卧位下肢带动上肢翻身

儿童取仰卧位，康复治疗师/家长握其两脚踝部，向左翻时右腿屈向左侧扭动，并同时逗引其头部向左侧旋转。同样的方法向右翻身。

3. 俯卧位上肢带动下肢翻身

儿童俯卧位，右侧上肢上举放在头侧，下肢伸直，康复治疗师/家长将儿童左上肢摆成屈肘姿势，左下肢微屈髋屈膝姿势，然后推其左手手掌根，使得左上肢向右侧旋转，带动躯干和左下肢向右侧旋转。可让儿童自主进行"采果子"等游戏完成主动运动强化训练。

"采果子"游戏（图6-2-7）：

对儿童说：秋天到了，森林的草地上有许多树上落下来的果子，我们一起学小刺猬采果子吧。康复治疗师/家长可自主设置翻身的次数以增加游戏难度。

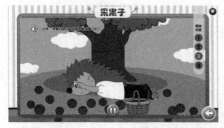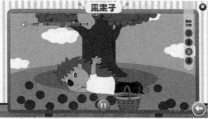

图6-2-7　"采果子"游戏界面

4. 俯卧位下肢带动上肢翻身

同俯卧位上肢带动下肢翻身的姿势，先左脚用力蹬地，带动躯干和上肢向右侧翻身。

5. 从仰卧位到坐位的训练

康复治疗师/家长帮助儿童从各个分解动作开始逐步训练。增强肌肉力量，同时训练协调性和平衡性，要及时纠正障碍和异常姿势。在训练坐起动作的初期，康复治疗师/家长可将儿童放置在自己的双腿上或床上，扶住儿童双手或双肩，然后慢慢将其拉起到坐位后再放下，如此反复练习。

6. 坐位下体轴旋转训练

坐位下体轴旋转是坐位平衡的基础条件之一。儿童坐位，康复治疗师/家长引导儿童进行体轴的左右旋转，以提高坐位平衡能力。可让儿童自主进行"送小松鼠回家"等游戏完成主动运动强化训练。

"送小松鼠回家"游戏（图6-2-8）：

对儿童说：小松鼠们外出游玩迷路了，我们和小猴子一起来帮助它们回家吧。儿童坐位，身体向右旋转，将右侧的小松鼠抱起来放在身体的左侧，可根据儿童的情况设置辅助坐位、独立坐位的游戏难度，并可依据儿童的旋转幅度变换物体在体侧膝盖到骨盆范围的位置，增加/减

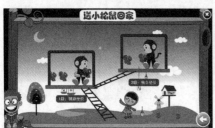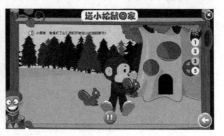

图6-2-8　"送小松鼠回家"游戏界面

少体轴旋转的幅度来调节游戏难度。

7. 坐位下左右重心转移的训练

坐位下身体重心转移，是坐位平衡和行走平衡的基础条件之一，儿童骑跨在滚筒或羊角球上，康复治疗师/家长引导儿童身体向左右侧摆动，转移身体重心。可让儿童自主进行"大黄鸭"等游戏完成主动运动强化训练。

"大黄鸭"游戏（图 6-2-9）：

对儿童说：坐在大黄鸭小船上，身体摆一摆就能过河了，我们和小猴子一起骑大黄鸭过河吧。能使儿童身体骑坐下左右摆动的辅具均可，例如滚筒、羊角球、小木马等。康复治疗师/家长可自主设置摆动的次数以增加游戏难度。

课件
"大黄鸭"
游戏

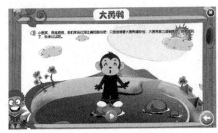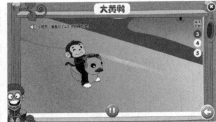

图 6-2-9　"大黄鸭"游戏界面

8. 坐位平衡训练

儿童习得独立坐位能力后，需要改变难度来进行坐位平衡强化训练。康复治疗师/家长改变平衡支撑的基底面，例如坐旋转木马、坐电动儿童车、坐独脚凳等。也可让儿童自主进行"去春游"等游戏完成主动运动强化训练。

"去春游"游戏（图 6-2-10）：

对儿童说：春暖花开的季节，我们和小猴子一起去春游吧。我们来看一看，小猴子用什么交通工具去春游呢？可以按照双手骑摩托车（双手扶骑儿童玩具车）、单手骑马（单手扶骑儿童玩具车）、坐飞毯（独脚凳）等难度进行设置。康复治疗师/家长可自主设置动作保持时间以增加游戏难度。

课件
"去春游"
游戏

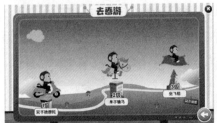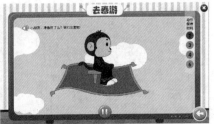

图 6-2-10　"去春游"游戏界面

三、爬行训练

爬行在婴幼儿动作发育中非常重要，爬行不仅可促进婴幼儿全身动作的协调发展，为直立行走打下基础，而且可以使婴幼儿较早地正面面对世界，增加空间的搜寻，主动接受和认识事物，促进婴幼儿认识能力的发展。

（一）爬行的发育与条件

一般情况下，婴儿在 8 个月的时候大多已会爬行。

婴儿爬行运动的发育包括以下过程：臀比头高；下肢原地屈曲，臀头同高；两手支撑，胸离床；身体上部的前进运动，后爬；身体下部的前进运动，从腹爬逐渐过渡到手膝爬行；规范的爬行，一侧上肢与对侧下肢在对角线上交互伸屈爬行；灵活前进运动，可用两手、两膝、两手单膝、两手两足等随意爬行。

爬行的条件：两手支撑的完成（两肘支撑和抬头是两手支撑的前提），手膝爬行的实现，立直和平衡反应的进一步完善，从腹爬位到四爬位再到腹爬位姿势变换的能力，四肢交互运动模式的完成，侧卧位单肘支撑的完成。

（二）爬行训练的目的

爬行训练的目的包括以下几个方面：一是促使儿童重心前移，双手双膝同时负重；二是促进下肢的交互动作协调对称；三是为独立行走打基础。

（三）爬行训练的意义

爬行运动是直立运动的基础。四爬的完成和站位动态平衡完成是独立行走的两个条件。爬行运动的完成标志着躯干回旋运动的完成，骨盆的运动分离能力提高，骨盆离开床面上抬的抗重力能力的获得，可促进通向侧方的重心移动及双下肢的交互运动。

（四）爬行训练的方法

1. 腹爬

儿童取俯卧位，两人立于儿童两侧，分别握儿童一侧前臂与小腿，然后做伸左侧、屈右侧交替进行的运动。用刺激性手法刺激足跟，可用 Bobath 球训练儿童上身的抬高。

2. 手立位

两手立位，颜面向正面，上部躯体抬高，用前臂、手掌支撑上半身体重的姿势。一定要把下肢压住，促使上肢撑起身体。可利用滚筒来帮助上肢无力儿童完成此项动作，或用枕头支持。

3. 四爬位

颜面向正面，肘伸展，上肢与大腿同时垂直于地面。从右侧开始运动时，首先颜面向右上方，随右侧骨盆转动，右侧下肢屈曲。其后颜面向左方，体重移行至右上下肢，左上肢伸展，最后形成两手、两下肢支撑身体。有一定支持力时，可做前后左右的推位刺激。可让儿童自主进行"爬隧道"等游戏完成主动运动强化训练。

课件
"爬隧道"
游戏

"爬隧道"游戏（图 6-2-11）：

对儿童说：穿过隧道就可以去美丽的草原玩了，我们和小猴子一起爬隧道吧。康复治疗师 / 家长可自主设置"爬隧道"的个数以增加游戏难度。

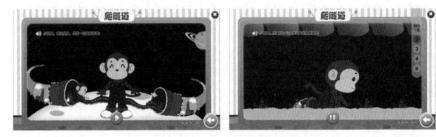

图 6-2-11   "爬隧道"游戏界面

4. 高爬训练

由四爬位转换为膝立位的正常爬行运动模式，从右侧开始，头部顺时针方向稍扭转、伸展，继之躯干向同方向扭转抬起，双手缓慢离开地面，使体重移到两下肢。可给其肩、手部以支持来完成此项动作。在有一定平衡条件下，可左右旋转骨盆，使其身体左右摇晃，来做单膝立位训练。

四、站立训练

站立是在具有较好的坐位平衡及单腿跪位平衡的基础上进行的。

（一）站立位的发育与条件

正常婴儿于 11—12 个月时能够独立站立，扶着可以步行。

1. 站立的发育阶段

站立的发育可分为八个阶段，即完全被动状态；下肢伸展反射，躯干后倾；头颈躯干成一线，但上半身仍后倾；肩可到正中位，使两足持重；可垂直上下动作，如蹲起、扶站；从俯卧位到四爬位到高爬位独自站起；从仰卧位到侧卧位；下肢屈曲足底着床独自站立。

2. 独站的条件

独站的条件包括四爬运动完成，站立位平衡反应出现。从四爬位到站立位的发育，最重要的是垂直位保持身体的平衡，开始出现的是头的调节，继之为对躯干、髋关节、下肢的调节。小脑发育也是独站的重要条件。站立位平衡反应——重心在足底与地面接触范围内移动时，防止跌倒反应，即保持头、颈、躯干在空间内的平衡状态。静态平衡是独站的前提，动态平衡是独行的前提。

（二）站立位训练的目的

站立位训练的目的包括：一是完成正确的站位姿势，为正确行走打基础；二是锻炼对髋关节、膝关节、踝关节的控制能力。

（三）站立位训练的意义

站立位是行走的基础，正确的静态站立姿势是两腿立直，脚底踩平，头居中，躯干伸展，双肩双髋处于同一平面。动态的站立姿势是指站立时头、躯干、四肢各部位可随意进行适当的活动而仍能保持平衡。儿童只有完成立位静态、动态平衡，才能正常地行走。

（四）站立位训练的方法

1. 扶站训练

康复治疗师／家长在儿童面前，用双手扶住儿童骨盆的两侧，使骨盆保持在中立位，然后诱导儿童进行骨盆的左右方向旋转训练，并施加适当的阻力，令阻力的方向与骨盆运动的方向相反。

2. 骨盆控制训练

单膝跪立位，康复治疗师／家长辅助，使得儿童非负重侧下肢髋、膝、踝三个关节成 90°，嘱咐儿童保持整个躯干的伸展，以促进骨盆的控制能力。左右交替训练。

3. 坐站转换训练

进行从椅坐位到站立位的姿势转换训练。训练时让儿童坐在凳子上，躯干尽可能前屈，双脚稍向后方移动，诱导儿童慢慢向前抬高腰部和躯干，双下肢从屈曲到伸直，整个身体呈立位。

视频
坐站转移
训练

4. 跪位训练

进行双膝跪走、跪站转移的训练。可按照双手扶—单手扶—不扶的顺序，进行两点跪位，直起腰身，向前跪走训练。跪站转移，让儿童练习双膝跪位时，中心转移至一侧膝盖，另一侧下肢向前伸出做起立的准备。可让儿童自主进行"我是小管家"等游戏完成主动运动强化训练。

"我是小管家"游戏（图 6-2-12）：

对儿童说：今天我们和小猴子一起当小管家来整理房间的玩具吧。让儿童跪立位下弯腰捡地上的玩具，放进桌子上的盒子中，可以根据儿童能力设置双膝跪立位和单膝盖跪位，促进儿童的跪位平衡能力。康复治疗师／家长可自主设置捡玩具的个数以增加游戏难度。

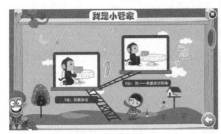 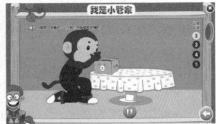

图 6-2-12　"我是小管家"游戏界面

5. 单膝站立位向立位的姿势转换训练

首先让儿童身体重心向前面的下肢移动，然后诱导儿童身体前倾，重心移到脚掌前侧，同时身体躯干、腰、骨盆向前方上抬，后面跪位的下肢慢慢伸直向前迈出，使身体呈站立位。

6. 站立位姿势控制的训练

训练者可以在儿童前方，让儿童以一脚前一脚后的姿势站立。训练者用双手扶住儿童骨盆，诱导儿童将自己的身体重心向前、向后移动而双脚不动。可让儿童自主进行"月亮船"等游戏完成主动运动强化训练。

"月亮船"游戏（图 6-2-13）：

对儿童说：我们和小猴子一起划月亮船吧。让儿童站在平衡板上，进行站立位重心前后移动的训练。康复治疗师／家长可自主设置划船的次数以增加游戏难度。

课件
"我是小管家"游戏

课件
"月亮船"
游戏

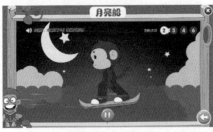 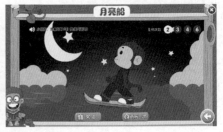

图 6-2-13　"月亮船"游戏界面

五、步行训练

独立步行必须具备正常的立位平衡反应、双侧下肢交替协调运动和一侧下肢支撑体重等基本条件。步行作为移动手段是包括人类在内的动物生存的基础。

（一）步行的发育与条件

1. 步行的发育顺序

步行的发育顺序为：新生儿步行，即阳性支持反射和自动步行反射；抑制期，阴性支持反射，下肢屈曲不能持重；移行期，即立位上下跳跃；牵手可迈步走；独走开始，步幅宽，步距少，手抬高，股膝屈伸缺乏连续性；先用足跟着地，再用足尖离地，连续步行；综合步行，上下肢配合协调步行，也称成熟步行。

2. 独走的条件

独走的条件包括以下三个方面：一是具有两下肢持重能力及立位平衡反应；二是具有动态平衡反应及两下肢交互伸展能力；三是四爬运动完成良好。

（二）步行训练的目的

步行训练可以拓展儿童活动范围与生活范围，使儿童不再囿于狭小的受限制的空间。儿童开始学会步行，可以寻找其感兴趣的事物，用手去探索各种事物并试图思考解决问题。步行训练是人类动手操作与智能活动的基础。步行训练让儿童能够手脚协调地平衡运动。

（三）步行训练的意义

步行训练能够拓展儿童更广的活动范围，提高儿童独立自主的能力。

（四）步行训练的方法

1. 扶助下横向走

双手扶与胸同高的单杠，向左或向右横向走。

2. 向前迈步

（1）迈半步。

单手扶单杠，直立站位，按照重心转移至左腿—右腿向前迈过前面高 15 cm 的单杠，同时重心前移至右腿—重心后移至左腿，退回右腿。

（2）迈一步。

单手扶单杠，直立站位，按照重心转移至左腿—右腿向前迈过前面高15 cm的单杠，同时重心前移至右腿—左腿向前迈过单杠，反复练习。

3. 在线内行走

能够在相距30 cm宽的直线/曲线间行走。地板上贴两条相距30 cm的直线，嘱咐儿童只能在线内向前走，脚不能跨过线边缘。地板上贴两条相距30 cm的曲线，嘱咐儿童只能在线内向前走，脚不能跨过线边缘。

4. 在"独木桥"上行走

用感统训练设备"独木桥"，让儿童从上面走过。刚开始练习时，可以让儿童双上肢侧平举保持平衡。可让儿童通过"过独木桥"等游戏来进行自主运动强化训练。

"过独木桥"游戏（图6-2-14）：

对儿童说：走过独木桥可以采到好多蘑菇，我们和小猴子一起过独木桥采蘑菇吧。让儿童双手侧平举，保持平衡，从"独木桥"上走过。康复治疗师/家长可自主设置"过独木桥"的时间以增加游戏难度。

课件
"过独木
桥"游戏

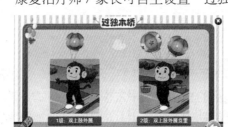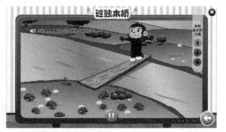

图6-2-14 "过独木桥"游戏界面

5. 向后行走

一次半步、一次一步向后倒着走。

（1）半步走。

站立位，重心转移至左下肢—右下肢屈曲，右脚向后迈步，同时重心向后移至左下肢—右下肢屈曲，右脚向后与左脚同步。

（2）一步走。

站立位，重心转移至左下肢—右下肢屈曲，右脚向后迈步，同时重心向后移至左下肢—右下肢屈曲，右脚向后至左脚后面一步，反复练习。

6. 向前快走

向前快走，为跑步做准备。打节拍让儿童向前行走，节拍由慢到快，加快其行走的速度。

7. 上下楼梯训练（约一个台阶 10 cm 高的楼梯）

推荐
阅读材料

《儿童运动康复课程标准》（南京师范大学出版社，2020年8月版）

双手／单手扶横栏，侧身两步一级上楼梯，刚开始可在楼梯上贴上脚印，给儿童明确的提示。慢慢练习不扶的情况下，儿童自己上楼梯。慢慢练习不扶的情况下，儿童自己下楼梯。训练上下楼梯时，可给儿童动作提示，如"重心前移至左脚，左脚用力蹬，右脚抬起来跟上左脚"。

另外，粗大运动功能的训练还需进行跨物、攀爬、跑步、踮脚尖走、双脚跳、骑儿童车等动作的训练，由于篇幅限制不再赘述。

第七章

7

精细运动功能的训练

精细运动多为小肌肉或小肌群的运动，在全身大肌肉发育后迅速发育。精细运动能力是指个体利用双手及手指等部位的小肌肉或小肌群的运动，在感知觉、注意等心理活动的配合下完成特定任务的能力。人类的手是最复杂、最精细的器官，是认识客观世界、与外界交往的一种重要器官。由于有一双灵巧的手，才使人作为高级动物和一般动物有了本质的区别。但手的灵活并非与生俱来，而是要经历一个相当长的发育过程，且需要遵循一定的发育规律。手是人们运动、语言、认知、学习、工作的工具，手的精细动作有助于人们探索及开始有目的性的活动，对接触环境、感受外界刺激具有非常重要的作用。精细运动功能障碍的儿童不能进行有效的手的活动，表现为双手笨拙，且接触外界感觉信息的机会明显减少，影响认知发育水平。儿童的精细运动功能将直接影响其参与活动的能力和完成任务的兴趣，进而影响其执行力。由此可见，改善儿童的精细运动功能至关重要。

概　述

0—3 岁婴幼儿期是精细运动发育的快速期，这一时期与儿童的智力水平发育有密切关系，尤其对 1 岁以内的婴儿更是重要。因此，对于精细运动功能障碍，我们要早发现，早治疗，争取最佳疗效。

一、精细运动功能的必备要素

（一）成熟的中枢神经系统

成熟的中枢神经系统可以把感觉神经和运动神经所感受到的讯息适当地处理及传达。[①] 这是最基础的要素。如果中枢神经有问题，以下的所有要素均会出现异常。

（二）良好的感觉系统

触觉、本体觉、前庭平衡觉、视知觉等，这些感觉输入能够感应到周遭的讯息，进行分析和整合，即时回馈身体并做出适当的反应。感觉调节及辨识的前提也是要具备成熟的神经系统。[②]

（三）正确的坐姿、稳定的上肢控制能力

正确的坐姿是屈髋、屈膝、屈踝各 90°端坐，双脚掌平放着地。端坐时写字，整个前臂和手均可活动，如果桌子太高，会限制前臂的活动而仅有手腕的活动，写字容易累，且写出来的字很难看。因此，在平时需注意桌椅的高度应适合儿童的身高。椅子的高度要能够满足儿童屈髋、屈膝、屈踝各 90°，桌子的高度要能够满足儿童端坐时高出其肘关节 3—

---

① 李林，武丽杰．人体发育学 [M]．北京：人民卫生出版社，2018：10-17.

② 王和平．特殊儿童的感觉统合训练 [M]．北京：北京大学出版社，2011：1-9.

5 cm。如果椅子太低，儿童的腿会习惯性地向后勾在椅子的下面，身体的重心就会后移，为了维持写字的姿势，儿童往往会趴在桌子上，这样上肢的活动范围会受限制。如果椅子太高的话，儿童双脚悬空，就没有一个着力点，坐姿晃来晃去不稳定，重心不稳定，就会趴在桌子上寻求稳定性，同样会导致写不好字。稳定的上肢控制能力是稳定肩膀和提起手臂的能力，要求肩膀周围的力量应很好，做动作的时候才不至于架着胳膊或者向身体中线缩紧肩膀。[①]这对伸手拾放物和手眼协调技巧发展非常重要。

（四）良好的眼球控制

一般来说，视觉发育过程是从视觉定位，注视，逐渐发展到追视，视线转移。能够注视自己的手部动作及目标，视觉追踪上下、左右、顺时针、逆时针方向移动的物体，而且能够视线转移快速找到目标物。有的儿童视觉记忆差，视线转移能力差，再加上执笔写字动作不当，抄写速度就会很慢，写作业往往要花很长时间。

（五）双手结构完整、功能良好

肌肉结构完整、肌肉张力和控制力良好是进行精细运动的前提。如果肌肉张力很高，手就不能很自如地伸出；或者肌肉张力较低，肌力较弱，在进行精细运动时就不能很好地控制好手上的动作。

（六）动作计划能力

儿童具备动作计划能力，学习动作时能够一气呵成，做动作之前，知道先做哪一步，再做哪一步，这样就能够更好地完成精细运动活动。

（七）学习动机

具备学习动机，有兴趣，才能更有效地完成动作。

以上七个方面均是精细运动发展需具备的要素，任何一方面有障碍都会或多或少地影响精细运动的发展。

二、精细运动功能训练的适应证及禁忌证

（一）适应证

中枢性神经系统损伤（小儿脑性瘫痪、脑炎后遗症、脑外伤及脑精神发育迟滞）、

---

① 王玉龙 . 康复功能评定学 [M]. 3 版 . 北京：人民卫生出版社，2018：34-47.

注意缺陷多动障碍、周围神经损伤、学习障碍、遗传性神经运动功能障碍等。[①]

（二）禁忌证

儿童持续高热感染、癫痫无法控制。

三、精细运动功能训练的注意事项

精细运动功能训练的注意事项包括如下几点：一是在活动手的时候，要保持头、颈、躯干正确的姿势，尽量使手在身体的中线内活动；二是活动时要让儿童看着自己的手，增强视觉刺激，提高手眼协调能力；三是活动手的同时，可以提高儿童的感官、语言及认知能力，所以在做动作时，最好配合相应的指导语或唱儿歌等，灌输一些简单的概念，如上下、左右、前后，头、胳膊、腿、胸等；四是训练中还应注意不要把评估项目作为治疗项目，应该将训练与日常生活相结合，提高儿童主动参与的积极性，这样才能取得更好的疗效。

---

① 倪朝民. 神经康复学 [M]. 3 版. 北京：人民卫生出版社，2018：2-39.

精细运动功能训练的具体方法

不少脑瘫儿童的上肢功能受到不同程度的影响，主要表现为伸手、抓握和释放等基本功能受损，这些基本功能的受损也会影响日常生活能力，尤其是精细运动能力。目前普遍认为，通过精细运动功能训练可以改善脑瘫儿童的上肢功能。

训练应以游戏的形式进行，训练项目应选择儿童感兴趣的，且与日常生活活动、学习项目相一致，要让儿童家长参与治疗全过程。在训练过程中不仅要强调训练儿童身体（上肢等）功能，让儿童通过执行训练任务充分参与项目活动，还要充分利用有利的环境因素（环境改造，辅助具，家长对儿童功能障碍的认识、理解、关心态度等）和个人因素（儿童的年龄、康复预期、兴趣等）。

一、基本手部功能训练

延伸阅读
手的功能
和作用

实际年龄或运动年龄＜2岁的儿童，应以基本手部功能的训练为主，另外注重相关感知觉的基础训练。基本的手部功能发展，是日后建立较复杂的手部功能的基础。

（一）感知觉训练

训练内容是让儿童接收及调整不同的感觉刺激，保持良好的自我调节状态，并能做出适当的反应，包括触觉、本体觉、视觉、前庭平衡觉的训练。感知觉的训练，具体参见第八章内容。

（二）基本手部功能训练

基本手部功能训练包括伸手、抓握、放物、摇动、敲打、按压、推拉、打开、叠放、拔插等基本手部动作。

1. 伸手

向前伸手：儿童坐在桌子前，双手合十放在滚筒上，向前推滚筒，直到把肩关节大范围拉开；伸手向前，按拍声墙上的按钮（多感官教室）；伸双手去接前面滚过来的大球。

跨中线向对侧伸手：一手伸出跨过身体中线至身体对侧。例如，儿童与康复治疗师面对面坐着，儿童用右手跨过身体中线，去拿康复治疗师右手上的物品。

2. 抓握

抓握符合手掌大小的圆环，能够抓握符合手掌大小的小球，能够掌握手掌的力度抓握纸杯。可先练习双手配合将一张纸抓皱；将准备好的适合手掌大小的橡皮泥使劲抓烂，越烂越好，让儿童掌握用力和不用力抓握的区别；然后让儿童抓握纸杯，不能将纸杯抓变形（可在纸杯中装适量的水，让儿童练习抓握力度的控制）。

前三指抓握：用前三指抓握积木、木钉、钢钉、纽扣等物品。

3. 放物

放物意识：建立儿童将手中的物品放在指定位置的意识。例如，让儿童将磁石放在白板上相应的位置，将纸杯口朝上放在桌子上。

将手中的物体放在容器中：将积木放在篮子、杯子等容器里面，将物品放在较小口径的容器里。例如，将木钉、钢钉放在对应的钉板中，将小珠子放进开口较小的瓶子中，把牙签从盒子顶端的小孔放进牙签盒中。

4. 摇动

45°角、90°角范围来回摇手摇铃；跟着音乐节拍，有节律地摇动摇铃鼓。

5. 敲打

用手去拍桌面。例如，桌面上铺上白纸，儿童手上印上水彩，让其把自己的手印拍在纸上；手电筒的光圈照在桌面上，让儿童伸手去拍光圈。

拿鼓槌敲击桌面，用力敲和轻轻敲交替练习。

一手拿小鼓，一手拿鼓槌，有节奏地敲鼓。

能够双手拿鼓槌，交替、配合节奏敲鼓。

6. 按压

手掌按压物品。例如，用手掌按压发声玩具；用手掌按压海绵，将里面的水挤出来；将圆球状的陶泥，用手掌按压成圆饼状，可以让儿童玩"做巧克力饼干"游戏，来完成手部按压的动作。

"做巧克力饼干"游戏（图7-2-1）：

对儿童说：今天我们向小猴子厨师学习，来做巧克力饼干吧。给儿童陶泥，让其用手掌按压成圆饼状，然后用手指头将准备好的小豆子按压在饼干上，练习手指按压。也可以双手按压擀面杖，将陶泥擀成圆饼状，丰富游戏环节。康复治疗师／家长可自主设

置"做饼干"的个数以增加游戏难度。

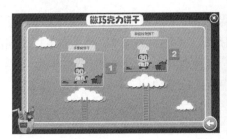

图 7-2-1　"做巧克力饼干"游戏界面

7. 推拉

推拉玩具车：用手将小玩具车推向前方、左边、右边；将不同方向的物品拉向自己。例如，将玩具车上系一根绳子，放在儿童伸手才能够得着的前方，让其拿绳子一端，将车子拉向自己。注意推拉的过程中肩周关节的屈伸，防止躯干前后移动代偿。

推球走：能够单手、双手交替推着大球向前走。

推车：独自推手推车或购物车。例如，让儿童推玩具购物车在模拟超市购物，将需要购买的物品放入购物车，然后继续推购物车向前走。

8. 打开

打开瓶盖：打开不同形状和规则的瓶盖。

打开书：一次一页地翻开软纸书。例如，按从硬纸书到软纸书的难易顺序开始练习，从一次多页到一次一页地翻开书。

打开夹子：用前两指或三指，打开晾衣架上的夹子；将夹子夹在纸板上。例如，让儿童进行"晾衣服"游戏。

"晾衣服"游戏（图 7-2-2）：

对儿童说：我们和小猴子一起晾衣服吧，认真看小猴子怎么操作哦。给儿童小夹子（松紧度可根据儿童情况进行调节），让其夹在衣服上。康复治疗师 / 家长可自主设置夹夹子的个数以增加游戏难度。

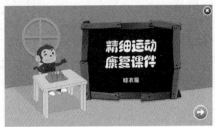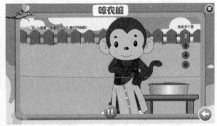

图 7-2-2　"晾衣服"游戏界面

9. 叠放

叠高积木：套叠套杯、叠高 10 个以上的积木。可让儿童进行"建高楼"游戏强化叠放物品的能力。

"建高楼"游戏（图 7-2-3）：

对儿童说：今天我们和小猴子比一比，谁建的楼比较高。给儿童不同颜色的积木，让儿童尽可能地叠高，可以根据儿童情况变换单手、双手建高楼。康复治疗师 / 家长可自主设置叠积木的个数以增加游戏难度。

课件
"建高楼"
游戏

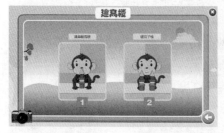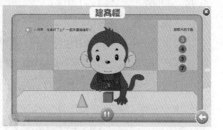

图 7-2-3　"建高楼"游戏界面

10. 拔插

单手拔插：将木钉 / 钢钉从钉板中拔出来，且能够插进去。可让儿童玩"拔萝卜"游戏。

双手配合拔插：能双手配合将笔帽拔下来，且能够插进去；能将卡在一起的雪花片拔下来，且能够插进去。

"拔萝卜"游戏（图 7-2-4）：

对儿童说：我们和小猴子一起拔萝卜吧，看谁拔得最多。给儿童木钉板或拔萝卜的道具，让其尽力拔出来，可以用一只手，也可以用两只手。康复治疗师 / 家长可自主设置"拔萝卜"的个数以增加游戏难度。

课件
"拔萝卜"
游戏

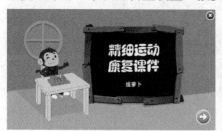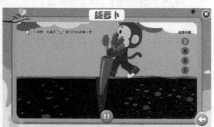

图 7-2-4　"拔萝卜"游戏界面

二、手部操作技巧训练

实际年龄或运动年龄在 2—4 岁的儿童，应以手部操作技巧训练为主，包括双手配合运用，手眼协调、双手交替，手指灵活性，手部力量训练等操作物件能力，给予能锻炼到这些能力的游戏活动安排。另外，该部分的训练注重向日常生活的转化，基础训练后可尝试让儿童进行生活自理项目的训练。

（一）双手配合运用

1. 双手同向运动

双手同向搓：双手手指伸展，将面团/橡皮泥在面板上搓成长条状，做成"面条"。可让儿童玩"做面条"游戏强化训练。

"做面条"游戏（图7-2-5）：

对儿童说：我们和小猴子一起做面条吧。给儿童橡皮泥或陶泥，让其双手手指伸展，前后方向将橡皮泥或陶泥搓成条状。康复治疗师/家长可自主设置做面条的根数以增加游戏难度。

课件
"做面条"
游戏

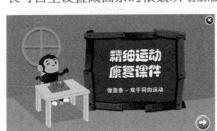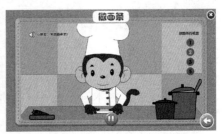

图 7-2-5　"做面条"游戏界面

双手捧雪花片：把成堆的雪花片用双手捧起来，放在篮子里。

穿袜子：双手拉袜子口的两端，将袜子穿在脚上。

2. 双手反向运动

双手反向搓：双手伸展，掌心相对反向搓，将面团/橡皮泥搓成长条状。

撕纸：双手的前三指捏纸的一边，一只手向前，一只手向后的方向用力将纸撕开。

拧毛巾：两手反方向旋转将毛巾拧干。

3. 一手固定，一手操作

拧螺丝：一手固定螺丝板，另一手将螺丝帽拧下来。

吃饭：一手固定碗，一手拿勺子模拟吃饭。

上玩具发条：一手固定玩具本身，一手拧发条。

（二）手眼协调、双手交替

1. 手眼协调意识训练

和儿童玩游戏时，时刻关注儿童是否注视手中的物品和双手的动作，及时给予儿童注意看着手的提示。

2. 简单手眼协调

插木钉：一手拿木钉，一手扶木钉板，准确地将木钉插入木钉板中。

形状对对碰：将不同形状的形状块准确地放在形状板相应的洞内。

穿珠子：首先练习一手拿竹签，一手将糖葫芦大小的珠子穿到竹签上，模仿做糖葫芦。然后再练习一手拿绳子，一手拿珠子，将绳子穿进珠子后，改换原来拿绳子的手拿珠子，另一手拿绳子，将珠子穿进绳子中，手眼协调的同时，注重双手交替，为扣扣子做准备。可让儿童玩"做糖葫芦"游戏和"制作项链"游戏进行自主运动强化训练。

"做糖葫芦"游戏（图7-2-6）：

对儿童说：我们和小猴子一起做糖葫芦吧。康复治疗师/家长可自主设置穿珠子的个数以增加游戏难度。

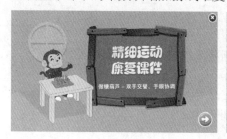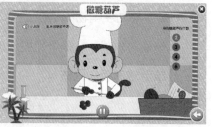

图7-2-6　"做糖葫芦"游戏界面

"制作项链"游戏（图7-2-7）：对儿童说：我们和小猴子一起制作项链送给妈妈吧。康复治疗师/家长可自主设置穿珠子的个数以增加游戏难度。

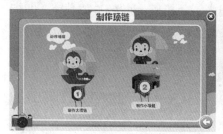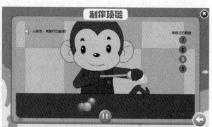

图7-2-7　"制作项链"游戏界面

3. 复杂手眼协调、双手交替

扣扣子：两手分别拿一对按扣的两半，双手配合将其扣在一起；将带扣子的衣服放在桌子上，儿童练习扣扣子，并练习解开扣子；将带扣

课件
"做糖葫芦"
游戏

课件
"制作项链"
游戏

子的衣服穿身上，练习解开扣子和系上扣子。

穿鞋带：将鞋带依次穿入鞋带孔中（模拟鞋孔板，再换成真实的鞋子）。

系鞋带：双手配合系鞋带。可采取将两根鞋带挽成两个兔耳朵，然后交叉系鞋带。也可以采取先系好一根鞋带，再系另外一根鞋带的形式完成系鞋带。可让儿童玩"系鞋带"游戏进行自主运动强化训练。

"系鞋带"游戏（图7-2-8）：

对儿童说：我们和小猴子比赛系鞋带吧。康复治疗师/家长可自主设置系鞋带的个数以增加游戏难度。

课件
"系鞋带"
游戏

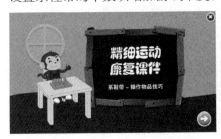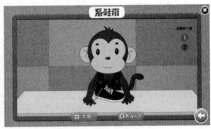

图7-2-8　**"系鞋带"游戏界面**

（三）手指灵活性

1. 单手移动手中物体

手握笔的一端，一只手完成逐渐将笔的另一端移动至手掌中。

2. 单手转动手中物体

将笔或物品在一只手的手指之间转动。

3. 单手推动手中物体

用一只手的拇指，将放在该手掌的笔/硬币推至四指尖。

4. 手指分离运动

课件
"小小
玩偶舞"
游戏

一只手的五个手指头，逐个伸出来、合起来、伸1—5的数字、四指头分别与拇指对指、相邻两指将钢钉夹起来等。可让儿童玩"小小玩偶舞"游戏进行自主运动强化训练。

"小小玩偶舞"游戏（图7-2-9）：

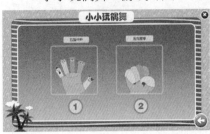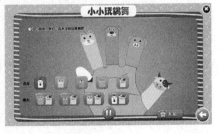

图7-2-9　**"小小玩偶舞"游戏界面**

对儿童说：我们和小猴子比赛，看谁的手指头跳舞更好看。准备手指玩偶套在儿童的十个手指头上，听指令伸出不同的小动物来和大家打招呼，还可以玩小动物之间互相碰一碰的游戏。康复治疗师/家长可自主设置一次单指、一次双指的顺序以增加游戏难度。

（四）手部力量训练

1. 肩周力量训练

双肩外展：抵抗一定阻力进行肩关节的外展动作。例如，身体正中位（坐或站），双肩外展 90° 打开，坚持时间从 5—30 s 逐渐增加；双手提小桶，重复以上动作，逐渐往桶内装物品增加小桶重量。

双肩前屈：抵抗一定阻力进行肩关节的前屈动作。例如，双手向前平伸 90° 打开，坚持时间从 5—30 s 逐渐增加；双手提小桶，重复以上动作，逐渐往桶内装物品增加小桶重量。可让儿童玩"大力士"游戏和"我是钓鱼小达人"游戏进行自主运动强化训练。

课件
"大力士"
游戏

"大力士"游戏（图 7-2-10）：

对儿童说：我们和小猴子比赛，看谁是大力士！双手拿哑铃或体操棒或小桶，向前平举坚持住。或者从平举运动到上举过头。康复治疗师/家长可自主设置举的时间以增加游戏难度。

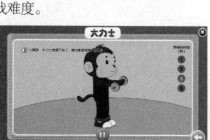

图 7-2-10 "大力士"游戏界面

"我是钓鱼小达人"游戏（图 7-2-11）：

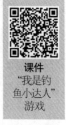

课件
"我是钓鱼小达人"
游戏

对儿童说：我们和小猴子比赛，看谁钓的鱼多。给儿童钓鱼玩具，让其在肩关节前屈姿势下进行钓鱼游戏。康复治疗师/家长可自主设置钓鱼的数量以增加游戏难度。

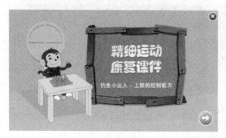
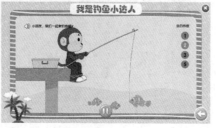

图 7-2-11 "我是钓鱼小达人"游戏界面

2. 肘周力量训练

肘关节屈伸：抵抗一定阻力进行肘关节的屈伸动作。例如，拿哑铃进行肘关节屈伸的训练。

前臂旋前、旋后：抵抗一定的阻力进行前臂旋前和旋后动作。可让儿童玩"倒水"游戏进行自主运动强化训练。

"倒水"游戏（图7-2-12）：

对儿童说：我们来向小猴子学习怎么倒水吧。双手各拿一个纸杯，右手的杯子里装一些珠子，将珠子倒入左手的空杯子里，双手交替玩。双手各拿一个纸杯，右手的杯子里装一些珠子，两前臂交叉，右前臂旋后，将珠子倒入左手的空杯子里，双手交替玩。康复治疗师/家长可自主设置倒水的次数以增加游戏难度。

课件
"倒水"
游戏

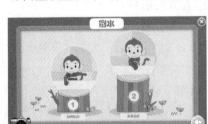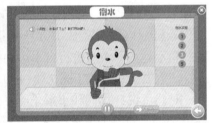

图 7-2-12 　"倒水"游戏界面

3. 腕周力量训练

屈腕力量训练：抵抗一定阻力进行腕关节掌屈的动作。例如，前臂不动，进行腕关节屈曲的抗阻训练。

伸腕力量训练：抵抗一定阻力进行腕背伸的动作。例如，前臂不动，进行腕关节伸展的抗阻训练。

腕部和前臂旋转：抵抗一定阻力进行腕部和前臂旋转的动作。例如，康复治疗师和儿童面对面进行掰手腕，提醒儿童前臂和手腕用力。或让儿童用手腕部用力转动皮球，可让儿童玩"彩虹球"游戏。

"彩虹球"游戏（图7-2-13）：

对儿童说：我们和小猴子比赛，看谁能把彩虹球转得又快又好。

课件
"彩虹球"
游戏

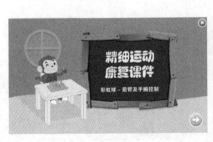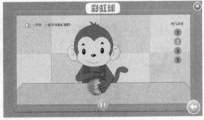

图 7-2-13 　"彩虹球"游戏界面

将皮球放在桌子上，让儿童用一只手五指伸开扣在球上，通过手腕转动将球转起来。康复治疗师／家长可自主设置转球的次数以增加游戏难度。

三、书写及使用工具训练

实际年龄或运动年龄 5—6 岁为学前预备期。此时，儿童手部功能的发展已较为成熟，上肢的协调、精细的手眼协调、手指操作的灵活性、适当的手指力度控制、基本的空间概念等能力已经具备，这一阶段主要进行执笔书写、使用文具及操作学习用品等的训练，为升读小学做好适当的准备。训练内容包括握笔模式、书写技巧以及使用文具等。

（一）握笔模式

儿童握笔模式的建立，从掌心握笔、随意手指握笔，到前三指静态握笔，最终发展为成熟的前三指动态握笔模式。掌心握笔是拇指朝上，用全手掌握笔，在纸上乱涂乱画。随意手指握笔是随意用前四指或两指夹住笔，在纸上涂色。前三指静态握笔是用前三指握笔，但写字时前三指不动，靠手腕和前臂的移动来写字，写的字比较大，左右偏旁部首离得比较远。前三指动态握笔模式是用前三指握笔，靠前三指的微微运动来写字，对前三指的精细控制要求比较高，可通过以下步骤练习前三指动态握笔模式。

1. 前三指捏珠子

用后两指空握拳，前三指捏不同大小的珠子。如果后两指不能空握拳，可放软棉花球在后两指与掌部之间，让儿童握着，用前三指捏珠子。

2. 前三指协调运动

后两指空握拳，前三指用力将橡皮圈／橡皮泥撑开，前三指握笔前后移动等。

3. 前三指握笔姿势

用比较粗的笔，用拇指和食指的指腹握笔，同时笔抵靠在中指远端指间关节上，笔的上端靠在拇指和食指之间进行写字。根据儿童掌握的情况，逐渐变换笔的粗细。

4. 前三指动态握笔模式

前三指握笔姿势，先进行简单的连线、简单的字体等让儿童练习书写，注重前三指的运动。

（二）书写技巧

1. 书写简单线条

模拟画简单线条（"｜""—""／""＼""＋"）。

2. 书写简单图形

模拟画简单图形（"○""□""△"）。

3. 书写简单数字

书写 1—10 的简单数字。

4. 涂色

将不同颜色涂在不同色块卡中，不超过色块边界。

5. 书写简单汉字

模拟书写"大""小""天""田"等简单汉字，再逐渐过渡到有偏旁部首的汉字。

6. 书写复杂图形

能够模拟画一些相对复杂的图形，如各种小动物。

7. 书写控制训练

能够将汉字写在田字格里面，不超出田字格边界；能够在 0.5 cm 宽的线内画直线，不超过粗线的上下缘。

以上书写技巧训练时，强调建立前三指动态握笔模式。

（三）使用文具

1. 橡皮的使用

进行一手固定纸，一手拿橡皮将铅笔字擦干净的训练。

2. 小刀的使用

拿木头刀将玩具水果切开，拿金属小刀将条状的橡皮泥切开，使用金属小刀削铅笔。

3. 胶水的使用

将胶水涂在小贴纸上，然后将贴纸贴在纸板相应的位置。

4. 使用剪刀

使用安全剪刀随意剪纸的任何一个部位，使用安全剪刀将一张纸剪成两半，使用金属剪刀沿着纸上的直线剪，使用金属剪刀将画在纸上的正方形、圆形剪下来。进行使用剪刀训练时，首先要示范手如何握持剪刀，让儿童清楚操作流程。

5. 手工折纸

将纸对折 2 次成正方形；将正方形沿对角线对折成三角形；将一张纸折成一个圆筒，并把相接的边缘粘在一起。

6. 使用铅笔刀

练习使用各种类型的铅笔刀。

第八章

8

儿童感觉统合能力的康复训练

感觉统合是指大脑对个体从视、听、触、嗅、前庭等不同感觉通路输入的感觉信息进行选择、解释、联系和抑制的神经心理过程，是个体进行日常生活、学习和工作的基础。感觉统合能力比任何一个单一的感觉都更为高级和复杂，这种能力在婴幼儿期就已经开始发展，且与儿童日后的学习能力紧密相关。感觉统合的理论与实践已经经过几十年的发展，感觉统合能力的康复训练在世界各国也在持续深入开展。

概　　述

　　儿童的大脑是一部处理感觉和运动信息的机器，它们可以辨认自己身体及以外的客观世界。在感受世界、完成各种活动时往往不是凭借某个感觉系统可以实现，需要多个感觉系统在中枢的合理调配下进行才能完成，此过程称为感觉统合，它是个体生存与发展的基础能力，是人类与生俱来的本能。但是，感觉统合能力的发展水平受后天发展环境影响，若感觉统合能力发展不良，就会造成感觉统合失调的现象。感觉统合理论和实践经过多年的发展已经较为成熟，在儿童教育教学和康复训练中得到了广泛应用。

一、感觉系统的功能组成

　　感觉系统的组成与功能在感觉统合中占有重要地位。感觉系统由视觉系统、听觉系统、嗅觉系统、味觉系统、触觉系统、前庭觉系统和本体觉系统所组成，每一个系统都有各自的构造和功能。其中，视觉、听觉、触觉、前庭觉和本体觉五大系统与运动功能密切相关。

（一）视觉系统

　　光线进入眼睛后，会经由角膜、瞳孔，再透过晶状体等结构，落于视网膜上。视网膜是接收视觉信息刺激的第一站，包含以下几种细胞：锥状细胞和杆状细胞，水平细胞和无轴突细胞，双极细胞和节细胞。这些视觉结构有助于视觉系统聚焦视觉，及时处理视觉信息。

　　儿童接受视觉刺激后，会利用自身的认知历程去赋予该视觉刺激特定的意义，学会辨认物体、面孔，并学会语言和文字，此称为视知觉（visual perception）。与儿童的感觉统合相关的视知觉包括视觉注意力（visual attention）、视觉记忆力（visual memory）、视觉辨别力（visual discrimination）和视觉想象力（visual imagery），儿童的动作技巧、姿势控制、协调性和移动能力，这些都会受到视觉系统和视知觉功能的重要影响。

（二）听觉系统

听觉系统由外耳、中耳和内耳三部分构成。外耳包括耳郭、耳道和鼓膜；中耳有三块听小骨，分别是锤骨、砧骨和镫骨，这三块听小骨连在一起形成听骨链；内耳的形状像一个螺旋状的蜗牛，而且充满液体，一般称为耳蜗。

听觉系统经由两条主要的神经路径将讯号传至大脑：一条是核心路径，主要是快速且精确地传递声音；而另一条是带状路径，与双耳声音的整合有关。而在这些神经路径中也有许多反馈路径，可让儿童对突然的声音产生惊吓反应，也可使其做点头反应和针对不同的声音做定位。

（三）触觉系统

触觉系统可分成两个系统，分别是脊髓丘脑前束和脊髓丘脑侧束。脊髓丘脑前束系统与分辨性的触觉有关，包括可以分辨来自两个不同点的触觉刺激（精细动作发展的重要基础）以及可以对压力觉和震动觉二者进行分辨。而脊髓丘脑侧束是一个很广泛的系统，最主要传递的是未分化、保护性的触觉刺激，并且可将感觉刺激传递到边缘系统当中，协助身体去察觉并调节疼痛、温度及粗略性感觉刺激。

在儿童获得足够的语言、动作和认知技巧之前，会强烈依赖触觉与外界产生关系。触觉系统可以帮助儿童去分辨物体的形状、区辨物体的特性，以及建立起良好的手部操作技巧，有助于儿童发展出正常的身体概念及认识身体在空间中的关系。

（四）前庭觉系统

内耳构造包括骨迷路和膜迷路。骨迷路包括了三个部分：前庭（vestibule）、耳蜗（cochlea）和半规管（semicircular canal）。前庭觉系统是内耳中主管头部平衡运动的一组装置，主要由椭圆囊、球囊和三个半规管组成。由于上半规管与后半规管成直角，两者又与水平半规管互成直角，因此对任一方向的旋转运动都易觉察。前庭觉系统主要功能包括潜意识中探测头、身体与地心引力间的关系，建立重力安全感、姿势与平衡反应、视觉空间加工、听觉—语言的加工、稳定情绪等。[①]

（五）本体觉系统

本体觉是指肌、腱、关节等运动器官在不同状态时产生的感觉。因位置较深，又称深部感觉。在本体感觉传导通路中，还传导皮肤的精细触觉（如两点阈和物体的纹理粗细等）。本体觉系统主要涉及躯干和四肢的本体感觉传导通路（属于顶叶功能）。

---

① 陈文德. 感觉统合游戏室：儿童学习障碍与多动症的治疗与矫正 [M]. 北京：九州出版社，2004：27-143.

本体觉系统可分为三个等级：一级，肌肉、肌腱、韧带及关节的位置感觉、运动感觉、负重感觉；二级，前庭的平衡感觉和小脑的运动协调感觉；三级，大脑皮质综合运动感觉。本体觉系统有助于我们察觉整个身体、个别肢体的相对位置及在空间中的位置，察觉动作的方向、速度和大小。[①]

二、感觉统合和感统失调的定义

（一）感觉统合的定义

感觉统合（Sensory Integration，SI）是指将个体身体不同感觉器官（视、听、触、前庭及本体等）各部分的感觉信息输入组合起来，经过大脑统合作用，使身体内外知觉做出正确反应。感觉统合是个体进行日常生活、学习和工作的基础。[②③]

美国南加州大学心理学家、作业治疗师艾尔丝（Jean Ayres）博士于 20 世纪 50 年代开始一系列理论研究，在 1972 年系统地提出了感觉统合理论。20 世纪 70 年代此理论在欧美迅速传播，80 年代引入亚洲，90 年代中后期引入我国内地。艾尔丝博士终生致力于特殊儿童康复事业，把感觉统合训练应用于特殊儿童的康复与训练中，目前感觉统合训练已经为各国教育界广泛应用。感觉统合是一个复杂的信息加工过程，在实际运用中，感觉统合训练有一套相对独立的训练方法，它是运用感觉统合的基本原理和器械训练，让儿童在游戏和活动中，通过多种感觉刺激，充分训练和拓展其感觉统合能力。

大脑是一部处理各种感觉刺激的机器，它对机体收集的感觉信息进行统一的加工处理，并做出正确决策，发出组织和计划行为，从而使整个机体和谐有效的运作，由此个体可以获得自己的身体及其周围的环境信息。儿童的行为表现就是大脑功能的反射，我们可以通过观察儿童的外显行为，去推测其大脑功能，因此感觉统合理论又被称为大脑—行为理论。感觉统合功能失调的儿童可能具有健全的骨骼肌肉系统，但部分儿童在一般的动作（吃饭、穿衣、写字和游戏等）发展方面经常表现得较笨拙，发育迟缓，一些简单的日常活动无法独立完成。部分儿童在入学前各方面的发展均正常，但在入学后出现了许多问题，包括在学校的学习、游戏活动和与人相处等方面，甚至在日常生活上都可能遇到问题，影响学业成绩和日常生活质量。

（二）儿童感觉统合失调的定义

感觉统合失调（Sensory Integration Dysfunction，SID）是指儿童中枢神经系统不能有效地整合各种感觉信息，从而导致儿童产生一系列的行为问题，影响注意力、记忆力、语言表达能力和人际交往。主要表现为前庭觉、本体觉、触觉、味觉、嗅觉、听觉及视觉失调等问题，导致产生学习、专注力、姿势控制、小肌肉协调、情绪、生活功能等多

① 黄保法.感觉统合与儿童成长 [M].上海：少年儿童出版社，2006：14-20.
② 杨霞，叶蓉.儿童感觉统合训练实用手册 [M].上海：第二军医大学出版社，2007：3-6.
③ 汤盛钦.特殊儿童康复与训练 [M].大连：辽宁师范大学出版社，2002：128.

方面的功能障碍，严重影响儿童的学习和生活，易导致儿童因持久的学习困难、行为问题、低自尊心和不能很好地融入集体活动中而产生人际交往障碍。如不能得到及时治疗，将妨碍儿童正常的成长教育，严重影响其生活质量。[①]

近年来研究表明，儿童感觉统合失调患病率为 10%—30%，儿童感觉统合失调的发生率普遍呈逐年上升趋势，而且中小城市相对于大城市儿童感觉统合失调的发生率要小。在我国，尤其是大城市，儿童感觉统合失调的患病率不断增长。这也可以推测出其与现代儿童的生活模式息息相关，已成为一种"时代病"。

三、儿童感觉统合能力的发展

儿童利用自身不同感觉，把内外世界的众多感觉刺激借助感觉统合功能传递到脑中，做出适宜的反应并顺利进行各类活动。因此，感觉统合功能是儿童学习、适应以及具有积极情绪体验的基础，对儿童的生活与发展有极其重要的影响。

（一）影响儿童感觉统合能力的因素

儿童感觉统合能力的发展水平受中枢神经系统、环境刺激和刺激反馈等三个基本因素的影响，尤其是中枢神经系统对感觉统合能力的发展起关键作用。

1. 中枢神经系统

神经系统的主要部分由左、右两个脑半球组成。脊髓、脑干、小脑以及大脑半球运用接收器收集输入的感觉刺激，产生认知，并产生身体姿势、动作及计划，协调动作、情绪、思维、记忆以及学习。神经系统中 80% 以上涉及处理或组织感觉刺激输入，它也是一部感觉处理器。神经系统的发展表现为连续性和阶段性，不同时期有其不同能力的发育关键期，未能把握住关键期就有可能导致该能力发育迟缓，因此人体感觉统合能力的发展与神经系统的发育水平密切相关。

2. 环境刺激

丰富的环境刺激对于儿童感觉统合能力的发展产生了重要的影响，儿童感觉统合能力的发展是个体持续与环境相互作用的结果。儿童只有在环境中接受大量感觉刺激，各感觉系统功能才能得到正常的发展。儿童由于生理和生活范围的局限，能够接触的环境刺激总是有限的，所以需要家长尽可能多地为儿童创造丰富的环境刺激，使其有更多的途径与他人和外界环境进行充分的交往与互动，为他们提供适合的、丰富的环境刺激和安全、温暖的家庭氛围，使其积极主动地探索外部环境，促进中枢神经系统的完善，充分发挥中枢神经系统的感觉统合作用。

---

① 王和平. 特殊儿童的感觉统合训练 [M]. 北京：北京大学出版社，2011：9-10.

3. 刺激反馈

感觉统合具有连续性，包括感觉刺激的接收、识别，感觉信息的调节、整合，中枢神经系统做出适宜的回应等步骤。儿童与环境接触，在感觉统合的基础上做出行为反应后，中枢神经系统会对行为反应做出反馈，以便为下一次反应做参考。反馈来自于内部和外部两个方面，内部反馈主要是自身感觉动作的体验，外部反馈是来自他人的回应。正确或适当的反馈刺激，可以给儿童带来愉悦感，增强儿童对于各种感觉刺激的整合力，有利于儿童下一次做出更有效的反应，从而促进儿童感觉统合能力进一步发展。

（二）儿童感觉统合能力发展的阶段

人体的感觉统合能力是与生俱来的，在成年前随着年龄的增长不断提高，从单纯的感觉刺激发展到脑干的初级感觉统合，即身体的协调性、手眼协调性、注意力集中、情绪稳定以及有意识活动，进一步发展到大脑皮质的高级感觉统合，即注意力、组织能力、自我控制、概括推理能力和学习能力，从而形成高级行为模式，对事物产生一个全面、完整的认识，调整机体各个部位去完成各项更为复杂的学习活动。

个体感觉统合能力发展具有连续性和阶段性的特点，感觉统合同时又与人体神经系统发育相互一致，根据神经发育的特点，可以将儿童感觉统合能力发展大致分为三个阶段，分别是初级感觉统合阶段、中级感觉统合阶段和高级感觉统合阶段。

1. 初级感觉统合阶段

初级感觉统合阶段是指儿童从出生至 3 岁间。此阶段儿童脑细胞长出许多突起，分出侧枝，形成专用的神经通道，多种感觉神经整合形成知觉，各个感觉领域的基本能力得到初步发展，具备与外界进行相互感觉、知觉、认知、语言和社交沟通等基本能力。

2. 中级感觉统合阶段

中级感觉统合阶段是指儿童从 3 岁至 6 岁间。此阶段儿童脑重突增，侧枝的分支增多，神经通路随感觉整合而增多，使大脑发育成熟并建立联系。各种外界感觉信息刺激大脑，儿童的触觉、视觉、听觉、本体觉和前庭觉等经整合训练后，产生注意力、记忆力，形成对事物的认知评价和学习经验，表现为意志力、运动协调、手眼协调等能力，能通过意志控制自己的行为，进行有目的的运动，并具有语言能力。总之，3 岁至 6 岁是儿童语言、智力、个性形成、发展的关键期，而这些能力的获得和发展都是感觉统合和学习训练的结果。

3. 高级感觉统合阶段

高级感觉统合阶段是指儿童从 6 岁至 15 岁间。此阶段经感觉统合能力发展后的心理、行为反应已比较复杂，表现为注意力能较长时间地集中，记忆力和意志力增强，自我控制情绪与行为的能力提升，阅读、书写、计算、音乐、绘画、语言表达等学习能力显著提高，逻辑思维形成。经感觉统合，左、右大脑半球的功能出现明显单侧化，大脑各功能区信息加工及整合能力显著变化。

（三）感觉统合能力对儿童发展的影响

感觉统合能力发展是儿童必须经历的成长过程,是儿童对各种感觉系统刺激的接收、调节、组合、运用的过程,体现在动作能力、情绪调节和日常行为中,感觉统合发展极大地影响大脑功能发展,必然也会影响儿童的行为与活动。因此,感觉统合能力发展是儿童整体发展的重要基础。

1.影响儿童的日常行为表现

感觉统合是儿童各种能力发展的基础,影响儿童在姿势动作能力、认知学习能力、沟通表达与情绪调节能力、注意力与冲动行为方面的控制。当儿童出现不合宜的行为时,如无法静坐、哭闹、过度偏食或挑食等,可能是感觉统合能力发展不良所导致。

2.影响儿童身心健康

感觉统合作为个体的基本神经心理活动过程,对个体的身体和心理健康状态产生直接影响。良好的感觉统合能力可确保儿童有效获取信息,产生积极的情感体验,也更加能激发儿童去面对富有挑战、难度较大的活动,促进儿童感觉统合能力和学习能力的不断发展和提高。

3.影响儿童的情绪

儿童可以通过感觉统合游戏和运动获得极大的乐趣,这些感觉刺激可带来愉快、正向、积极的情绪,引发兴趣,促进感觉统合能力发展,能够增进儿童快乐成长。

四、感觉统合的理论假设

（一）假设一：中枢神经系统有可塑性

可塑性指的是大脑结构具有改变的能力。由于中枢神经系统具有可塑性,感觉统合理论发展而来的介入治疗法能促进大脑功能的发展与完善。临床经验发现,感觉统合发展的关键期为3—7岁,年纪较大的儿童及成人也有显著改变的潜能。此外,实验性脑部研究指出脑的可塑性可持续到成人时期,甚至可能终生皆有发展。

（二）假设二：感觉统合的持续发展

感觉统合发展与动作发展存在一些差别,其一般不具有非常清楚的里程碑（如"七坐八爬"等）,但每一个阶段的发展都是在为下一阶段感觉统合能力的发展打基础,且当感觉统合障碍发生时,正常发展会被中断。

（三）假设三：大脑功能运作具有整体性

大脑的功能呈阶层式排列，同时也强调大脑的功能运作具有整体性。尽管感觉统合的主要区域是在下皮质（脑干和下视丘），但后续研究表明大脑的许多区域也同时参与感觉统合的工作。

（四）假设四：适应性互动与感觉统合发展密切相关

适应性互动代表个体环境改变时可以进行自我调整，以此来顺应环境。感觉统合的其中一个假设为适应性互动能够提升感觉统合，而此种促进适应性互动的能力也反映出感觉统合功能。

当确认所采取的行动是成功的，儿童就会从过去的经验中学习。对成功的认识来自其所受到的反馈，产物反馈及结果反馈塑造神经模式，神经模式成为计划更复杂的行为基础。若儿童能做出复杂度提升的动作，就表明新的神经系统模式已经发展。

（五）假设五：透过参与感觉动作活动能够发展感觉统合的内在驱力

儿童能够通过内在驱力促进其主动参与各种感觉统合活动，以此来发展他们的感觉统合能力，因此当儿童对一般的活动总是缺乏兴趣、不敢去尝试新的事物时，就要进一步推测其是否有感觉统合的问题。

五、感觉统合失调的成因

感觉统合失调是造成儿童学习困难、行为障碍、情绪异常的主要原因之一，直接关系到儿童的学习能力和心理健康，给家庭和社会带来沉重的负担。目前，感觉统合失调发病机制研究尚不明确，但相关研究表明可能与多种因素有关，生物、教育、环境等因素都可能引起脑功能障碍，从而造成感觉统合失调。

（一）生物因素

儿童感觉统合失调与个体诸多生物因素存在密切关系，主要表现为遗传因素、脑功能失调或损伤、儿童代谢异常。

1. 遗传因素

儿童的视觉、听觉、触觉、前庭觉和本体觉等感官的结构完整性和功能的正常状态，以及各感觉系统之间在功能上的协调统一都与遗传物质密切相关。一般来说，儿童的各类感官障碍是先天遗传因素和后天环境因素相互作用的结果。先天遗传因素决定感官障碍发生的诱因，后天环境因素影响感官障碍的类型及程度。从遗传学角度看，影响中枢神经系统功能的物质的改变都很可能导致感觉统合失调，部分儿童感官障碍可能是由于其自身或父母的遗传因素对其本身不利，导致后天环境因素诱发感官障碍。

目前，学者对于儿童感觉统合失调的遗传因素相关研究极少，且相关研究人员也未确切发现感觉统合失调遗传物质的存在，但从各类感觉统合失调儿童外部动作表现的行为特征来看，感觉统合失调可能存在一定的遗传学机制。儿童感觉统合失调表现为个体内外多器官机能同步化程度较低，其遗传因素研究非常复杂，未来需要继续探索。

2. 脑功能失调或损伤

儿童成长过程中，诸多环节可能导致其脑功能失调或损伤情况的发生，诱发儿童产生感觉统合失调问题。这些潜在因素主要包括孕妇妊娠不利、分娩不良和儿童早期发育不利等。

孕妇妊娠期间的不利因素主要有严重的妊娠反应、下腹痛、先兆流产、病毒感染、孕期并发症（如高血压、水肿、蛋白尿、糖尿病、心脏病等）。孕期使用对胎儿有不良影响的药物，情绪不稳定、过分劳累或过分静养导致胎位不良，将影响胎儿平衡能力发育，导致胎儿重力感发育不充分。母亲在孕期吸烟、酗酒、喝浓茶和浓咖啡等会引起胎盘血管萎缩，导致胎儿的营养摄入不足，从而影响胎儿大脑神经系统发育，造成胎儿感觉发育不良，这些都是导致儿童感觉统合失调的重要因素。

早产、剖宫产、非正常出生体质量的婴儿由于出生时受产道挤压不充分而导致出生后触觉等多方面的发育不良。曾有研究表明，剖宫产出生的胎儿感觉统合失调发病率为45.0%，自然分娩胎儿感觉统合失调发病率为2.5%，二者差异极大，这也充分说明分娩不良对儿童感觉统合能力的不利影响。

3. 儿童代谢异常

新生儿及儿童发育早期的营养物质供给、激素及代谢的异常会影响其感觉统合能力的发展。

儿童处于成长期，大脑的生长发育需较多蛋白质，摄入过多或不足都可能导致儿童的大脑发育异常。大脑工作的能量主要依赖葡萄糖，糖类摄入少容易引发低血糖，直接影响大脑工作状态；摄入过多也不利于脑工作，会使儿童处于抑制状态，学习活动易疲劳。脂肪摄入过多会给儿童带来很多负面影响，如活动不便、心血管负担过重、易于疲劳、学习效率低下等。除了三大营养物质对儿童的生长发育存在较大影响外，微量元素和维生素对儿童的发育也至关重要，它们主要参与个体正常生理生化代谢过程或营养物质的吸收与合成。因此，这些营养物质供给异常都将成为儿童感觉统合能力失调的直接诱因。

激素是机体对个体内外活动进行调节的物质，主要由全身的多种内分泌器官产生，可对个体代谢进行广泛持久的调节。激素对个体的成长发育影响是多方面的，如甲状腺激素分泌不足时，可能导致儿童做事缺乏激情、精神萎靡、学习效率低下甚至影响身体和智力发育等重大问题，同时也会伴随着对儿童感觉统合能力发展的影响。

（二）教育因素

在儿童生长发育过程中，成长背景等教育环境对其感觉统合能力的发展至关重要，也是一类无法忽视的重要因素。儿童出生后0—6岁内是个体基础能力的快速发展时期，同时也是感觉统合能力发展的关键时期，教育是其中的关键因素，符合儿童生长发展特点的教育方式对儿童健康成长至关重要。

1. 家庭教育因素

随着城市化不断加快，儿童成长发育的环境受到限制，生活空间狭小，接触或使用的物品有限，易导致儿童出现感觉钝化现象。

由于家长教育能力的不足，儿童本应该拥有的感知运动活动被剥夺，违反了儿童成长的规律，直接导致儿童感觉统合失调及相关问题，使得儿童感觉统合能力发展不足。部分家长过度保护儿童，儿童的事件不论大小都参与其中，儿童长期缺乏多方面感觉信息刺激，缺乏应对各种问题的能力，导致儿童感觉系统之间的信息缺乏有效的整合，出现不同程度的感觉统合失调；还有部分家长因工作繁忙，未尽家长教育责任，将儿童托付于亲属、保姆或电视、电脑等，儿童生长发育期缺乏充分的感知运动，感觉统合能力未得到充分发展，导致儿童出现感觉统合能力失调或其他问题。

爬行是儿童发育的重要阶段，被视为儿童发育水平的重要标志，是儿童将多种器官组织起来协调、运作和完成综合活动的基本途径。爬行在儿童发育早期持续时间较长，一般婴儿从7个月时开始，直到2周岁都能很好地协调爬行，2—3周岁时爬行仍然是儿童喜欢的运动形式。儿童早期爬行不足，可能导致其成长过程中学习困难、注意力缺乏、多动冲动、情绪行为异常以及人际关系不和谐等多方面的不良现象，会对儿童的基本感知运动、认知、言语等发展有着较多不利影响，对儿童感觉统合能力的发展影响极其明显。

2. 学校教育因素

在儿童生长发育期间，学校是其活动的重要成长场所，学校教育因素对儿童、儿童家庭和社会的影响至关重要。目前，我国的学校教育中的确存在着一些不适合儿童发展的情况，容易导致儿童出现感觉统合能力失调及其他身心异常的现象。

当代社会背景和教育环境下，部分学校学科设置失衡，音、体、美、劳等课程被忽视，这种情况在学前教育中较为突显，一直持续到各个教育学习阶段，学生的发育水平、兴趣爱好以及个性品质的独特性被忽视，造成儿童的心理、行为以及身体综合素质低下，对儿童身心健康发展非常不利。

学前教育和小学教育阶段是儿童感觉统合能力发展的重要时期，教师教育技能的缺陷一定程度上成为儿童感觉统合失调的重要因素之一。教师教育技能的缺陷，一方面，可能会使本该正常发育的儿童出现异常问题；另一方面，由于对儿童出现的异常问题缺乏有效的解决办法，也有可能导致儿童感觉统合失调等问题行为得不到矫治甚至变得更为严重和复杂。

（三）环境因素

儿童的生长发育依赖于环境，包括自然环境和社会环境两类。不良的环境因素将对儿童的健康发展带来诸多严重的负面影响，同时也是导致儿童感觉统合能力失调及残疾发生的重要因素。

1. 自然环境因素

随着社会工业化高度发展，人们的生活中已离不开工业化药品，并时常经受着化学品带来的影响。许多疾病年轻化，甚至在儿童时期就会出现，影响儿童的健康生活。主要表现为自然环境的污染、居家环境的污染、食品的污染以及儿童学习用品和玩具的污染等多个方面；孕妇妊娠期间以及婴幼儿生长的早期，噪声、高温、低气压、辐射、光污染等因素都会影响儿童的健康成长，导致儿童成长过程中感觉统合能力失调现象的出现。

2. 社会环境因素

家庭和社区组成了儿童成长的社会环境。随着工业化、城市化、信息化、数字化水平的不断提升，国民的物质生活水平不断改善，同时一些对儿童产生负面影响的因素也应该引起人们的关注。儿童缺少玩伴、不和谐的重组家庭也不利于儿童的发展；社区发展规划和建设严重缺乏对儿童的关注，不同程度弱化了儿童感知觉运动能力，这些都会影响儿童感觉统合能力的发展。

六、感觉统合失调的表现特征

儿童感觉统合失调会表现出多种特征，主要包括躯体运动协调障碍，触觉防御障碍，身体平衡功能障碍，空间知觉障碍以及视觉、听觉、言语语言障碍等方面，集中体现为对刺激不敏感、过分敏感、充耳不闻、视而不见等现象，[①] 可以通过以下一些具体的行为特征表现出来。

（一）活动过度或多动

许多儿童由于感觉统合能力处于低级水平，会有明显的异常表现，他们往往对外界的刺激做出不适宜的反应，不能把自己的心理活动有意识地投向某一指定的活动上，经常显得手脚笨拙、忙乱，尤其是到了一个新的环境或是外界的刺激过多时，由于所接受的各种刺激不能得到适宜的反应，他们会感到焦躁不安、无所适从，并通过一些多余动作表现出来，这些儿童往往有多动症的典型症状。

（二）肌张力低下及动作不协调

儿童在日常生活中身体会维持一定的姿势，在完成各种活动任务时需要全身各个器

---

① 汤盛钦. 特殊儿童康复与训练 [M]. 大连：辽宁师范大学出版社，2002：128.

官协调活动，其肌肉保持一定的肌张力，并有正常的本体感觉、视觉和平衡觉。感觉统合失调儿童在日常生活中与普通儿童相比，肌张力明显不足，外观总显得懒散和虚弱：运动时动作笨拙、不自然，手眼协调性差，不善于做各种需要全身协调的动作；身体平衡性差，不会走直线，经常无故跌倒，跳绳及骑自行车等活动表现极为困难。

（三）视觉感知障碍

视器是儿童获取信息、完成各种活动的重要感觉器官。眼球的运动受大脑神经的直接控制，也会受到前庭和本体感觉的影响。视觉感知活动是在多个系统参与配合下进行的，视觉系统的发育成熟是人体阅读、书写等学习活动以及各种手眼协调活动的基础。若儿童视觉不稳定，不能进行多个方向平稳、流畅的移动，就会导致阅读时遗漏或添加字词、跳行和前后信息不连贯，导致理解错误及学习障碍。视觉感知障碍也是青少年学习能力和学业成就低下的主要原因，是导致感觉统合能力失调的重要诱因。

（四）言语语言障碍

言语语言理解与表达涉及听觉对声音刺激的察知、识别和理解，中枢系统对词语的认知和语义加工，言语运动中枢的神经冲动形成和输出，外周发声器官的协调运动及中枢系统对上述各种环境的反馈调节等。因此，言语语言理解与表达是视觉、听觉、触觉、本体觉及前庭觉的各种感觉系统与言语运动系统之间的整合与协调。感觉统合失调儿童没有听觉器官和言语嗓音构音障碍，却表现为言语语言方面异常。主要包括对声音刺激表现出注意分配不足、专注自己的事情，对他人的言语语言无回应或是只有简单的应答，但无行动；听觉理解不足，经常要求他人重复表达；言语表达不连贯或是找不到合适的词语句子表达内心想法等，这些都是儿童感觉统合能力失调中言语语言障碍的普遍表现。[①]

（五）学习障碍

多数儿童的感觉统合能力失调是由一些未知的神经生理原因造成的，这些儿童在认知过程中表现出一些明显的障碍，知觉动作统合能力也明显比普通儿童发育水平低。感觉统合失调儿童在学习中，各种信息沿传入神经传导至大脑皮层后，很难借助大脑统合作用组合成需要的信息。在数学学习过程中表现最为明显，感觉统合失调儿童在计算中常常表现为忘记进位与错位，完成作业或考试过程中常常出现病句、错行和颠倒顺序，这些可能是由于他们的感觉统合能力失调直接导致了视觉分辨能力和顺序记忆能力不足；由于前庭和机体视觉统合存在问题，导致他们不能形成正确的方向、位置和距离等感觉，从而影响了他们对一些较为复杂的事实的观察与学习，也影响了他们读写等学习能力的掌握。该类儿童唤醒水平低，注意力缺陷，对各种刺激缺乏有效的选择和过滤，

---

① 李林 . 国内小儿脑性瘫痪语言障碍康复的研究现状 [J]. 中国康复理论与实践 ,2009,15（5）：442-444.

难以集中注意力投入到当前的学习中，习惯游离在学习活动边缘。课堂学习中，难以长时间注视老师的讲解或板书，易受室内外各种新异常刺激干扰，并很难再次投入到学习活动中。

（六）行为及组织协调能力障碍

感觉统合失调儿童由于不能很好地对外界各种信息进行统合加工，存在手眼动作协调障碍，与普通儿童相比，在学业和社会适应方面往往会遇到更多的困难，因此在学校生活中有时会显得内向、孤僻和退缩；有的学生过度敏感和易怒，甚至情绪难以控制，导致发生攻击性行为等不良行为。另外，由于中枢神经系统没有形成协调反应的能力，感觉统合失调儿童无法对传输到大脑皮层的各种信息进行有效的统合，他们大多缺乏对各种信息进行协调和组织的能力。

感觉统合失调的评估

感觉统合失调会严重影响儿童在日常生活中的角色定位和活动表现，但同时相关感知觉一些不确定的功能也可能会受到影响。因此，感觉统合失调的评估必须是多方面的，范围涉及儿童本身的功能和日常生活表现及家庭环境和周围居住环境，这些感觉统合失调的评估可由专业的作业治疗师或物理治疗师来完成。

一、访谈与病史了解

按"由上而下"的原则，首先评估儿童在现实生活情境中执行某些日常活动的行为表现，这些可以通过与儿童本身或与家长间的访谈交流来获得，并且可以通过访谈了解儿童的发育史，从而给予进一步的精准评估。例如，了解儿童在不同年龄应达到的动作里程碑（爬、坐、走等），如果儿童在复杂的活动上有困难（骑车、穿珠子等），就可以选择做动作计划的评估，同时包含感觉统合及运用能力的测试。

访谈对象通常是比较了解儿童状况者，包括父母或学校老师等。通过与他们会谈，康复治疗师可以获得许多重要的信息。因此，当他们开始谈到儿童存在感觉统合问题和困难时，便是评估的开始；接着康复治疗师可以进一步去确认儿童现阶段存在的问题，以及这些问题是否由感觉统合失调所造成，并利用临床推理技能去评估诊断。通常情况下，儿童的行为表现并不是特别典型，因此还需配合其他的评估方式以获得最科学的评估。

此外，父母可以告诉康复治疗师该儿童的发展史，从部分成长发育信息中可看出儿童是否有感觉统合功能异常的早期征兆。例如，父母说儿童从小学习穿衣服、画图等活动总是比较慢，那么我们可以合理推测其可能存在日常操作能力障碍的问题。而通过与家长或老师的访谈，也可以让康复治疗师了解造成儿童问题行为的真正原因，例如儿童上课不专心或情绪不稳定其实是由转学等其他原因造成的，而非感觉统合能力失调异常所导致。

二、观察

按"由上而下"的原则，除了通过与儿童本身及家长的访谈及病史了解外，还可以通过在会谈过程、日常生活或者临床接触儿童中进行观察，来了解儿童的感觉统合能力发展状况。观察可分为非正式观察、非正式临床观察及正式临床观察三个方面。

（一）非正式观察

非正式观察指在儿童日常生活、学习和家庭环境中随时观察，可提供给康复治疗师直接的应用信息。例如，康复治疗师在与儿童日常接触过程中观察到个体有写字手部费力、经常性撞倒别人和踩空楼梯的状况，便可以推测该个体对身体概念的理解有问题，甚至是存在运用能力失调的问题，但此类状况在其他人看来只是手脚笨拙的表现而已。所以，专业的康复治疗师通过非正式观察去发现问题，是早期观察发现儿童感觉统合失调问题的最佳途径之一。

（二）非正式临床观察

在治疗室中康复治疗师也经常利用非正式临床观察去评估儿童的感觉统合能力发展状况，包括儿童是否主动观察周围环境，对感觉统合治疗仪器是否逃避，解决问题的方式是否积极，遇到困难和突发事件时情绪是否稳定，等等。

在非正式临床观察情境中儿童往往会流露出最真实的状况，因此这种方式也适用于无法积极配合正式评估的儿童。若康复治疗师观察到儿童在成长发展的各个阶段出现下列问题，都可能是感觉统合能力失调的征兆（表 8-2-1）。

表 8-2-1　儿童各阶段感觉统合能力失调征兆汇总表

阶段	行为特征
婴儿期（0—1 岁）	● 容易生气 ● 肌肉张力较低、抱起来软趴趴 ● 不喜欢被抱 ● 不喜欢被背着 ● 容易受到惊吓 ● 动作发展较慢 ● 动作发展可能正常，但表现出来的质量较差
幼儿期（1—3 岁）	● 注意力较短暂 ● 动作不伶俐 ● 讲话时构音不清楚，或是语言发展较慢 ● 一点点受伤就很在意 ● 害怕走在某些平面上 ● 吃饭常常掉得满地，或是弄得脏兮兮 ● 会因食物的口感而拒绝食用

阶段	行为特征
儿童期早期（4—9岁）	● 精细动作（如写字、剪纸、画画等）有问题 ● 活动力较高 ● 社会技巧不好 ● 爱哭 ● 粗大动作做得不好 ● 容易摔倒 ● 经常性把东西弄坏或是掉在地上
儿童期中期（10—12岁）	● 学业问题越来越明显 ● 出现行为问题 ● 很容易冲动 ● 组织能力不佳 ● 写字很容易颠倒、阅读时会跳行 ● 跟不上同伴的活动 ● 经常性表现出不高兴的样子
青少年期前期（12—14岁）	● 缺乏组织能力 ● 无法完成作业等指派的工作 ● 无法和别人维持稳定的关系或友谊 ● 可能会出现行为问题，包括乱发脾气等 ● 偏好可自己一个人进行的体育活动（如游泳、跑步等） ● 常常情绪化

（三）正式临床观察

1. 姿势动作的临床观察

临床观察最重要的部分是姿势控制，这是前庭觉和本体觉处理构成运用能力的行为表现，前庭觉和本体觉处理不佳的儿童会出现运用或感觉调节能力困难。

因此，我们以临床观察前庭觉和本体觉的处理来进行感觉统合能力方面的评估。姿势评估是康复治疗师观察儿童有意义的行为表现，与姿势评估有关的观察内容包括是否存在下列问题：无法维持俯卧伸直；当俯卧弯曲时，难以弯曲颈部；肌张力低；近端关节稳定度差；姿势调节或背地动作障碍；平衡反应差。

2. 运用能力相关的临床观察

（1）两侧整合。

两侧整合障碍依临床观察到身体两侧协调性差，避免跨越中线，没有发展出惯用手及左右辨别混乱而被证实。

两侧协调可在不同的活动中被观察，符合年龄的跳跃、跑跳及双脚跳是较好的评估方式，开合跳及同侧和交替的跨步跳对评估儿童两侧动作协调也是常用方式。避免跨越中线在非结构性的活动表现中最容易被观察。惯用手的发展也与两侧整合有关，Tan（1985）发现4岁还未建立惯用手的儿童在粗大动作和精细动作的评估时会比已经建立惯用手的儿童分数低，此发现支持未发展出惯用手与协调性差有关。

最后，左右辨别混乱通常反映出两侧整合性差，最常用来评估左右辨别的方式是命名身体部位，这极为依赖用口语对身体两侧命名的能力。

（2）预测性动作顺序。

评估计划和产生预测性动作顺序能力的两种较好的方法包括接住弹起的球和跳过连续的指定空间。双侧动作协调是指双脚一起跳的能力，难以起始、连续和结束系列动作，表示完成计划性活动的能力较差。预测是完成动作顺序的一个重要影响因素，难以学习完成开合跳及同侧和交替的跨步跳，其至在经过示范后也无法完成，这也反映了儿童在计划和产生预测性动作顺序上有障碍。其他可用来评估计划和产生预测性动作顺序的方法还包括踢滚动的球和跳过滚动的木棒且没有分开的跨步等。

（3）体觉运用能力障碍。

与体觉运用能力障碍有关的临床观察包括不适当的仰卧弯曲，顺序性的手指轮替触摸有困难，完成慢的控制性动作能力受损，快速的交替性动作有困难，触觉探索和手内操作能力受损。

当仰卧弯曲时，弯曲颈部抵抗重力的能力与姿势障碍和前庭觉处理能力有关；做出整个姿势，快速且无分段，并能够维持20—30 s的能力则与体感觉运用能力障碍有关。顺序性的手指触摸包括快速并有规律地用拇指触摸每一连续的手指——食指至小指且回来。完成慢的控制性动作测验是指儿童模仿康复治疗师做出慢的控制手臂的动作。快速的交替性动作能力评估包括前臂旋前和旋后，儿童交替和律动性的以手掌和手背轻触大腿，此活动包括单侧和双侧部分。触觉探索一般透过形体觉活动来评估（包括手部图形知觉），以反映其运用的能力，包含触觉和动作，需要观察儿童如何开始主动地探索操作。与触觉探索密切相关的是手内操作能力，是利用手上的动作去操作已抓住的物体来使用的能力，手内操作能力能够一定程度反映儿童是否存在体觉运用能力障碍。

（4）正式的临床观察的局限性。

一般而言，正式的临床观察方式缺乏客观的评分标准及可供对比的常模；另外，临床观察中的某些项目，如肌张力、平衡能力等关于动作功能的测验，常受到感觉统合能力之外的因素干扰。所以，在进行感觉统合能力评估时，除了临床观察外，标准化的感觉统合能力评估工具至关重要。

三、感觉统合功能及运用能力测验（SIPT）

（一）感觉统合功能及运用能力测验的由来

自1960年起，艾尔斯便着力发展感觉统合功能标准化评估工具。首先，艾尔斯修正了那些原本用于评估脑伤成人运用能力的评估项目，再施测于学习障碍或是轻微大脑功能异常的儿童，这些评估项目后来被总结为南加州感觉统合功能测验（SCSIT）及南加州旋转后眼球震颤测验（SCPNT）。后来，艾尔斯保留南加州感觉统合功能测验中的12项较具区辨力的次测验和南加州旋转后眼球震颤测验中4项关于运用能力的新项目，在 1989 年，出版了感觉统合功能及运用能力测验（Sensory Integration and Praxis Test，SIPT）。[①]

（二）感觉统合功能及运用能力测验的评估内容

感觉统合功能及运用能力测验的评估内容包含 17 个测验，所有的测验内容都不需要儿童的口语表达，具体测验内容见感觉统合功能及运用能力测验汇总表（表 8-2-2）。

表 8-2-2　感觉统合功能及运用能力测验汇总表

测试名称	测试内容	向度
视觉 空间能力	● 要求儿童去决定哪一个形状的形状块可以放入预先排好的形状板中 ● 可评估儿童是否能在心中做二度空间图像的操作，儿童不需要具备实际的动作 ● 可同时评估儿童是否已建立惯用手及跨越中线的能力 ● 是由南加州感觉统合功能测验沿用下来的题目	2 4
图形背景 知觉能力	● 要求儿童从多个图案组成的复杂图形中找出特定的一些图案 ● 可评估儿童是否有分辨背景物与重要目标刺激的能力	2
站立及行走 平衡能力	● 分别在眼睛打开及合起来的状态下让儿童进行单脚或双脚的动作 ● 评估儿童静态与动态的平衡能力 ● 可反映儿童的前庭—本体觉整合能力	1 2
图形 复制能力	● 要求儿童复制特定的线条与形状 ● 可评估儿童对二度空间影像的概念、计划及运用能力	2 3
建构性 运用能力	● 要求儿童利用积木去模仿建造预定的模型 ● 可评估儿童的视觉空间概念 ● 可评估儿童对三度空间物体的概念、计划及运用能力	2 3
双侧动作 协调能力	● 施测者示范一连串的双手及双脚动作之后，要求儿童跟着做 ● 评估儿童双侧的协调性与交替性	4
口语指令 运用能力	● 儿童必须根据施测者的口语指令去进行一些不常见的动作，例如将手放在指示胃的地方 ● 是唯一需要用到听觉理解的测验	3
姿势性 运用能力	● 施测者示范一些不常见的动作之后，要求儿童快速地跟着模仿 ● 儿童需以视觉去解释其所看到的姿势，但不需去记忆姿势	3
旋转后 眼球震颤	● 让儿童坐在旋转板上，将儿童沿顺时针及逆时针方向各旋转十圈，然后分别测量儿童眼球震颤的时间 ● 太长或太短的眼球震颤的时间都表示可能有不正常的前庭功能 ● 前身即为南加州旋转后眼球震颤测验	2
动作精确性	● 要求儿童分别用左右手以红线精确描绘在一个已画好的圆形上（类似蝴蝶的曲线圆形） ● 可同时评估左手和右手的视觉动作整合能力 ● 用来精细地分辨有神经系统功能异常的儿童	2

① 汪向东，王希林，马弘.心理卫生评定量表手册（增订版）[M].北京：中国心理卫生杂志社，1999：367-371.

续表

测试名称	测试内容	向度
顺序性运用能力	● 要求儿童模仿施测者所做之连续性的动作,包括单手、双手、单脚、双脚 ● 评估儿童接收、记忆及执行一连串的动作,强调的是动作的顺序,而非动作协调性(与双侧动作协调性不同)	3 4
口腔动作运用能力	● 儿童去模仿施测者的舌头、嘴唇、下巴及脸颊等动作	3 4
徒手形状认知能力	● 先要求儿童认出手中的塑胶形状板与其所看到的哪一个图案是相同的 ● 要求儿童在视觉遮蔽下,以单手或双手去确认、分辨及比对塑胶形状板的特性 ● 可评估儿童的窦体感觉(包括触觉与运动觉)及触知觉能力,并强调儿童主动触碰的能力,属于较高阶的感觉统合能力	2
运动觉	● 在视觉遮蔽下,施测者先握住儿童的手指由某一点移动至另一点,然后再要求儿童以手指移动相同的距离 ● 可评量儿童对上肢动作及位置的感觉,儿童必须记忆来自手指关节及肌肉感受器的感觉刺激	2
手指辨认能力	● 在视觉遮蔽下,要求儿童说出是哪些手指头被触碰	1
画图认知能力	● 在视觉遮蔽下,施测者先在儿童的手背上画图,然后要求儿童在手背上画同样的图 ● 儿童需要具备能够同时分辨接受的刺激之空间及时间的特性	1 4
触觉刺激定位能力	● 在视觉遮蔽下,施测者去触碰儿童的手臂或手掌,并要求儿童说出哪里被触碰 ● 评估儿童分辨单一或多重触觉刺激点的能力	1

依据功能的测量,感觉统合功能及运用能力测验可被分类成四个向度,即形状、空间知觉、视觉动作协调和建构性能力,触觉区辨,运用能力以及前庭觉和本体觉处理(表8-2-3)。

表 8-2-3 感觉统合功能及运用能力测验功能测量

主要范围	测验	描述
形状、空间知觉、视觉动作协调和建构性能力	空间形象化(SV) 主题—背景视知觉(FG) 仿画(DC) 建构性运用能力(CPr) 动作精确度(MAC)	不使用动作的形状和空间知觉 心理操作物体不使用动作的图形视知觉 在一个相对抗的背景中,模仿简单和复杂二维空间设计的能力及模仿的方法 三维空间中描述物体与其他物体间的关系的能力 手眼协调和动作的控制
触觉区辨	手指区辨(FI) 触点辨识(LTS) 形状知觉(MFP) 图解知觉(GRA)	分辨每个手指 用在手臂或手的特殊刺激的知觉 用视觉的对应来配对手中的积木或另一手的积木 感知并复制画在手中的图案

主要范围	测　验	描　述
运用能力	两侧动作协调（BMC） 顺序性运用能力（SPr） 姿势运用能力（PPr） 口腔运用能力（OPr） 口语指令运用能力（PrVC）	以平顺和整合方式移动双脚及双手的能力 重复连续手指动作的能力 计划和执行由康复治疗师示范身体姿势的能力 计划和执行唇、舌和颚动作的能力 计划和执行依口语指令为主的姿势能力
前庭觉和 本体觉处理	运动觉（KIN） 站立与行走平衡（SWB） 旋转后眼球震颤（PRN）	被动的手臂运动知觉 眼睛张开或闭着时单脚或双脚静态和动态平衡 前庭—视觉反射的持续时间

（三）感觉统合功能及运用能力测验的评估方法

感觉统合功能及运用能力测验是针对 4—8 岁伴随有轻中度学习障碍或动作障碍的儿童设计的，感觉统合功能及运用能力测验的 17 个评估都是个别执行，整个评估过程一般需要 1.5—2 小时完成。不同于其他大多数评估工具可以照着指导手册进行评估，感觉统合功能及运用能力测验必须经过完整的训练及认证考试才能取得评估资格。可以将评估后的结果寄回发行感觉统合功能及运用能力测验的出版社（Western Psychological Services），其会提供资料比对以便进行科学分析。当然，仅仅依靠感觉统合功能及运用能力测验的评估结果是不够全面且不够准确的，必须加上访谈、问卷和观察等多方资料综合诊断。尤其需要注意的是，不应将感觉统合功能及运用能力测验中的单一评估项目当作诊断的准则，如很多人看到儿童在旋转后眼球震颤的时间过长，便认定该儿童有前庭功能异常的问题，这是不妥的。

（四）感觉统合功能及运用能力测验的实用性

当康复治疗师评估儿童感觉统合能力时，感觉统合功能及运用能力测验是用来评估某些感觉统合功能最具广泛性且具统计意义的重要组成部分，尤其是运用能力和触觉区辨。另外，感觉统合功能及运用能力测验是针对 4—8 岁伴随有轻中度学习障碍或动作障碍的儿童设计的，这个评估主要用于了解儿童的感觉统合失调状况和制订干预计划。感觉统合功能及运用能力测验是目前最严谨且可以深度评估儿童感觉统合能力的评估工具，无论是在临床判断还是学术研究方面都具有不可取代的地位。

四、其他标准化的评估工具

（一）标准化评估工具的定义

标准化评估工具指施测方式和计分都被"标准化"，施测者必须按照测试手册中的说明，使用一定的程序、工具及计分方式，通常标准化评估工具都会提供常模值做比较；

此外，评估工具的信效度都经过严谨的研究证明。康复治疗师经常会使用标准化评估工具去了解儿童的感觉统合能力，这也可以帮助康复治疗师更加确定地诊断、了解儿童能力发展上的优势与不足，以此协助其拟订治疗干预计划。

（二）常用的标准化评估工具

在目前使用的感觉统合能力标准化评估工具中，有些项目可以透露儿童部分感觉统合能力失调的相关信息，但并不是直接为了评估儿童的感觉统合能力所设计的。临床上较常使用的标准化评估工具主要有以下几种。

1. 米勒学前测验（Miller Assessment of Preschoolers）

可对儿童进行触觉、前庭觉及实体觉（即儿童在没有视觉引导的情况下，依靠触觉去了解物体的形状、轮廓及材质）的评估。

2. 布坦尼氏动作精熟度测验—第二版（Bruininks-Oseretsky Test of Motor Proficiency-Ⅱ）

可提供关于儿童双侧协调动作及顺序性动作功能的评估内容。

3. 视觉动作整合测验（Developmental Test of Visual Motor Integration）

可评估儿童的视知觉及知觉—动作整合技巧。

4. DeGangi–Berk 感觉统合测验工具（DeGangi-Berk Test of Sensory Integration）

用来评估 3—5 岁学龄前儿童，可以早期监测会造成后续学习困难的感觉统合功能问题，其内容包括姿势控制能力、双侧动作协调能力及反射整合能力三个部分。

5. 婴儿感觉功能评量表（Test of Sensory Functions in Infants，TSFI）

此量表是专为 4—18 个月的儿童所设计，通过与儿童的简单互动，可筛查出可能有后续学习问题的儿童（包括早产儿、气质特别者），可评估儿童在对触觉及深压觉的反应、视觉—触觉整合性、适应性的动作功能、眼球动作控制能力和对前庭刺激的反应度等五个方面的感觉处理及反应度。

（三）感觉统合能力评估的新趋势

近些年，一些新的感觉统合能力评估量表逐渐发展起来，但仍需研究者和康复治疗师去检测其信效度，必要时可进行改良，并根据儿童的感觉统合障碍的特征选择特定的评估量表。

1. 感觉处理能力剖析量表

此量表是根据 Dunn 的感觉功能评量表（Sensory Profile）翻译而来，适用对象为 3—

10 岁儿童，其目的是通过各种感觉系统、感觉调节和感觉处理功能对行为及情绪反应的影响，来评估一般儿童的感觉功能，监测注意力缺陷多动症、孤独症等特殊儿童的感觉处理能力。评估的内容包括感觉处理能力、感觉调节能力和行为及情绪反应。根据评估的结果，可以进一步了解感觉处理功能对儿童日常生活的影响。

2. 学校日常生活功能评量表

此量表根据学校功能评量表（School Function Assessment）翻译而来，适用对象为小学一至六年级儿童，可用以评估小学生在学校生活作息的能力，并了解儿童在学校主要活动场所（教室、操场、厕所等）的参与度、实际的表现、需要的帮助等，可有效协助学校专业人员系统性、广泛性地监测身心障碍儿童在学校的需求，鉴定他们各项学校生活功能及技巧上的缺失，以及有效利用儿童的优点来克服其他方面的障碍。

3. 儿童感觉统合功能评量表

此量表适用对象为 3 岁至 10 岁 11 个月的儿童，分为学龄版和学前版，其目的是协助家长、照顾者、教师、康复治疗师及医疗相关专业人员了解儿童在以下方面的发展状况：姿势动作能力，包括近端肢体稳定度、肌张力和平衡等；两侧动作整合顺序，包括连续动作的时间、两侧协调度及灵巧度、跨中线能力及惯用手的建立；感觉区辨，包括前庭感觉、嗅觉、味觉、触觉、温度感觉及本体觉；感觉调适，包括触觉、嗅觉、味觉防御，温度敏感、重力不安全感、前庭觉防御、动作嫌恶反应，听觉、视觉防御；感觉搜寻，包括搜寻前庭感觉、本体感觉、触觉、嗅觉、听觉；注意力与活动量，包括注意力集中、持续、转移，多重注意力，活动量及冲动；情绪行为反应，包括情绪控制、社会互动、挫折忍受力及异常行为，共有 98 个项目。

4. 重力不安全症评量表

此量表用来确认有重力不安全感的儿童，包括 15 个项目。当儿童进行 15 项活动时，施测者会将儿童在逃避性行为、情绪性行为及姿势性反应方面的表现分成三级：第一级代表儿童有适当的反应（没有迟疑，害怕或过度情绪反应），第二级表示儿童有轻度到中度的重力不安全症（可以勉为其难地进行活动），第三级表示儿童有明显重力不安全感（拒绝该活动或有恐慌反应）。此量表已经通过预试，证明其为具有潜力评估价值的工具。

5. 概念性运用能力评量表

儿童必须具备对物体特性及用途的认识，才能形成足够的概念性运用能力。此量表是利用常见物品，包括呼啦圈、60 cm 长的鞋带、厚纸板做的管子（约 20 cm 长）、盒子（长、宽、高均为 60 cm），要求儿童在 5 分钟之内可以使用上述物体自由进行活动，如儿童会将鞋带穿入管子中或打结等。活动过程将会录像，以便提供日后计分。评分的标准是看儿童是否知道以适当的物体进行适当的动作，所有物体的评分标准都会事先详述。儿童的动作质量不在评分考量之内，若儿童只能以口语描述其将要做的动作，将不能得到分数。

6. 脑电图及事件相关脑电位

感觉统合能力包括过滤、组织及整合感觉信息的过程，尽管康复治疗师测试前会以测量心率或体表电位的方式来评估儿童的感觉统合能力，但均是间接推论。近年来，研究者也开始利用神经生理学的仪器来评估与感觉统合能力有关的脑部结构、功能及其行为表现。脑电图可以直接测量大脑皮质部位的电流活动，因此可以精确地告诉我们大脑处理感觉信息的过程。而事件相关脑电位则是截取事件刚发生时的脑电图，因此可以告诉我们在执行某些特定活动时大脑的电流活动情况，可以看出儿童处理和时间有关感觉信息的发生过程。相关研究指出，和一般儿童相比，感觉统合能力失调的儿童在脑电图及事件相关脑电位方面的表现均出现异常状况。近几年来，研究者也常以功能性磁振造影（functional MRI）进行大脑功能的研究。

感觉统合失调的训练

感觉统合的理论和技术广泛应用于各类特殊儿童不同发展阶段的教育和康复训练活动中，有的训练活动直接面对感觉统合失调，有的训练活动作用于其他训练技术的辅助手段。感觉统合训练需要由康复治疗师来主导，家长、教师和志愿者共同参与实施。

一、感觉统合失调的分类

（一）感觉调节障碍

感觉调节障碍指的是个体对环境或身体所受的感觉刺激产生过多或过少的反应，导致无法对外在环境（环境、活动及人际关系）产生适当的反应，包括触觉防御、重力不安全感、对动作的厌恶反应和对感觉的反应差。

1. 触觉防御

触觉防御指中枢神经系统接收过多的刺激而导致抑制不足，产生防御性反应。具体表现包括碰触逃避，厌恶触碰活动，对普通的触碰产生异常的反应和对于亲密触碰产生厌恶、退缩或负面情绪等。

2. 重力不安全感

重力不安全感指害怕重心引力造成的感觉，对于速度与垂直角度有偏差的动作会产生恐惧。有重力不安全感的儿童会将微小的动作放大，对调整身体姿势或头部动作相当排斥，尤其当脚离开地面时表现得更明显。

3. 对动作的厌恶反应

对视觉、前庭觉及本体觉之间的协调处理不佳所导致，主要表现为恶心、呕吐和眩晕的感觉。厌恶反应不一定在活动之后就立即出现，部分儿童在活动之后一两个小时才开始出现负面反应，一般认为是由于个体的半规管调节感觉能力不佳所造成的。

4. 对感觉的反应差

主要由于个体对前庭觉及本体觉的反应不足所导致。儿童会出现不断寻求本体觉刺激的行为，如故意撞击、跌倒等，他们的动作常常不协调，情绪也很激动。前庭觉反应异常的儿童常会表现为拒绝尝试某些动作，如不愿意去游乐场、出现焦虑紧张的情绪，这使他们的社会表现变得比较孤僻，无法加入同伴的集体活动。

（二）感觉分辨障碍

感觉分辨障碍会降低儿童对触觉、动作或身体位置空间的理解，常伴随运用能力不佳的状况。具体可分为以下类型：

1. 前庭觉及本体觉分辨障碍

表现为头部在空间的定位出现障碍，如对直立和倒立分辨的障碍；肢体的姿势和动作的相对位置分辨障碍，活动时对力量把握出现困难；分辨小而快的动作出现问题。

2. 触觉分辨障碍

表现为无法对触觉进行正确的定位及难以辨别所触摸过的物体质地，因此会持续地且似乎无意识地玩弄附近的物体。

3. 多重感觉分辨障碍

许多儿童会出现不止一种的触觉处理不佳的表现，主要为对视觉、触觉、前庭觉及本体觉多重感觉的处理障碍。

（三）运用能力障碍

运用能力具有三个过程：形成概念、对此次任务进行动作规划和执行动作。一般感觉统合障碍的儿童运用能力障碍表现在第二过程。

1. 两侧整合及顺序障碍

身体两侧协调不佳，左右两侧无法对动作表现出正常的顺序，许多需要两侧协调的活动也需要具备动作计划以及预备动作顺序的能力。例如，双手接住一个球，儿童必须预先调整好站姿、做好双手接球的预备动作等。因此，两侧整合及顺序障碍的儿童表现为左右区分混乱，不愿跨越中线，跳绳、丢接球、大跨步的能力较差等。

2. 体觉运用能力障碍

对需要感觉反馈控制的动作能力运用较差，表现为不能完成仰卧屈颈的动作，手指快速交替活动及手指顺利性活动较差。

二、儿童感觉统合失调的训练原则

（一）寻找儿童可以自己尽力玩的活动

在系统评估出儿童患有感觉统合障碍的基础上，设计出儿童可以自己尽力去玩的游戏，使儿童的身体和大脑间的反应协调性能顺利发展。

（二）用耐心培养儿童的兴趣

可以通过游戏将这些不佳的感觉反应有效地加以统合，进而培养儿童的兴趣。

（三）要让儿童感到快乐

若儿童不感兴趣则会表现出逆反情绪，在游戏场所中，要布置有趣、丰富又有色彩的游戏教具，在快乐的气氛下进行治疗活动。

（四）协助儿童建立自然的情绪

要在游戏中引发儿童的乐趣，康复治疗师应积极地肯定儿童的优点，鼓励儿童去尝试以前从来不敢完成的游戏活动，使儿童的感觉统合能力逐步提高。

（五）感觉信息成熟化有利于提高儿童信心

在遵循儿童发展基本规律的前提下，通过感觉统合治疗活动，由简到繁、由粗到细，反复练习，儿童感觉信息和统合能力会逐步成熟，身体各部位的相互协调日益顺畅，进而增进处理较复杂问题的能力。

三、感觉统合失调的治疗

所有儿童都需要接受感觉统合训练，不过大部分儿童在日常生活中已自然地学会了这方面技能。但对有各种障碍或功能限制的感觉统合失调儿童来说，就需要通过特别的感觉统合训练才能使其掌握相关的技能。感觉统合失调的治疗一般会选择从儿童的视觉、听觉、嗅觉、味觉、触觉、前庭觉和本体觉等方面展开训练，传统的感觉统合失调的训练方法主要是家长或康复治疗师对儿童自发地进行训练。如今，随着治疗技术的更新发展，康复治疗师可以利用专门的训练工具对感觉统合失调儿童进行训练，一种新的感觉统合失调的治疗方法——多感官治疗被广泛应用于感觉统合失调的治疗中。

多感官治疗是指在特定的空间应用各项设备（各类光线、颜色、声音、气味、触感和平衡感等感官刺激器材）营造强烈的多重感官刺激环境，并设计一系列适合障碍人士的活动程序，激发其在接受感官刺激时做出合适的行为，促进其主动探索环境及兴趣的能力，能够广泛应用于视觉、听觉、嗅觉、味觉、触觉、前庭觉和本体觉等感觉统合失调儿童的感知觉功能康复。

在此，多重感官刺激环境实际上是指多感官训练教室（图8-3-1）。多感官训练教室是为多感官治疗而专门设计的人工化治疗环境，提供丰富适宜的多感官刺激，巧妙应用各种诱导技巧，利用多种活动策划与设计，实现互动，为多感官治疗提供环境支持。在多感官环境中进行感觉统合失调的训练，能够使儿童在学习过程中调动身体各个器官，全方位地激发兴趣，全身心地为学习服务，为感觉统合失调的特殊儿童提供视觉、听觉、触觉、嗅觉、味觉等感官刺激，减少焦虑不安的情绪，削弱不适应性行为，提升注意力、加强人际互动等。

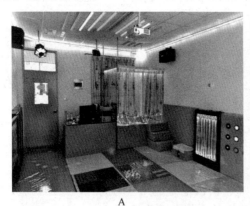
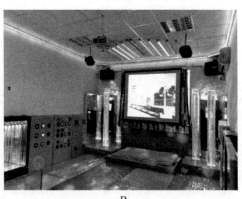

图 8-3-1　多感官训练教室

多感官训练教室主要由控制室和训练室组成：在控制室中，有触摸屏控制软件、系统控制软件和基于可编程逻辑控制器（Programmable Logic Controller, PLC）的中央控制系统等重要部分；在训练室中，由触觉训练模块、嗅觉训练模块、听觉训练模块、视觉训练模块、视觉统合模块、听觉统合模块、视听统合训练模块及其他辅助模块组成，具备多感官训练、多媒体诱导和综合康复支持三大功能，同时具有完善的课程体系、针对性的多媒体素材、巧妙的联动设计和强大的云康复支持等重要特点，满足视觉功能失调、听觉功能失调、触觉功能失调、嗅觉功能失调、味觉功能失调、前庭觉功能失调和本体觉功能失调等多感官功能失调的训练需求。

（一）视觉功能训练

1. 视觉追踪

（1）目标与内容。

视觉追踪的总目标是让儿童能够追踪移动物体的单向、复杂运动轨迹，包括视觉追踪左右、上下和曲线等方面内容。其中，追踪左右是通过从中间位置向左看向右看、从左到右追视、从右到左追视、左右连续追视的应用训练，来训练追踪左右的能力；追踪上下是通过从中间位置向上看向下看、从上到下追视、从下到上追视、上下连续追视的应用训练，来训练追踪上下的能力；追踪曲线是通过听从康复治疗师指示，沿曲线（圆形、弧形等）做视线追踪，来训练追踪曲线的能力。

（2）训练准备。

① 训练设备。

幻彩波波池（将波波池上面的光帘卷成圆形）（图8-3-2）、无尽深度灯镜（图8-3-3）、荧光画板、视觉统合训练器。

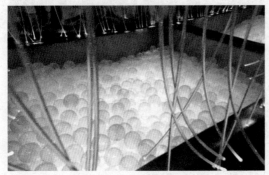
图 8-3-2 幻彩波波池

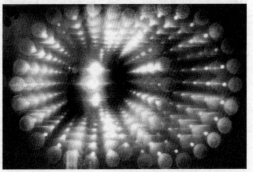
图 8-3-3 无尽深度灯镜

② 训练用具准备。

积木块等吸引儿童注意的玩具、调动课堂气氛的音乐。

（3）训练方法。

① 情景导入。

利用视觉和听觉的情景导入，调动视觉与听觉感官，让儿童参与到接下来的训练活动中（视觉统合训练器）。

② 训练过程。

利用荧光画板进行追视与定位训练，康复治疗师示范从中间位置向左看向右看，从左到右看、从右到左看、左右连续看，每示范一次，让儿童模仿，并且及时奖励；模仿完成后，让儿童自己完成一次；利用幻彩波波池和无尽深度灯镜对所学的训练内容进行练习。

2. 颜色视觉

（1）目标与内容。

颜色视觉的总目标是儿童能够感受到颜色的切换，充分激活颜色视觉；感受到颜色的明暗变换，提高视敏度和感光力，主要包括基本颜色和其他颜色等方面内容。遵循配对、识别和命名的步骤进行基本颜色（红、绿、蓝）和其他颜色（黑、白、黄等）的颜色视觉训练。

（2）训练准备。

①训练设备。

单泡泡管（图8-3-4）、双泡泡管，幻彩波波池，荧光彩帘（图8-3-5），多媒体素材，视觉统合训练器，主题教育系统"认识颜色"。

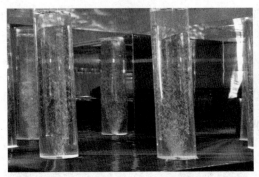

图 8-3-4　单泡泡管

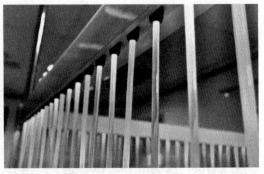

图 8-3-5　荧光彩帘

②训练用具准备。

不同颜色的色卡，不同颜色的积木、小汽车等，调动课堂气氛的音乐。

（3）训练方法。

① 视觉放松训练。

掌心按摩法：两掌摩擦 6—8 s 后，分别放在左右眼上，闭目静心 6—10 s。

眼球放松法：静闭眼、左右瞧、上下瞧、转眼睛、闭目养神，共五节，每节一个八拍。

② 诱导：红色刺激游戏。

将幻彩波波池底部的灯光以及相应的荧光彩帘的颜色调成红色，将儿童引导进入波波池内，儿童仿佛在一个红色的海洋里，充分接受红色的视觉刺激。也可以让儿童在波波池里自由活动，增加游戏的趣味性。

③ 习得：风暴游戏法（识别）。

将多感官教室由灯光控制的硬件都调成红色，由康复治疗师引导儿童逐一观看，在观看的过程中可以设计游戏的环节，比如让儿童找出红色的物品，给儿童更多更强烈的红色刺激。

④ 巩固：多媒体刺激法。

主题教育系统"认识颜色"—"红色"内容主体颜色突出，以红色为主色调，康复治疗师也可以在观看视频时给儿童语言的提示。

⑤ 提高：红色墙游戏法（命名）。

利用红色的画笔以及红色的卡纸画出或者剪出各种红色的物体，贴在预先装饰好的墙上。在这个过程中，可以增加认知的训练，比如引导儿童说出"××是红色的"，所选的东西与实际相结合。

3. 形状视觉

（1）目标与内容。

形状视觉总目标是儿童能够感受到形状的切换，充分激活形状视觉，感受到形状的颜色明暗变换，提高视敏度和感光能力，主要包括圆形、正方形、三角形和其他形状等方面内容，均遵循匹配、识别和命名的步骤进行各自形状的视觉训练。

（2）训练准备。

① 训练设备。

幻彩光纤（图 8-3-6）、频率星空（图 8-3-7）、多媒体素材、视觉统合训练器、主题教育系统"认识形状"。

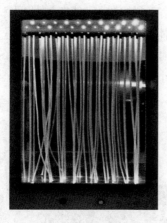

图 8-3-6　幻彩光纤

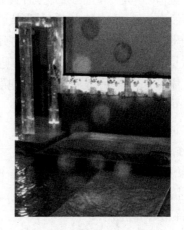

图 8-3-7　频率星空

② 训练用具准备。

不同形状的卡片，不同形状的积木、小汽车等，调动课堂气氛的音乐。

（3）训练方法。

① 视觉放松训练。

掌心按摩法：两掌摩擦 6—8 s 后，分别放在左右眼上，闭目静心 6—10 s。

眼球放松法：睁闭眼、左右瞧、上下瞧、转眼睛、闭目养神，共五节，每节一个八拍。

② 诱导：圆形刺激（匹配）。

利用蒙氏教具中的圆形教具给儿童视觉刺激，可以用手沿着圆形教具画一画，让儿童感知圆形，并将圆形插板与底座相匹配。

③ 习得：圆形风暴法（识别）。

将多感官教室的荧光彩帘、幻彩光纤弯曲成圆形，在荧光画板上画上圆形的图案，给儿童更多的圆形刺激。在这个过程中可以给儿童看各种颜色、各种大小的圆形，并让儿童指出圆形的物品。

④ 巩固：多媒体刺激法。

主题教育系统"认识形状"—"图形"中，简单图形和实物画面产生了联系，在锻炼儿童形状视觉的同时也能让儿童学习生活中的图形。

⑤ 提高。

图形嵌套游戏：康复治疗师拿出圆形嵌套板，让儿童将不同大小、颜色的圆形嵌套在圆形嵌套板上，增加儿童对圆形的感知（匹配）。

图形涂色法：康复治疗师拿出一堆各种图形，让儿童在这一堆图形中找出圆形，并且涂上自己喜欢的颜色（识别）。

命名圆形：康复治疗师拿出一堆圆形物品（积木、卡片等），让儿童说出"×× 是圆形的"。

4. 立体视觉

（1）目标与内容。

立体视觉总目标是儿童能够形成立体视觉、增强空间想象能力，主要包括立体形状、辨别远近和辨别深浅等方面内容。其中，立体形状通过视觉和触觉的结合，感知立体图形和平面图形的不同，并能辨别多种立体图形（球体、圆柱体、长方体、正方体等）；辨别远近通过使用深度发生镜来刺激儿童的立体视觉，让其辨别远景近景，同时配合多媒体素材来进行远近的教学，以增进儿童的立体视觉；辨别深浅通过从双泡泡管中辨别小鱼在水中的深浅，配合自备学具来进行深浅的教学，以增进儿童的立体视觉。

（2）训练准备。

① 训练设备。

无尽深度灯镜、双泡泡管（图 8-3-8）、多媒体素材、视觉统合训练器。

② 训练用具准备。

各种立体图形，不同形状的积木、水杯、鱼缸等容器，调动课堂气氛的音乐。

（3）训练方法。

① 视觉放松训练。

掌心按摩法：两掌摩擦 6—8 s 后，分别放在左右眼上，闭目静心 6—10 s。

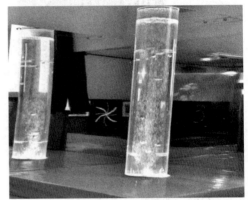

图 8-3-8　双泡泡管

眼球放松法：睁闭眼、左右瞧、上下瞧、转眼睛、闭目养神，共五节，每节一个八拍。

② 诱导：无尽深度灯镜刺激、球体刺激。

由康复治疗师引导让儿童看无尽深度灯镜，刺激立体视觉（2—3 min），并配合轻柔音乐；由康复治疗师引导让儿童置身幻彩波波池里，用语言引导儿童关注身边的球体，通过旋转球体让儿童仔细观察球体的形态，通过变换波波池底部的颜色来增加儿童的兴趣。

③ 习得：球体风暴。

给儿童各种球体的实物物体，让儿童自由地玩。在这个过程中，通过触摸和观看，让儿童按照学过的颜色或者材质分类。将圆形和球体的实物物体都给儿童，并指导儿童"找出球体状的 ××"。

④ 巩固：多媒体刺激法。

主题教育系统"认识形状"—"球形"中，如"上下跳动的橙子"，康复治疗师可以用语言引导儿童看，诱导儿童关注生活中的球体。

⑤ 提高：匹配法。

康复治疗师可以采用实物与图片匹配的方式提高儿童对立体图形的综合感知能力。

（二）听觉功能训练

1. 音调

（1）目标与内容。

音调训练的总目标是能识别声音的高低，主要包括启蒙篇、基础篇和提高篇等方面内容。其中，启蒙篇通过使用具有趣味性、难度低的材料，对儿童进行低、中、高频的音乐声、环境声、言语声以及综合声的训练，让其感知不同的声音；基础篇通过使用注重专业性、难度适中的材料，对儿童进行低、中、高频的音乐声、环境声、言语声以及综合声的训练，让其感知不同的声音；提高篇通过动听的小故事、生动有趣的画面来帮助儿童认识数字 1—10，分别使用不同频率的言语声，训练儿童听觉器官对不同频率言语声的感知能力。

（2）训练准备。

① 训练设备。

按拍声墙（图 8-3-9）、可视音乐干预仪。

② 训练用具准备。

鼓、单簧管等低中频的乐器。

（3）训练方法（以启蒙篇—低频音训练为例）。

① 听觉放松训练。

康复治疗师将儿童带到多感官教室之前先观察儿童的情绪，然后打开可视音乐治疗仪。如果儿童之前的情绪属于亢奋型，先放正性音乐，再放中性音乐，让儿童的情绪平静下来；如果儿童之前的情绪属于抑郁型，先放负性音乐，再放中性音

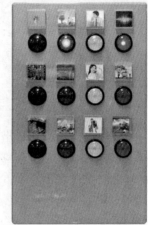

图 8-3-9　按拍声墙

乐，将儿童的情绪调动起来，为接下来的训练做准备。

② 感知训练。

康复治疗师选取多感官教室里的低频乐器，比如鼓、单簧管等，让儿童听这些声音，康复治疗师对这些声音做简单的描述，增进儿童对低频声音的理解。

③ 强化训练。

选用按拍声墙系统中 T1-1、T1-4、T1-7、T1-10 的音频材料，都是音乐声、环境声、言语声、综合声的低频材料，康复治疗师可以选用这些材料加强儿童对于低频声音的强化训练。

④ 提高训练。

康复治疗师将低频的音乐打开，告诉儿童听到声音走一走，没有声音就停下来；也可以采用听声音放积木，听到声音时摆积木，没有声音就停下来，巩固儿童对低频音的认识。

2. 响度

（1）目标与内容。

响度训练的总目标是能识别声音的大小，主要包括大响度训练、小响度训练和大小响度交替训练等方面内容。其中，大响度训练首先通过打开按拍声墙系统中的任何音乐，将声音调至 80 dB 左右，增强儿童对响度的认识，然后再跟儿童进行听声游戏，听到声音时走一走，没有声音就停下来，巩固儿童对大响度的认识；小响度训练首先通过打开按拍声墙系统中的任何音乐，将声音调至 40 dB 左右，增强儿童对响度的认识，然后再跟儿童进行听声游戏，听到声音时摆放积木，没有声音就停下来，巩固儿童对小响度的认识；大小响度交替训练首先通过将按拍声墙系统中的音乐打开，轮流播放不同响度的

声音，让儿童感受不同响度（主要是感受 80 dB 和 40 dB 的不同），然后再跟儿童进行听声游戏，在响度大的时候，儿童可以走动，在响度小的时候，儿童不能走动，巩固儿童对大小响度的认识。

（2）训练准备。

① 训练设备。

按拍声墙、可视音乐干预仪。

② 训练用具准备。

儿童喜爱的儿歌。

（3）训练方法（以启蒙篇—低频音训练为例）。

① 听觉放松训练。

康复治疗师将儿童带到多感官教室之前先观察儿童的情绪，然后打开可视音乐治疗仪。如果儿童之前的情绪属于亢奋型，先放正性音乐，再放中性音乐，让儿童的情绪平静下来；如果儿童之前的情绪属于抑郁型，先放负性音乐，再放中性音乐，将儿童的情绪调动起来，为接下来的训练做准备。

② 感知训练。

康复治疗师将按拍声墙系统中的音乐打开，将声音调至 80 dB 左右，让儿童随着音乐声动一动，或者可以播放儿童喜欢的儿歌，让儿童跟着唱一唱。

③ 强化训练。

康复治疗师可以选择按拍声墙系统中的任何音乐，给儿童播放音乐声、环境声、言语声、综合声不同的声音材料，强化儿童对响度的认识。

④ 提高训练。

康复治疗师将音乐打开，告诉儿童听到声音走一走，没有声音就停下来；也可以采用听声音放积木，听到声音摆积木，没有声音就停下来。

3. 节奏

（1）目标与内容。

节奏训练的总目标是能识别声音的快慢，主要包括快节奏训练、慢节奏训练和快慢交替训练等方面内容。其中，快节奏训练首先由康复治疗师用鼓、三角铁或者直接自己打节拍让儿童感受不同的节奏（主要让儿童感受 90 拍/分钟的节奏），然后再选择按拍声墙系统中的快节奏音乐增强儿童对于节奏的认识，最后通过听声游戏巩固儿童对快节奏的认识；慢节奏训练首先由康复治疗师用鼓、三角铁或者直接自己打节拍让儿童感受不同的节奏（主要让儿童感受 60 拍/分钟的节奏），然后再选择按拍声墙系统中的慢节奏音乐增强儿童对于节奏的认识，最后通过听声游戏巩固儿童对慢节奏的认识；快慢交替训练首先由康复治疗师用鼓、三角铁或者自己打节拍让儿童感受不同的节奏（主要是感受 60 拍/分钟和 90 拍/分钟节奏的不同），然后再选择按拍声墙系统中的快慢节奏交替播放，增强儿童对于快慢节奏的认识，最后通过听声游戏巩固儿童对快慢节奏的认识。

（2）训练准备。

① 训练设备。

按拍声墙、可视音乐干预仪。

② 训练用具准备。

鼓、三角铁等可发声的用具。

（3）训练方法（以快节奏训练为例）。

① 听觉放松训练。

康复治疗师将儿童带到多感官教室之前先观察儿童的情绪，然后打开可视音乐治疗仪。如果儿童之前的情绪属于亢奋型，先放正性音乐，再放中性音乐，让儿童的情绪平静下来；如果儿童之前的情绪属于抑郁型，先放负性音乐，再放中性音乐，将儿童的情绪调动起来，为接下来的训练做准备。

② 感知训练。

康复治疗师用鼓、三角铁或者直接自己打节拍让儿童感受不同的节奏（主要让儿童感受 90 拍 / 分钟的节奏），可以让儿童跟着节拍器用鼓、三角铁演奏。

③ 强化训练。

康复治疗师可以选择按拍声墙系统中 T1-10、T1-12、T2-10、T2-11 的快节奏音乐来增强儿童对于节奏的感知，康复治疗师还可以鼓励儿童即兴创作。

④ 提高训练。

康复治疗师将音乐打开，告诉儿童听到声音随着音乐跳一跳，没有声音就停下来。也可以采用听声音放积木，听到声音摆积木，没有声音就停下来。

4. 声源定位

（1）目标与内容。

声源定位训练的总目标是能识别来自不同方位的声音，主要包括左右训练、前后训练、前后左右训练等方面内容。其中，左右训练首先由康复治疗师在左方或右方放置发声源，并且伴有亮的指示灯，让儿童感受声音从左方或右方传来的感觉，然后再把发声的指示灯关掉或放置一些干扰，让儿童判断发声源是在左方还是右方；前后训练首先由康复治疗师在前方或后方放置发声源，并且伴有亮的指示灯，让儿童感受声音从前方或后方传来的感觉，然后再把发声的指示灯关掉或放置一些干扰，让儿童判断发声源是在前方还是后方；前后左右训练首先通过康复治疗师在某个方位（前、后、左或右）放置发声源，并且伴有亮的指示灯，让儿童感受声音从某个方向传来的感觉，然后再把发声的指示灯关掉或放置一些干扰，让儿童判断发声源是从哪个方位传来的。

（2）训练准备。

① 训练设备。

可视音乐干预仪。

② 训练用具准备。

发声玩具。

（3）训练方法（以前后方训练为例）。

① 听觉放松训练。

康复治疗师将儿童带到多感官教室之前先观察儿童的情绪，然后打开可视音乐干预仪。如果儿童之前的情绪属于亢奋型，先放正性音乐，再放中性音乐，让儿童的情绪平静下来；如果儿童之前的情绪属于抑郁型，先放负性音乐，再放中性音乐，将儿童的情绪调动起来，为接下来的训练做准备。

②感知训练。

康复治疗师将预先选好的声音录在发声玩具中，将多感官教室的其他声音关掉，将发声玩具放在儿童的前方或后方，让儿童仔细听一听。发声的同时，玩具的指示灯亮，提示儿童感受声音从前方或后方传来的感觉（可以选择不同频率、不同种类的声音）。

③强化训练。

康复治疗师将发声玩具的指示灯关掉，让儿童寻找声音是从哪个方向发出来的；也可将多感官教室其他的音乐打开作为背景噪声，训练儿童对于目标声音的灵敏度。

④提高训练。

康复治疗师将其他指示灯亮但是没有发声的玩具放在别的位置，作为干扰，让儿童判断正在发声的玩具来自左方还是右方，也可以提高背景噪声来增加干扰。

5. 听觉敏感度

（1）目标与内容。

听觉敏感度训练的总目标是能适应不同频率的声音，主要包括听觉高频脱敏训练和听觉低频脱敏训练等方面内容。其中，听觉高频脱敏训练是通过听觉统合训练器中的听觉高频脱敏训练模式，逐步使儿童的听觉能力恢复正常水平；听觉低频脱敏训练是通过听觉统合训练器中的听觉低频脱敏训练模式，逐步使儿童的听觉能力恢复正常水平。

（2）训练设备。

听觉统合训练器。

（3）训练方法（以听觉高频脱敏训练为例）。

①听觉放松训练。

缓慢平稳呼吸和快速用力呼吸交替进行，每个动作八拍。

②高频脱敏训练。

打开听觉统合训练器，进入听觉高频脱敏训练模式即可。

（三）触觉功能训练

1. 部位训练

（1）目标与内容。

音调训练的主要内容包括加强训练和脱敏训练等方面。其中，加强训练是指对于儿童比较弱敏的部位，遵循触觉有无、定位和力度的原则进行加强训练，在训练过程中要注意触摸的力度的变化程度由高到低；脱敏训练是指对于儿童超敏的部位，同样遵循触觉有无、定位和力度的原则进行训练，在训练过程中要注意触摸的力度的变化程度由低到高。

（2）训练准备。

① 训练设备。

风力发生器（大风与小风）（图8-3-10）、气垫床（图8-3-11）、海洋球池、大龙球、小刺球、按摩球、扭扭圈、布艺书、软毛刷、视觉统合训练器、视听统合训练器。

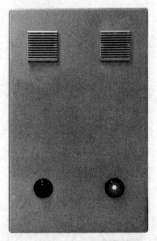

图8-3-10　风力发生器

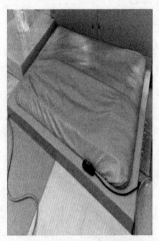

图8-3-11　气垫床

② 训练用具准备。

其他感统用具。

（3）训练方法（以加强训练为例）。

① 情景导入。

利用视觉和听觉的情景导入，调动视觉与听觉感官，让其参与到接下来的训练活动中（视听统合训练器、视觉统合训练器）。

② 放松训练。

拍打法：康复治疗师和儿童一起遵循从手到左右手臂、背腹、下肢的顺序进行拍打，每个部位一个八拍。

按摩法：拿着小刺球，遵循上面的顺序，一个八拍滚动一个部位。

③ 有无训练。

康复治疗师拿着小刺球先在自己的鼻部及鼻部附近处滚动，向儿童描述自己的感觉，然后鼓励儿童试一试。

康复治疗师可以更换触感不同的各种材质的触觉训练用具，例如软硬不同的毛巾、不同质感的手套等，让儿童感受不同的材质带来的不同触感。

④ 定位训练。

康复治疗师用不同材质、不同种类的用具刺激儿童的鼻部及鼻部附近，先让儿童感受刺激不同部位触觉上的差异，再让儿童闭上眼睛，感受康复治疗师触摸的是哪个部位。在这个过程中，可以向儿童渗透描述感觉以及身体部位的词语。

⑤ 识别训练。

识别训练是指儿童不仅可以分辨出不同材质带来的不同触觉感受，还可以分辨出哪个部位被触摸。

儿童闭上眼睛，康复治疗师同时刺激儿童面部，儿童睁开眼睛告诉康复治疗师被刺激的是哪个部位。在这个过程中，康复治疗师可以增加难度，采用两种不同材质的用具刺激儿童的不同部位，在儿童睁开眼睛后，找出被刺激的部位以及对应的用具。

2. 全身训练

（1）目标与内容。

全身训练的总目标是通过触觉的有无、定位、力度施加等方面来训练触觉功能，主要包括触觉的有无、定位和力度等方面内容。

（2）训练准备。

① 训练设备。

风力发生器（大风或小风）、气垫床、海洋球池、大龙球、小刺球、按摩球、扭扭圈、布艺书、配对盘（图8-3-12）、软毛刷、足部触觉训练器（图8-3-13）、视觉统合训练器、视听统合训练器。

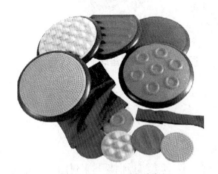

图 8-3-12　配对盘

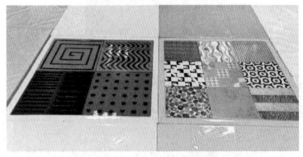

图 8-3-13　足部触觉训练器

② 训练用具准备。

其他感统用具。

（3）训练方法。

① 情景导入。

利用视觉和听觉的情景导入，调动视觉与听觉感官，让其参与到接下来的训练活动中（视听统合训练器、视觉统合训练器）。

② 放松训练。

拍打法：康复治疗师和儿童一起遵循从手到左右手臂、背腹、下肢的顺序进行拍打，每个部位一个八拍。

按摩法：拿着小刺球，遵循上面的顺序，一个八拍滚动一个部位。

③ 有无训练。

康复治疗师将儿童引导至幻彩波波池，让儿童在里面自由活动。活动期间，康复治疗师可以增加游戏的方式，如"下小球雨"，康复治疗师从幻彩波波池里装一桶彩球，然后模仿下雨将彩球倒到儿童身上，注意观察儿童的反应。

康复治疗师可以让儿童躺在气垫床上，用不同的震动频率让儿童全身有不同的震感。

④ 定位、力度训练。

康复治疗师可以采用触觉训练的所有用具对儿童进行综合训练。

3. 软硬训练

（1）目标与内容。

全身训练的总目标是通过对软和硬物品的感知与识别等方面来训练触觉功能，主要包括触觉的软和硬等方面内容。

（2）训练准备。

① 训练设备。

风力发生器（大风或小风）、气垫床、海洋球池、大龙球、小刺球、按摩球、扭扭圈、布艺书、配对盘、软毛刷、足部触觉训练器、视觉统合训练器、视听统合训练器。

② 训练用具准备。

橡皮泥、积木等其他软或硬的用具。

（3）训练方法。

① 情景导入。

利用视觉和听觉的情景导入，调动视觉与听觉感官，让其参与到接下来的训练活动中（视听统合训练器、视觉统合训练器）。

② 放松训练。

拍打法：康复治疗师和儿童一起遵循从手到左右手臂、背腹、下肢的顺序进行拍打，每个部位一个八拍。

按摩法：拿着小刺球，遵循上面的顺序，一个八拍滚动一个部位。

③ 感知训练。

康复治疗师向儿童展示不同软硬程度的物品（橡皮泥、积木等），让其感知。

④ 匹配训练。

康复治疗师让儿童对不同软硬程度的物品进行匹配，如先让儿童感知橡皮泥或积木的软硬，然后从备选的橡皮泥和积木中选出与之前感知相一致的物品。

4. 光滑粗糙训练

（1）目标与内容。

光滑粗糙训练的总目标是通过训练对光滑和粗糙物品的感知与识别等来训练触觉功能，主要包括感知与识别光滑和粗糙物品等方面内容。

（2）训练准备。

① 训练设备。

气垫床、海洋球池、大龙球、小刺球、按摩球、扭扭圈、布艺书、配对盘、软毛刷、视觉统合训练器、视听统合训练器。

② 训练用具准备。

砂纸、棉布、卡纸等其他粗糙或光滑的用具。

（3）训练方法。

① 情景导入。

利用视觉和听觉的情景导入，调动视觉与听觉感官，让其参与到接下来的训练活动中（视听统合训练器、视觉统合训练器）。

② 放松训练。

拍打法：康复治疗师和儿童一起遵循从手到左右手臂、背腹、下肢的顺序进行拍打，每个部位一个八拍。

按摩法：拿着小刺球，遵循上面的顺序，一个八拍滚动一个部位。

③ 感知训练。

康复治疗师向儿童展示不同光滑粗糙程度的物品（砂纸、卡纸等），让其感知。

④ 匹配训练。

康复治疗师让儿童对不同光滑粗糙程度的物品进行匹配。如先让儿童感知卡纸和砂纸的光滑和粗糙程度，然后从备选的砂纸和卡纸中选出与之前感知的相一致的物品。

5. 轻重训练

（1）目标与内容。

通过训练对轻和重的物品的感知与识别等来训练触觉功能，主要包括感知与识别轻和重的物品等方面内容。

（2）训练准备。

① 训练设备。

海洋球池、大龙球、小刺球、按摩球、扭扭圈、布艺书、配对盘、视觉统合训练器、视听统合训练器。

② 训练用具准备。

哑铃、纸片、重瓶子、轻瓶子或其他相对重或轻的用具。

（3）训练方法。

① 情景导入。

利用视觉和听觉的情景导入，调动视觉与听觉感官，让其参与到接下来的训练活动中（视听统合训练器、视觉统合训练器）。

② 放松训练。

拍打法：康复治疗师和儿童一起遵循从手到左右手臂、背腹、下肢的顺序进行拍打，每个部位一个八拍。

按摩法：拿着小刺球，遵循上面的顺序，一个八拍滚动一个部位。

③ 感知训练。

康复治疗师向儿童展示不同轻重程度的物品（海绵、积木等），让其感知。

④ 匹配训练。

康复治疗师让儿童对不同轻重程度的物品进行匹配，如先让儿童感知海绵或积木的轻重，然后从备选的海绵和积木中选出与之前感知的相一致的物品。

6. 温度训练

（1）目标与内容。

通过训练对不同温度物品的感知与识别等来训练触觉功能，主要包括感知与识别不同温度的物品等方面内容。

（2）训练准备。

① 训练设备。

海洋球池、大龙球、小刺球、按摩球、扭扭圈、布艺书、配对盘、软毛刷、视觉统合训练器、视听统合训练器。

② 训练用具准备。

热水、温水、冷水、冰水等不同温度的水或温度不一样的其他用具。

（3）训练方法。

① 情景导入。

利用视觉和听觉的情景导入，调动视觉与听觉感官，让其参与到接下来的训练活动中（视听统合训练器、视觉统合训练器）。

② 放松训练。

拍打法：康复治疗师和儿童一起遵循从手到左右手臂、背腹、下肢的顺序进行拍打，每个部位一个八拍。

按摩法：拿着小刺球，遵循上面的顺序，一个八拍滚动一个部位。

③ 感知训练。

康复治疗师向儿童展示不同温度的水杯（冷水杯、热水杯），让其感知。

④ 匹配训练。

康复治疗师让儿童对不同温度的物品进行匹配。如先让儿童感知冷水和热水，然后从备选的冷水杯和热水杯中选出与之前感知的相一致的物品。

（四）嗅觉功能训练

1. 目标与内容

嗅觉功能训练主要包括麝香味、花草味、薄荷味和其他气味等训练内容。其中，麝香味训练的目标是通过进行麝香味的有无、异同和识别训练来训练嗅觉功能，花草味训练的目标是通过进行某一花草味（玫瑰、茉莉、薰衣草等）的有无、异同和识别训练来训练嗅觉功能，薄荷味训练的目标是通过进行薄荷味的有无、异同和识别训练来训练嗅觉功能，其他气味训练的目标也是通过进行其他气味（腐腥味、辛辣味、樟脑味等）的有无、异同和识别训练来训练嗅觉功能。

2. 训练准备

（1）训练设备。

嗅觉发生器（图8-3-14）。

（2）训练用具准备。

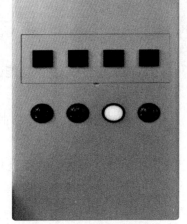

图8-3-14　嗅觉发生器

上课用的气味精油、卡片（上面印有与精油气味相对的食物图片）、手绢或者眼罩（用于挡住眼睛）、舒缓的音乐。

3. 训练方法

（1）情景导入。

利用视听情景导入，调动视觉与听觉感官，让儿童参与到接下来的训练活动中。

（2）过程。

① 放松训练。

缓慢平稳呼吸和快速用力呼吸交替进行，每个动作一个八拍。

② 识图训练。

将印有玫瑰花的图片给儿童看，并教其认识卡片上的玫瑰花。

③ 视嗅结合训练。

将印有玫瑰花并涂上了玫瑰精油的卡片给儿童闻，告诉儿童玫瑰花的气味是这样的。可以利用嗅觉发生器，让儿童在环绕玫瑰花味的环境中体验。

④ 利用香味卡让儿童辨别气味。

将嗅觉发生器关闭，并且散一会儿气味。蒙上儿童的眼睛，给儿童闻两种味道的香味卡片（其中一种为玫瑰花味），问哪种是玫瑰花味。

（五）味觉功能训练

1. 目标与内容

嗅觉功能训练主要包括苦味、酸味、甜味和咸味等训练内容。其中，苦味训练的目标是通过进行苦味（黄连等）的有无、异同和识别训练来训练味觉功能，酸味训练的目标是通过进行酸味（柠檬等）的有无、异同和识别训练来训练味觉功能，甜味训练的目标是通过进行甜味（糖果等）的有无、异同和识别训练来训练味觉功能，咸味训练的目标是通过进行咸味（盐等）的有无、异同和识别训练来训练味觉功能。

2. 训练准备

相应的食材，比如黄连、柠檬、糖果、盐等，注意食物的选取要考虑到安全性。

3. 训练方法（以甜味功能训练为例）

（1）放松训练。

缓慢平稳呼吸和快速用力呼吸交替进行，每个动作一个八拍。

（2）有无训练。

康复治疗师拿着糖果让儿童舔一舔，让儿童察知糖果的味道。

（3）异同训练。

用两种或以上的味道（比如糖果、柠檬等）分别刺激儿童舌头的相应部位，要求儿童感受这几种味道的不同，过程中可以要求儿童认识相应的味道、描述相应的感受。

（4）识别训练。

先用糖果刺激儿童舌头的相应部位，间隔一段时间，给儿童相应的味道刺激，要求儿童指认或者想象出对应味道的物品。

（六）前庭觉功能训练

1. 内容

前庭觉功能训练主要包括前庭觉调节和前庭觉辨别等训练内容。其中，前庭觉调节训练的主要内容包括摆荡、旋转、滚动、前后加速度和上下加速度等，前庭觉辨别训练的主要内容包括控制身体动静转换、感知身体移动方向与速度等。前庭觉功能训练强度取决于加速度的大小及训练的持续时间，加速度大，持续时间长，训练强度大。训练中可先进行刺激强度较小的训练（荡摆、震动），然后进行刺激强度较大的训练（旋转、翻滚），并逐步延长训练时间。训练中儿童出现不适时，可静息2—3分钟，然后进行其他训练项目，避免儿童产生恐惧或厌烦情绪。训练中应注意渗透认知教育、心理支持等，特别需要注意安全问题。

2. 训练准备

训练用具准备：感觉统合训练器材、多媒体多感官教室。

3. 训练方法

（1）前庭觉调节。

① 摆荡。

摆荡训练的目的是能够感知身体左右摆荡时的位置变化，并保持平衡。例如，儿童趴在吊马上，手脚夹抱筒体，康复治疗师前后或左右晃动吊马绳索，让儿童身体跟随吊马摆动。

② 旋转。

旋转训练的目的是能够感知身体旋转时的位置变化，并保持平衡。例如，儿童坐在绳缆悬吊的吊筒上，手脚夹抱筒体，康复治疗师旋转吊筒绳索，让儿童身体跟随吊筒进行旋吊训练。

③ 滚动。

滚动训练的目的是能够感知身体滚动时的位置变化，并保持平衡。例如，儿童坐在大陀螺里面，双手抓住陀螺边缘，康复治疗师转动大陀螺，让儿童随着大陀螺滚动。

④ 前后加速度。

前后加速度训练的目的是能够感知身体前后方向加速度的变化，并保持平衡。例如，将滑板放在滑梯顶端，儿童俯卧在滑板上，双手向前伸，双脚伸直，康复治疗师助推，滑板及儿童从滑梯上向下滑，包括俯卧、坐位和蹲位训练。

⑤ 上下加速度。

上下加速度训练的目的是能够感受身体上下方向加速度的变化，并保持平衡。例如，康复治疗师和儿童面对面站在蹦蹦床上手拉手，康复治疗师和儿童一起做原地跳，逐渐增高跳跃幅度，注意需要逐渐撤销辅助，最终让儿童自己独立完成。

（2）前庭觉调节。

① 走走停。

走走停训练的目的是能够控制身体移动和静止动作的准确转换。例如，康复治疗师有节奏地喊"小脚踏踏走，小脚停下来"，然后儿童就从移动的状态转变为停止。

② 蒙眼过桥。

蒙眼过桥的目的是结合本体觉，能够感知身体移动的方向及速度。例如，康复治疗师让儿童先看下自己要从开始处到终点的距离，然后用眼罩将儿童眼睛蒙上，即将儿童视觉系统屏蔽，让儿童尽力往终点移动。

（七）本体觉功能训练

1. 内容

本体觉功能训练主要包括双侧统合、本体觉调节、动作计划和本体觉辨别等训练内容。其中，双侧统合训练的主要内容包括上肢双侧统合、下肢双侧统合和上下同时双侧统合等，本体觉调节训练的主要内容包括弹跳与增加肌力等，动作计划训练的主要内容包括扔投和玩跳等。康复治疗师要有"统合"意识，注意训练内容的延伸和扩展；同时，康复治疗师要对儿童有全面了解，适时开展相关概念、术语的认知教育，也需要特别注意安全问题。

2. 训练准备

训练用具准备：感觉统合训练器材、多媒体多感官教室。

3. 训练方法

（1）双侧统合训练。

① 上肢双侧统合。

上肢双侧统合训练的目的是能够准确控制上肢双侧动作的力度、方向、幅度、速度以及上肢的协调性。例如，让儿童和康复治疗师或其他儿童一起，进行抛接球的训练，球的质地和大小进行变换，让儿童感知出手的力度和方向，也可延伸至羽毛球、网球等的训练。

② 下肢双侧统合。

下肢双侧统合训练的目的是能够准确控制下肢双侧动作的力度、方向、幅度和速度以及双下肢交替动作。例如，儿童在 S 形独木桥上行走，可变换成向前走、侧面走等，注意可通过独木桥高低的变化以及让儿童手抱球行走增加训练难度；和康复治疗师或其他儿童一起，进行踢足球的训练，训练儿童下肢踢球和控制球的力度和方向。

③ 上下同时双侧统合。

上下同时双侧统合训练的目的是能够准确控制全身运动动作的力度、方向、幅度和速度等。例如，让儿童攀爬绳网，进行手脚的协调性及方向感知的本体觉训练。

（2）本体觉调节训练。

① 弹跳于治疗球／蹦床上。

弹跳于治疗球／蹦床上训练的目的是增加下肢的关节挤压、增加下肢肌肉紧张，提供了丰富的本体觉信息输入。例如，儿童站在治疗球或蹦床上，在康复治疗师的保护或辅助下，进行有节奏的上下反复蹦跳。

② 固定小沙袋。

固定小沙袋训练的目的是活动中增加所用肌肉肌梭数量，提高儿童肌力。例如，将重量适当的小沙袋，固定在儿童的肢体末端处，并配合相应的活动，比如上下楼梯等。在活动设计中，要注意节奏感，固定的小沙袋要从最少量开始，避免儿童疲劳。

（3）动作计划。

① 接球／沙包。

接球／沙包训练的目的是能够在玩丢球／沙包的游戏时，接住球或沙包，改善扔投的动作计划与组织能力。例如，儿童与康复治疗师或同伴玩丢球／沙包游戏，儿童站在中间，康复治疗师或同伴站在两边，分别将球／沙包丢向儿童，儿童能够接住对面抛来的球／沙包。在接球／沙包等时，尽量转换角度进行扔投，例如开始可以直线抛球，然后用弹跳球后再让儿童接住球来提高难度。

② 跳房子游戏。

跳房子游戏训练的目的是通过与康复治疗师或其他儿童玩跳房子游戏，改善跳跃、控制与游戏活动组织能力。例如，按照跳房子游戏的规则与康复治疗师或其他儿童玩游戏，画好跳房子的格子，然后单脚跳进方格 1 中，接下来换脚跳进方格 2，其间必须一直保持一个脚站立，另一个脚不能着地，就这样按照 1—10 的顺序，单脚轮换往下跳，到终点后再按同样的方法跳回来，返回时顺便捡起沙包，最终跳出来，然后将沙包丢进方格 2，再次重复刚才的跳法。在玩跳房子游戏时，可根据儿童个人能力画房子的大小调整难度。

（4）本体觉辨别。

① 袋鼠跳。

多个儿童一起进行袋鼠跳，注意避开迎面而来的伙伴，可同时数数，训练的目的是同时改善本体觉、前庭觉、视觉能力。

② 跳转平衡台。

多个小的平衡台摆放成不同的方向，两个相邻平衡台之间的失衡向度呈一定角度，增加儿童多方向刺激的训练。

③ 智勇大通关。

将以上感觉统合训练所涉及的工具摆放成一定的路径，让儿童逐个通关完成各项活动，进行多感官的统合训练，同时改善儿童的前庭觉、本体觉、触觉和视觉等功能。

REFERENCES

主要参考文献

一、中文文献

［1］李晓捷.儿童康复学［M］.北京：人民卫生出版社，2018.

［2］李晓捷.实用小儿脑性瘫痪康复治疗技术［M］.2版.北京：人民卫生出版社，2016.

［3］李林，武丽杰.人体发育学［M］.3版.北京：人民卫生出版社，2018.

［4］励建安.特殊儿童物理治疗［M］.南京：南京师范大学出版社，2015.

［5］李晓捷.特殊儿童作业治疗［M］.南京：南京师范大学出版社，2015.

［6］金星明，静进.发育与行为儿科学［M］.北京：人民卫生出版社，2014.

［7］徐开寿，肖农.儿童疾患物理治疗技术［M］.北京：人民卫生出版社，2019.

［8］徐开寿.儿科物理治疗学［M］.广州：中山大学出版社，2016.

［9］陈艳娟，董尚胜，符仁顺.情景式运动训练对运动发育迟缓儿童的治疗效果研究［J］.中国儿童保健杂志，2018，26（1）：81-83.

［10］赵韫，张月娟，王进礼，等.手部动作灵活性及其测量［J］.中国临床心理学杂志，2010，18（6）：725-727.

［11］张亚男，陈伟，巩尊科，等.感觉统合训练对高危儿粗大运动功能发育的影响［J］.中国康复，2017，32（5）：355-357.

［12］吴升扣，姜桂萍.儿童早期动作发展测量的研究进展［J］.北京体育大学学报，2014，37（4）：81-87.

［13］王素娟，李惠，杨红，等.Peabody运动发育量表［J］.中国康复理论与实践，2006，12（2）：181-182.

［14］严晓华，何璐，郑韵，等.改良Ashworth量表与改良Tardieu量表在痉挛型脑瘫患儿评定中的信度研究［J］.中国康复医学杂志，2015，

30（1）：18–21.

［15］李晓捷，梁玉琼. 基于循证医学的脑性瘫痪康复治疗新进展［J］. 中华实用儿科临床杂志，2020，35（12）：885–889.

［16］张静，史惟，李建道，等. 基于 ICF-CY 的脑性瘫痪上肢功能评估量表内容效度分析［J］. 中国康复理论与实践，2017，23（7）：811–815.

［17］王永峰，李晓捷，吕洋，等. 核心稳定性训练对痉挛型脑瘫患儿粗大运动功能及步行能力的影响［J］. 中国康复理论与实践，2012（4）：350–353.

二、英文文献

［1］Lloyd M , Macdonald M , Lord C . Motor Skills of Coddlers with Autism Spectrum Disorders［J］. Autism the International Journal of Research & Practice, 2013, 17（2）:133–146.

［2］Atilgan Huriye, Town Stephen M, Wood Katherine C, et al. Integration of Visual Information in Auditory Cortex Promotes Auditory Scene Analysis through Multisensory Binding［J］. Neuron, 2018, 97: 640–655.

［3］Lucas Barbara R, Elliott Elizabeth J, Coggan Sarah, et al. Interventions to Improve Gross Motor Performance in Children with Neurodevelopmental Disorders: a Meta-analysis［J］. BMC Pediatr, 2016, 16: 193.

［4］Morgan Catherine, Darrah Johanna,Gordon Andrew M, et al. Effectiveness of Motor Interventions in Infants with Cerebral Palsy: a Systematic Review［J］. Dev Med Child Neurol, 2016, 58: 900–909.

［5］Hadders-Algra Mijna, Early Human Motor Development: from Variation to the Ability to Vary and Adapt［J］. Neurosci Biobehav Rev, 2018, 90: 411–427.

［6］Kopp Claire B, Development in the Early Years: Socialization, Motor Development, and Consciousness［J］.Annu Rev Psychol, 2011，62: 165–187.

［7］Dosso Jill A, Herrera Sandra V, Boudreau J Paul. A Study of Reaching Actions in Walking Infants［J］. Infant Behav Dev, 2017, 47: 112–120.

［8］Adolph Karen E, Hoch Justine E, Cole Whitney G. Development (of Walking): 15 Suggestions［J］. Trends Cogn Sci, 2018, 22: 699–711.

［9］Barnett Lisa M, Lai Samuel K, Veldman Sanne L C, et al. Correlates of Gross Motor Competence in Children and Adolescents: A Systematic Review and Meta-Analysis［J］. Sports Med, 2016，46: 1663–1688.

［10］Aisen M L, Kerkovich D, Mast J, et al. Cerebral Palsy: Clinical Care and Neurological Rehabilitation［J］. The Lancet Neurology, 2011, 10（9）: 844–852.

［11］Eliasson A C, Krumlinde-Sundholm L, Gordon A M, et al. Guidelines for Future Research in Constraint - induced Movement Therapy for Children with Unilateral Cerebral Palsy: an Expert Consensus［J］. Developmental Medicine & Child

Neurology, 2014, 56（2）: 125−137.

[12] Alotaibi M, Long T, Kennedy E, et al. The Efficacy of GMFM−88 and GMFM−66 to Detect Changes in Gross Motor Function in Children with Cerebral Palsy（CP）: a Literature Review [J]. Disability and Rehabilitation, 2014, 36（8）: 617−627.

[13] Silkwood-Sherer D J, Killian C B, Long T M, et al. Hippotherapy-an Intervention to Habilitate Balance Deficits in Children with Movement Disorders: a Clinical Trial [J]. Physical Therapy, 2012, 92（5）: 707−717.

[14] Reid L B, Rose S E, Boyd R N. Rehabilitation and Neuroplasticity in Children with Unilateral Cerebral Palsy [J]. Nature Reviews Neurology, 2015, 11（7）: 390.

[15] Prosser L A, Lee S C K, VanSant A F, et al. Trunk and Hip Muscle Activation Patterns are Different during Walking in Young Children with and without Cerebral Palsy [J]. Physical Therapy, 2010, 90（7）: 986−997.

[16] Jan S. Tecklin. Pediatric Physical Therapy [M]. 5 ed. New York: Wolters Kluwer Business, 2013.

[17] Levitt S, Addison A. Treatment of Cerebral Palsy and Motor Delay [M]. New York: John Wiley & Sons, 2018.

[18] Smith M C. Sensory Integration: Theory and Practice [M]. Philadelphia: FA Davis, 2019.